MEINER MUTTER

Srimati Namagiriammal

T. K.V. Desikachar

YOGA

Tradition und Erfahrung

Die Praxis des Yoga nach dem
Yoga Sutra des Patañjali

Übersetzt,
bearbeitet und illustriert von
Martin Soder und Imogen Dalmann

vianova
Verlag Via Nova

Zum Titelbild

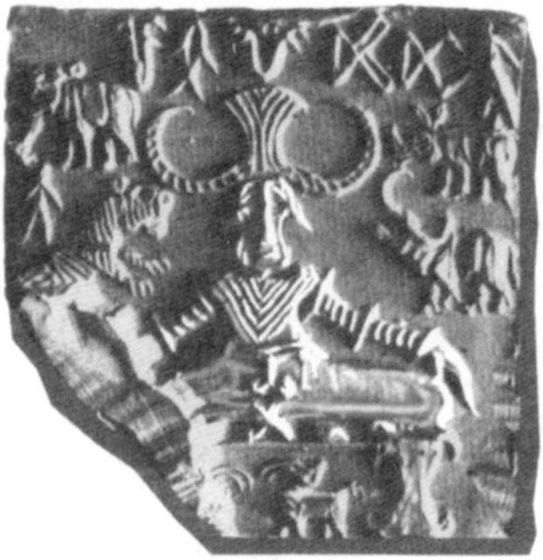

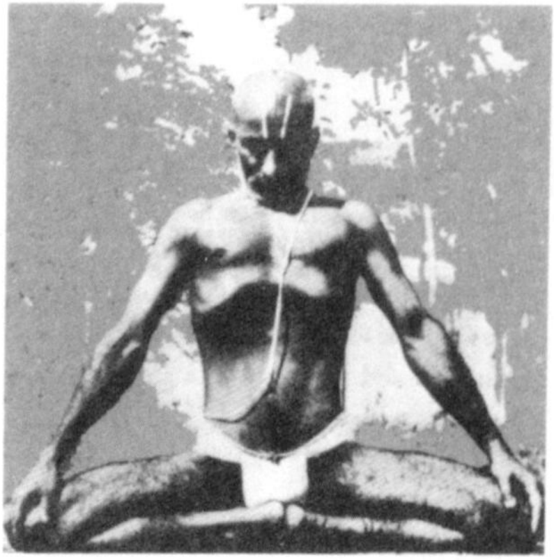

Von einer Kultur, die vor etwa fünftausend Jahren im Tal des Indus heimisch war, zeugt das Siegel, das auf der Titelseite abgebildet ist.
Ihre hochentwickelte Zivilisation hat Spuren hinterlassen, die erst in den dreißiger Jahren unseres Jahrhunderts durch Ausgrabungen in Mohenjo-daro zutage gefördert wurden.
Das Titelbild stellt eine Person in einem Yogasitz dar. Dieses *âsana* ist einer der sehr schwierigen Meditationssitze, *mûlabhandhâsana*, bei dem die aneinandergelegten Füße so gedreht werden, daß die Fersen nach vorne zeigen und der Yogi in dieser Art und Weise auf die Füße zu sitzen kommt. In der klassischen Beschreibung des *âsana* gehört zu dieser Haltung noch das Einnehmen von *jalandhâra bandha, uddyâna bandha* und *mûla bandha* .
Zeugnisse wie dieses ausgegrabene Siegel machen deutlich, daß der Yoga sehr alt ist. Schon lange vor der Einwanderung der Arier auf den indischen Subkontinent, ganz zu schweigen von der weit späteren Entstehung der hinduistischen Religion, wurzelt Yoga in der Tradition der Urbevölkerung Indiens.
Das rechte Bild zeigt Shri T. Krishnamacharya, Vater und Lehrer von T.K.V. Desikachar, in *mûlabandhâsana*.

9. Auflage mit neuer Ausstattung 2024

Verlag Via Nova, Alte Landstr. 12, 36100 Petersberg
Telefon: (06 61) 6 29 73
E-Mail: info@verlag-vianova.de

Internet: www.verlag-vianova.de

Satz: Univers, Berlin
Druck und Weiterverarbeitung: Appel und Klinger, 96277 Schneckenlohe

ISBN 978-3-86616-546-5

Inhaltsverzeichnis

Vorwort zur deutschen Ausgabe

1976 habe ich den einmonatigen Kurs "Religiousness in Yoga" vor Studenten der Colgate Universität gehalten, der neben Vorlesungen und Diskussionen auch Praxis und Einzelunterricht umfaßte. Alle Teilnehmerinnen und Teilnehmer besuchten während dieses einen Monats keine anderen Veranstaltungen. Selbst während des Abendessens und der Spaziergänge durch den dicken Schnee wurde über Yoga geredet und nachgedacht.
Daß dieser Kurs zu einem erfolgreichen Buch wurde, spricht für das große Engagement der Studenten und für die gute redaktionelle Bearbeitung durch Frau Mary L. Skelton und Prof. John R. Carter.
Aber die Leser dieses Buches sind nicht die Studenten des Kurses von Colgate. Es soll Anregung sein für ein breiteres Publikum ebenso wie für Yogalehrerinnen und Yogalehrer.
Auf diese Tatsache legten Imogen Dalmann und Martin Soder, die die deutsche Übersetzung und Überarbeitung besorgt haben, großen Wert. Sie verbrachten viel Zeit mit mir in dem Bemühen, das Buch dem Hintergrund dieser Leserschaft anzupassen. Es beinhaltet jetzt wohl das meiste des Materials der englischen Ausgabe, aber von ihnen wurde die Neuordnung und Neufassung der Kapitel und Ideen vorgenommen, die mir nötig erschien. Ich danke diesen beiden deutschen Yogalehrern, die gleichzeitig als Ärztin und Arzt im Yoga tätig sind, für ihre Arbeit aus Liebe zur Sache.
Ich bin sicher, daß dieses Buch die Leserinnen und Leser zum Nachdenken anregen wird.

Vor meinem Lehrer und Vater T. Krishnamacharya, der mich geleitet und alles gelehrt hat, was ich weiß, verneige ich mich in Demut.

Madras, März 1991

T.K.V. Desikachar

Aus dem Vorwort zur amerikanischen Ausgabe

Das vorliegende Buch "Religiousness in Yoga" ist das Ergebnis eines besonderen Studienprogramms, das im Januar 1976 an der Colgate Universität durchgeführt wurde. Das Thema dieses Programms wurde von uns konzipiert und der Abteilung für Philosophie und Religion der Universität vorgelegt. Als Referenten luden wir Herrn T.K.V. Desikachar ein, Leiter des Krishnamacharya Yoga Mandiram in Madras, Indien, der Vorlesungen zu einigen der Grundgedanken der Yogatradition abhielt. Daneben führte er die Teilnehmerinnen und Teilnehmer in die praktische Disziplin des Yoga ein. Den Inhalt dieser Vorlesungen und der Diskussionen über die Yogapraxis, die täglich abgehalten wurde, stellen wir nun in diesem Buch vor.
Unseren Dank möchten wir Gary Kraftsow, Schüler von T.K.V. Desikachar, aussprechen, der an dem Seminar teilgenommen und großzügigerweise seine Zeit in Madras 1977 dafür zur Verfügung stellte, daß mit der Herausgabe begonnen werden konnte. Sehr dankbar sind wir Professor William Skelton, Vorsitzender des Musikdepartments der Colgate Universität, für das Lesen des Manuskripts und seine wertvollen Anregungen.
Weiterhin gilt unser Dank Mrs. Elizabeth H. Davey, Sekretärin des Direktors von Chapel House, die mit großer Geduld und Beharrlichkeit immer wieder das Manuskript in den verschiedenen Stadien seiner Entwicklung durchging. Mrs. Patricia Ryan stellte die schriftliche Form der Schlußfassung des Manuskripts her.
Besonderen Dank schulden wir dem Amerikanischen Institut für Indische Studien für seine großzügige Unterstützung des Aufenthalts von Mary Louise Skelton in Madras während des Sommers 1977, wo sie ihre Yogastudien fortsetzen und mit dem Redigieren des Textes gemeinsam mit Mr. Desikachar beginnen konnte. Dem Colgate University Research Council danken wir für die Unterstützung unserer redaktionellen Arbeit in Madras. Der Fonds für das Studium der Großen Weltreligionen der Colgate Universität war es, der das Januar-Programm "Religiousness in Yoga" sponserte und unsere Arbeit an diesem Projekt bis zum Ende auch während der redaktionellen Arbeiten in Madras und in den USA unterstützte.

Mary Louise Skelton, Yogalehrerin
John Ross Carter, Professor für Philosophie und Religion, Direktor des Chapel House

Vorbemerkung der Übersetzer

Viele Jahre nachdem T.K.V. Desikachars Buch "Religiousness in Yoga" in den USA erschienen und in der Folge in fünf verschiedene Sprachen übersetzt wurde, liegt es jetzt auch in einer deutschen Fassung vor. Die Leserinnen und Leser einer der fremdsprachlichen Fassungen werden vielleicht ein wenig Mühe haben, das "alte" Buch wiederzuerkennen, denn es wurden für die deutsche Ausgabe in Zusammenarbeit mit dem Autor sehr viele Veränderungen vorgenommen.

So wurden alle Kapitel gründlich überarbeitet, zum großen Teil neu gefaßt und neu geordnet. Dies geschah, um das Buch sowohl Unterrichtenden als auch interessierten Yogaanfängerinnen und -anfängern zugänglicher zu machen.
Wenn in der schriftlich niedergelegten Überarbeitung Fehler im Ausdruck oder gar inhaltlicher Art auftauchen sollten, so bitten wir unseren Lehrer und die Leser um Verzeihung. Wir hoffen jedoch und vertrauen darauf, daß die intensive Auseinandersetzung mit den Inhalten des Textes uns davor bewahrt hat, allzu große Mißverständnisse entstehen zu lassen.
Die sprachlich Form des englischen Textes, die in weiten Teilen auf dem Wechsel von Fragen und Antworten basierte, wurde da beibehalten, wo die Fragen wesentliche Aspekte des Dargelegten noch einmal von einem besonderen Gesichtspunkt her aufgreifen. Auf der anderen Seite wurden die Inhalte der Fragen an anderen Stellen in den Text integriert.
Das Buch wurde mit neuen Illustrationen versehen. Erklärende Kurztexte darunter sollen das Verständnis der Darstellungen auch ohne großes Nachblättern erleichtern. Angefügt wurde ein Kapitel über das Leben und den Yoga Shri Krishnamacharyas, das aus Gesprächen mit T.K.V. Desikachar 1990 und 1991 in Madras entstand. In einem weiteren Kapitel werden die alten Yoga-Schriften erläutert, auf die in diesem Buch Bezug genommen wird.

Wo Sanskrit-Begriffe im Text auftauchen, werden sie an Ort und Stelle erklärt und - wenn nötig - in entsprechenden Fußnoten Verweise auf Stellen im *Yoga Sutra* gegeben, die das Nachlesen ermöglichen sollen.
Die Schreibweise der Sanskritbegriffe folgt im wesentlichen der allgemein üblichen Transliteration.
- Die Vokale O und E werden im Sanskrit ohne besondere Kennzeichnung immer gedehnt ausgesprochen, wie z.B. im deutschen "hoch" und "Pferd". Alle anderen Vokale werden kurz gesprochen und nur da, wo sie in der Übertragung in die lateinische Schrift mit einem Zeichen (^) versehen sind, wie z.B. in "âsana", in der Aussprache gedehnt.
- Schwierigkeiten machte uns aus technischen Gründen die Überschreibung der beiden verschiedenen "sch"-Laute im Sanskrit. Um das Lesen möglichst einfach zu machen, haben wir uns dafür entschieden, beide mit "sh" zu umschreiben, das immer

wie das deutsche "sch" in "Schule" z.B. gelesen werden sollte.
- Wo immer ein "c" in einem Sanskritbegriff auftaucht, wird es als "tsch" ausgesprochen, der zusammengesetzte Laut "jñ" wie "gn" ("Gnom").
- Das "y" des Sanskrit spricht sich wie das "j" im deutschen Wort "Jahr", während das "j" wie ein stimmhaftes "dsch" ausgesprochen wird. "V" ist in der Aussprache immer unserem "w" gleichzusetzen.

Wir hoffen, daß in der überarbeiteten Fassung die Besonderheit dieses Buches deutlich wird, nämlich die Anbindung einer jeden Yogapraxis an ihre beiden Quellen: die eigene Erfahrung der Praktizierenden und die Tradition des Yoga, so wie wir sie in der grundlegendsten Schrift des Yoga finden, dem *Yoga Sutra* des Patañjali.

Martin Soder Imogen Dalmann

1

Yoga – Ein Begriff und seine Bedeutung

Zu Beginn möchte ich mit Ihnen einige Überlegungen teilen, die uns beim Verständnis der vielfältigen Bedeutungen von Yoga helfen sollen.
Yoga ist eines der sechs grundlegenden Systeme des indischen Denkens, die unter dem Begriff *darshana* zusammengefaßt werden.[1] Das Wort *darshana* entstammt der Sanskrit-Wurzel *drsh*, die wir mit "sehen" wiedergeben können. *Darshana* heißt also einfach ausgedrückt: "die Sicht", "die Schau" oder auch "eine bestimmte Art des Sehens". Die Bedeutung des Begriffes weist aber noch in eine weitere Richtung. Wir können dabei an einen Spiegel denken, einen Spiegel, der so beschaffen ist, daß wir die Möglichkeit haben, uns selbst darin zu sehen. Und tatsächlich ist das eigentliche Anliegen all der großen Texte, die diese Denksysteme hervorgebracht haben, eine Möglichkeit zu schaffen, uns selbst in der Auseinandersetzung mit ihnen besser zu erkennen.
Als einer der sechs *darshana* hat zwar auch Yoga seinen Ursprung in den Veden, den ältesten Schriftzeugnissen der indischen Kultur, wurde als besonderer *darshana* aber erst von Patañjali, einem der großen indischen Weisen, zu einem klassischen Text systematisiert: dem *Yoga Sutra*. Obwohl diesem *Yoga Sutra* des Patañjali noch zahlreiche andere und wichtige Schriften über Yoga folgten, ist sein Werk sicher das maßgebenste.

---

[1] Die fünf anderen *darshana* neben Yoga sind: *Nyâya, Vaisheshika, Sâmkhya, Mîmâmsa* und *Vedânta*.

Zusammenbringen

Es wurde schon so viel über Yoga geschrieben und gesagt, daß Sie es entschuldigen müssen, wenn ich einige grundlegende Aussagen wiederhole, die Sie vielleicht schon kennen. Vom Wort Yoga sind zahlreiche und unterschiedliche Bedeutungen überliefert. Eine davon drückt so etwas aus wie: "aus zwei Dingen zusammengebracht sein", "zusammengekommen sein", "vereinigt sein". In diesem Sinn war ich zum Beispiel vor diesen Vorlesungen in Madras und wußte nicht, wo Sie währenddessen waren, ja kannte die meisten von Ihnen nicht einmal. Aber jetzt sind wir hier zusammengekommen.

Den Geist bündeln

Eine andere Bedeutung von Yoga meint: "die Bewegungen des Geistes bündeln". Vielleicht erscheinen diese beiden Definitionen auf den ersten Blick verschieden. In Wirklichkeit handeln sie aber vom Gleichen. Unser Zusammensein hier steht für das erste Konzept. Für das zweite steht die Zusammenfassung und Ausrichtung unserer aller Gedanken auf dieses Treffen hier in Chapel House, lange bevor es stattfand. Nur deshalb sind wir zusammen.

Erreichen, was bisher unerreichbar war

Eine weitere Bedeutung von Yoga mag ebenso wichtig und anregend für unsere Überlegungen sein. Sie lautet: "etwas erreichen, was uns bisher unerreichbar war". Der Ausgangspunkt für diese Vorstellung ist, daß es irgend etwas gibt, das zu tun wir heute nicht imstande sind. Finden wir nun die Mittel, durch die es uns doch möglich wird, dann ist dieser Schritt Yoga. Tatsächlich ist jede Veränderung Yoga: so etwa, wenn wir ein Mittel finden, unseren Körper so nach vorn zu beugen, daß wir unsere Zehen erreichen; oder etwa die Bedeutung des Wortes Yoga mit Hilfe eines Textes lernen; oder durch ein Gespräch mehr Verständnis von anderen oder uns gewinnen. Jede dieser Veränderungen und Bewegungen ist Yoga, denn wir haben einen Punkt erreicht, an dem wir vorher noch nicht gewesen sind.

Aufmerksamkeit im Handeln

Ein anderer wichtiger Aspekt von Yoga hat mit unserem Handeln zu tun. Yoga meint auch eine besondere Art und Weise des Handelns: "so handeln, daß alle unsere Aufmerksamkeit auf diese Handlung gerichtet ist". Angenommen, ein Teil meines Geistes denkt, während ich zu Ihnen über Yoga spreche, daran, was ich sagen will, während ein anderer Teil an etwas anderes denkt. Je mehr ich beim Vortragen bei der Sache bin, je größer wird meine Aufmerksamkeit meinem Handeln, also dem Sprechen gegenüber. Ich konzentriere mich immer mehr auf mein Handeln. Allerdings passiert manchmal genau das Gegenteil. Ich beginne eine Handlung und bin sehr aufmerksam, aber je weiter ich fortfahre, desto mehr beginnt meine Aufmerksamkeit zu schwanken. Dies hat seine Ursache in der großen Leichtigkeit, mit der wir Menschen Gewohnheiten, Denk- und Verhaltensmuster entwickeln. Wir sind konditioniert. Es hat dann den Anschein, als würden wir mit Aufmerksamkeit handeln, aber eigentlich ist gar keine Aufmerksamkeit da. Wir funktionieren, aber wir sind nicht präsent. Yoga versucht dagegen, einen Zustand herzustellen, in dem wir immer wirklich gegenwärtig sind, in jeder Handlung, in jedem Moment. Wenn wir hier erst einmal beginnen, zusammen *âsana*, die Körperübungen des Yoga zu praktizieren, werden wir sehen, wie diese Konzepte in unsere Praxis einbezogen werden können. Der Vorteil von Achtsamkeit im Handeln ist, daß wir besser handeln und uns zur gleichen Zeit unseres Handelns bewußt sind. Die Möglichkeiten, Fehler zu machen, werden um so geringer, je mehr unsere Aufmerksamkeit zunimmt. Darüber hinaus müssen wir dann nicht heute etwas tun, nur weil wir es gestern getan haben. Besteht Aufmerksamkeit unseren Handlungen gegenüber, gibt es immer die Möglichkeit, sie neu zu überdenken, und vor allem, gedankenlose Wiederholungen zu vermeiden.

Eins sein mit dem Göttlichen

Eine andere klassische Definition von Yoga ist: "mit dem Göttlichen eins sein". Gleich, welchen Namen wir gebrauchen - Gott, Allah, den indischen Begriff *îshvara* oder einen anderen - jeder Schritt, der uns mehr davon verstehen läßt, daß es etwas Höheres, Größeres gibt als uns selbst, ist ebenfalls Yoga. Wenn wir uns mit etwas Höherem in Schwingung fühlen, dann ist auch das Yoga.

Wir sehen, es gibt viele Möglichkeiten, den Begriff Yoga zu verstehen, und jede von ihnen findet sich als Konzept in unterschiedlichen Texten, die in der Tradition des Yoga alle eine wichtige Rolle spielen.[2]

Die tatsächliche Praxis des Yoga verlangt sicherlich für den jeweiligen Menschen nach einer je besonderen Richtung. Jede und jeder von uns ist aufgefordert, aufmerksam áuf die Richtung unserer Schritte zu achten, damit wir genau wissen, wie und wohin wir gehen. Dieses aufmerksame Beobachten wird uns dazu bringen, daß

---

[2] Wir finden Yoga in der Bedeutung von "Zusammenbringen" *(samâdhi)* im *Yoga Sutra* des Patañjali; dort wird Yoga auch als "ausgerichtete Bewegung", "Bündelung des Geistes" *(ekâgrata)* beschrieben. Sowohl in den *Upanishad* - Texten wie auch in der *Bhagavad Gîtâ* verbindet sich Yoga neben vielem anderem mit der Vorstellung von *aprapta-sya praptihi*, einen Punkt erreichen, der vorher außerhalb unserer Möglichkeit war, einschließlich der Mittel für diesen Schritt. Auch im *Yoga Sutra* findet sich dieses Konzept und zwar im 3. Kapitel, wo von den *siddhi*, den außerordentlichen Fähigkeiten, die mit Hilfe der Yogapraxis erreichbar sind, die Rede ist.

Ebenfalls aus der *Bhagavad Gîtâ* kommt die Definition von Yoga als "achtsames Handeln" *(karmasu kousalam)*.

Die *Yoga Yâjñavalkya* sieht im Yoga das "Einssein mit dem Göttlichen" *(jîvâtma paramâtman samyoga)*.

Erläuterungen zu den verschiedenen Texten finden sich im Kapitel 19.

wir etwas Neues entdecken können. Ob diese Entdeckung zu einem besseren Verständnis von Gott, zu einer größeren Zufriedenheit mit dem Leben oder zu einem anderen Ziel führt, das ist dann eine ganz persönliche Angelegenheit.

Für wen ist Yoga da?

Wer sollte Yoga praktizieren? Ist es notwendig, an etwas Bestimmtes zu glauben, um dem Yogaweg zu folgen?
Die Praxis des Yoga verlangt nur, daß wir h a n d e l n und gleichzeitig unserem Handeln gegenüber a c h t s a m sind. Wir müssen keineswegs einem bestimmten Konzept über das Göttliche beipflichten, auch wenn wir sicher gut daran tun, solche Konzepte zu respektieren. Yoga hat seine Wurzel im indischen Denken, aber sein Inhalt ist universell, weil er von den M i t t e l n handelt, die uns helfen können, einen gewünschten neuen Zustand zu erreichen. Wenn wir glücklicher werden wollen und die Mittel finden, dieses Glück zu erlangen, so ist das Yoga. Ich bin sicher, dies ist nichts einmalig Indisches, sondern trifft eine universelle Frage.

Wo und wie beginnen wir die Yogapraxis?

Wo und wie fängt die Yogapraxis an? Sollten wir immer auf der körperlichen Ebene beginnen?
Ich würde sagen, es hängt ab von unseren persönlichen Interessen. Es gibt viele Arten, Yoga zu praktizieren, und allmählich wird die Beschäftigung mit dem einen Aspekt uns zu einem anderen führen. So kann es sein, daß wir mit dem Studium des *Yoga Sutra* beginnen oder mit Beten. Vielleicht beginnen wir aber auch mit *âsana* und verstehen Yoga über die Erfahrung mit dem Körper. Wir können auch mit dem Atem beginnen: das Spüren des Atems als eine Bewegung unseres Inneren. Es gibt keine Einschränkungen, wo und wie wir unsere Praxis beginnen sollten. Es gibt da keine Vorschriften und keinen Zwang.
Oft wird in Texten oder persönlichen Belehrungen der Eindruck vermittelt, es gäbe Vorbedingungen für das Studium des Yoga: Selbstdisziplin als Vorausetzung für die Yogapraxis. Es wird uns gesagt, wir sollten nicht rauchen; wir sollten Vegetarier sein; wir müßten alle weltlichen Güter aufgeben; wir müßten bestimmten Regeln folgen. Solche Verhaltensweisen mögen bewundernswert sein, aber wenn, dann entstehen sie i n uns als W i r k u n g e n von Yoga und nicht als seine Ursache. Mir haben zum Beispiel Leute erzählt, daß sie Gewohnheitsraucher waren, bevor sie mit der Yogapraxis anfingen. Sie begannen, Yoga zu praktizieren, und als ein Ergebnis ihres Übens wollten sie nicht länger rauchen. Aber sie hörten nicht mit dem Rauchen auf, u m Yoga zu praktizieren. Wir beginnen dort, wo wir sind, so, wie wir sind und was geschieht, geschieht.
Was unsere Praxis angeht, gibt es noch einen anderen wichtigen Punkt. Wenn wir das Studium des Yoga beginnen, sei es mit *âsana*, *prânâyâma*, den Atemtechniken des Yoga, Gebeten oder dem *Yoga Sutra* - die Art und Weise unseres Lernens ist immer die gleiche. Je weiter wir vorankommen, desto mehr wird uns bewußt, daß wir ganz-

heitliche Wesen sind, Wesen aus Körper, Atem, Geist und mehr. Manche, die ihre Praxis mit *âsana* beginnen, lassen nicht locker, mehr und mehr Haltungen zu lernen, bis - für sie - die einzige Bedeutung von Yoga in der körperlichen Übung liegt. Das ist, wie wenn ein Mann nur einen Arm schön und stark trainiert, den anderen aber schwach lassen würde. Ähnlich gibt es Leute, die das Konzept Yoga nur intellektualisieren. Sie schreiben wundervolle Bücher, sie sprechen ausgezeichnet über solch komplizierte Begriffe wie *prakrti* und *âtman*, können aber beim Schreiben oder Reden nicht einmal für ein paar wenige Minuten aufrecht sitzen. So lassen Sie uns nicht vergessen: Wir können die Yogapraxis an jedem beliebigen Punkt beginnen, aber als ganzheitliche menschliche Wesen müssen wir schrittweise alle Aspekte von uns selbst einbeziehen. Im *Yoga Sutra* von Patañjali sehen wir die Betonung auf alle Aspekte des menschlichen Lebens gelegt. Darin sind Dinge eingeschlossen wie unsere Beziehung zu anderen, unser Verhalten, unsere Gesundheit, unser Atem oder unser Weg zur Meditation.

2

Die Grundlagen der Praxis

Um Ihnen Yoga zu erklären, werde ich mich im wesentlichen auf die Konzepte des *Yoga Sutra* von Patañjali beziehen. Ich ziehe es jedem anderen der vielen Texte über Yoga vor. Auf eine bestimmte Art ist das *Yoga Sutra* universeller als jeder andere Text. Warum? Weil das *Yoga Sutra* unseren Geist, so wie er beschaffen ist und wie wir Einfluß auf ihn nehmen können, in den Mittelpunkt stellt. Im *Yoga Sutra* wird Yoga definiert als die Fähigkeit, unseren Geist auszurichten, ohne Ablenkung, ohne Störung. Das ist sehr universell. Niemand kann bestreiten, daß ein solches Vorgehen für unser Leben hilfreich und notwendig ist. Selbst diejenigen, die nicht daran glauben, daß wir über so etwas wie einen Geist verfügen, reden ständig darüber. Nehme ich aber irgendeinen der anderen Yogatexte, so muß ich über Gott sprechen, über Bewußtsein, *jîva*, dieses und jenes, das im Bereich der einen oder anderen Philosophie oder Religion wiederum nicht akzeptiert wird. Verstehe ich Yoga als einen Weg, der für jeden Menschen gangbar ist, so erscheint es mir ganz natürlich, das *Yoga Sutra* in den Mittelpunkt zu stellen, eben, weil Fragen über die Beschaffenheit unseres Geistes universelle Fragen sind.

Das Thema Gott stört die Menschen oft, egal, ob sie es nun zurückweisen oder akzeptieren. Patañjalis *Yoga Sutra* ist in bezug auf diese Frage außerordentlich offen und tiefgründig. Die Idee von Gott wird darin weder zurückgewiesen noch jemandem aufgezwungen. Auch deshalb denke ich mir, daß das *Yoga Sutra* den Yoga besser verständlich machen kann als irgendein anderer Text.

Wie unsere Wahrnehmung arbeitet

Ich möchte jetzt ein sehr wichtiges Konzept aus dem *Yoga Sutra* des Patañjali näher betrachten. Es behandelt die Art und Weise, wie wir Dinge wahrnehmen. Wenn wir es richtig verstehen, ist es ein Konzept, das erklärt, warum wir im Leben immer wieder in Schwierigkeiten geraten. Und wenn wir wissen, warum wir solche Probleme haben, können wir auch wissen, wie wir sie loswerden.

Wie arbeitet unsere Wahrnehmung? Oft glauben wir, etwas richtig zu sehen, und handeln entsprechend. In Wirklichkeit aber sind wir einer Täuschung aufgesessen. Gleichermaßen schwierig wird es, wenn wir glauben, unser Verständnis von einer Sache sei falsch, wo es doch in Wirklichkeit richtig ist und wir deshalb n i c h t handeln, obwohl wir eigentlich sollten.

Das *Yoga Sutra* setzt für diese Situationen den Begriff *avidyâ,* wörtlich: "Wissen, das kein richtiges Wissen ist".[1] Es beschreibt eine falsche Art des Verstehens. Wir sehen etwas so, wie es in Wirklichkeit nicht ist.

Lassen Sie mich ein Beispiel geben: Ein Musikstudent aus Köln war zum ersten Mal in Madras, er wollte dort traditionelle südindische Musik studieren. Sein Musiklehrer lud ihn an einem der ersten Abende seines Aufenthalts zum Abendessen ein, worüber er sich sehr freute. Beim Essen allerdings bekam der Student schon nach ein paar wenigen Bissen einen Schluckauf. Warum? Das Essen war für seinen Gaumen einfach entsetzlich scharf. Er kam wohl noch einigermaßen gut nach Hause, dann lag er drei Tage krank im Bett. Sein *avidyâ:* Das Essen in Madras ist das gleiche wie in Köln.

Was ist nun dieses *avidyâ*, das oft so fest in uns verwurzelt ist?

Avidyâ können wir verstehen als ein Ergebnis von Handlungen, die wir angehäuft haben. Es ist gleichsam der Endpunkt vieler unbewußt getätigter Handlungen, die wir über Jahre hinweg mechanisch, ja beinahe blind wiederholt haben. Unser Geist organisiert sich dabei mehr und mehr so, daß wir die Handlungen von gestern als die Normen von heute akzeptieren.[2] Solche Festlegungen sind der Grund, warum unser Geist von *avidyâ* wie von einem Film bedeckt wird.

Wenn wir sicher wissen, daß wir etwas nicht verstehen, werden wir in der Regel nicht handeln; haben wir aber Klarheit, werden wir handeln und: Es wird uns damit gutgehen. Ein solches Handeln entsteht aus einer tiefen Ebene der Wahrnehmung. Im Gegensatz dazu zeichnet sich *avidyâ* durch eine oberflächliche Wahrnehmung aus: Ich glaube, etwas richtig zu sehen; daraufhin handle ich und muß dann später feststellen, daß ich mich doch getäuscht hatte. Wir machen einen Fehler, weil wir zu

---

[1] *Avidyâ* meint nicht "Unwissen" im Sinne von "unbekannt sein" oder "unwissend", sondern bezeichnet eine v o r h a n d e n e - wenn auch falsche - Vorstellung über etwas Wahrgenommenes: ein Anderes-als-das-richtige-Wissen. *Avidyâ* v e r w e c h s e l t zum Beispiel das Grobe mit dem Subtilen. Das Gegenteil von *avidyâ* ist *vidyâ:* "richtiges Wissen". *(Yoga Sutra*, Kapitel II, Vers 3-5).

[2] Eine solche Festlegung in unserem Handeln (und Wahrnehmen) wird *samskâra* genannt.

wissen glauben, während wir es in Wirklichkeit gar nicht tun; oder anders herum: Wir glauben, nicht zu wissen, wo wir es in Wirklichkeit doch tun. Wir haben also zwei Ebenen von Wahrnehmung. Die eine ist tief in uns und frei von diesem Film aus *avidyâ*. Die andere ist oberflächlich und von *avidyâ* bedeckt. So wie unser Auge durchsichtig und klar ist und selbst nicht gefärbt sein darf, um Farben richtig sehen zu können, so sollte unsere Wahrnehmung beschaffen sein wie ein kristallklarer Spiegel. Es ist das Ziel von Yoga, den Film von *avidyâ* zu reduzieren, um richtig handeln zu können.

Die "Kinder" von avidyâ

Wie drückt sich nun *avidyâ* aus? Daß unsere Wahrnehmung falsch und getrübt ist, erfahren wir ja selten sofort und direkt. *Avidyâ* drückt sich selten als *avidyâ* selbst aus; gerade das ist ja seine Eigenschaft: daß uns etwas verborgen bleibt. Leichter als *avidyâ* sind dagegen die Aktivitäten seiner "Kinder" wahrzunehmen. Das *Yoga Sutra* nennt vier Kinder.[3] Wenn wir bemerken, daß d i e s e in uns lebendig werden, können wir daran das Vorhandensein von *avidyâ* erkennen. Das erste Kind ist das, was wir oft unser "Ego" nennen. Es treibt uns zu Vorstellungen wie: "Ich muß andere übertreffen", "ich bin der Größte", "ich weiß, daß ich recht habe", "ich kann mich nicht irren". Was sich so äußert, nennt das *Yoga Sutra: asmitâ*. Das zweite Kind äußert sich als Verlangen oder dem Bedürfnis nach Festhalten. Es heißt *râga:* Wir wollen heute etwas deshalb, weil es gestern angenehm war und nicht, weil wir es heute wirklich brauchen. Gestern hatten wir ein Stück Kuchen, das köstlich schmeckte. Heute sagt etwas in uns: "Ich will noch ein Stück von diesem Kuchen", und das, obwohl wir es eigentlich nicht schon wieder brauchen, es uns vielleicht sogar nicht guttut. Weil wir etwas nicht haben, wollen wir es; haben wir es, ist es uns nicht genug, und wir wollen mehr davon; müssen wir etwas abgeben, wollen wir es statt dessen behalten: das ist *râga*.

Das dritte Kind ist auf eine bestimmte Art das Gegenteil von *râga* und wird *dvesha* genannt. Es äußert sich als Ablehnung. Wir lehnen einen Menschen ab, einen Gedanken, ein Ding. Wir machen eine schlechte Erfahrung und wollen sie nicht noch einmal wiederholen. Auch wenn wir etwas nicht kennen, neigen wir dazu, es abzulehnen. Das alles sind Äußerungen von *dvesha*.

Schließlich gibt es noch *abhinivesha*, was die Wurzel der Angst ist. Es ist dies vielleicht der geheimnisvollste Aspekt von *avidyâ* und seine Verästelungen finden sich auf vielen Ebenen in unserem Alltagsdasein. Wir fühlen uns unsicher. Wir haben Zweifel über unsere Stellung im Leben. Wir haben Angst davor, wie andere uns und uns Nahestehende beurteilen. Wir fühlen uns unsicher, wenn unsere bisherige Art zu leben gestört wird. Wir wollen nicht alt werden. All diese Gefühle wurzeln in *abhinivesha*, dem vierten Kind von *avidyâ*.

---

[3] *Yoga Sutra*, Kapitel II, Vers 6-9

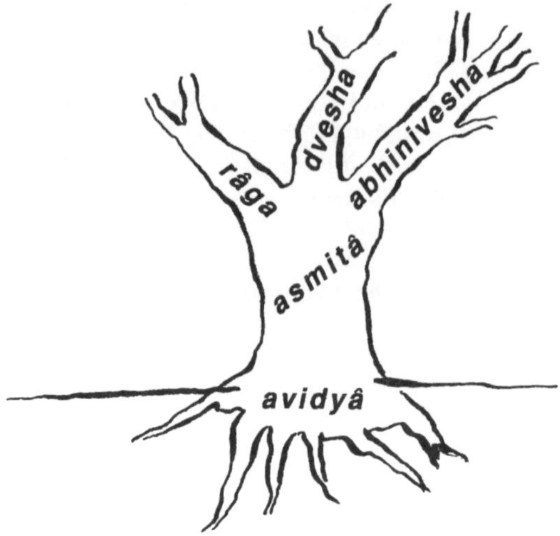

Abb. 1: *Avidyâ*, die Wurzel aller Hindernisse
Avidyâ ist die Wurzel, aus der die weiteren Hindernisse entstehen, die unseren Geist davon abhalten, die Dinge in ihrer wirklichen Natur zu erkennen: *asmitâ, râga, dvesha, abhinivesha.*

Diese vier Kinder, einzeln oder zusammen, machen es uns schwer, klar zu sehen. Hinter unserem Rücken ist *avidyâ* auf diese Art und Weise ständig aktiv, und als Ergebnis dieser Aktivität spüren wir schließlich in uns das Gefühl von Unzufriedenheit. Es ist ja oft schwer, unsere Unzufriedenheit oder Verzweiflung in einem Moment und unser Glücklichsein in einem anderen zu verstehen. Ein Beispiel: Werden in einer Gruppenstunde *âsana* praktiziert, ist die Neigung in uns groß, uns mit anderen zu vergleichen. Wir denken: "Oh, der kann seinen Körper mehr beugen als ich", und das schafft Unzufriedenheit. Aber die *âsana*-Praxis ist kein sportlicher Wettbewerb. Nur weil eine Person sich mehr nach vorn beugen kann als eine andere, ist überhaupt nichts darüber ausgesagt, ob sie in der Yogapraxis weiter fortgeschritten ist. Solche Vergleiche sollten eigentlich nicht die Grundlage von Zufriedenheit oder Unzufriedenheit sein. Sie mögen uns zu einer Zufriedenheit bringen, die auf Überlegenheit beruht, oder im gegenteiligen Fall zu einer Unzufriedenheit aus Unterlegenheit. Oft ist eine solche Unzufriedenheit so schwerwiegend, daß sie uns ständig verfolgt oder uns gar aufgeben läßt. Beide Male bleiben uns aber die Ursachen unserer Gefühle verborgen.
Lassen Sie mich noch ein anderes Beispiel für die Beharrlichkeit von *avidyâ* geben: Bei einer Unterhaltung mit einem Freund mache ich einen Fehler. Normalerweise würde ich es zugeben und bedauern. Diesmal diskutiere ich aber mit ihm das *Yoga Sutra*. Er sagt, daß ich Unsinn rede und meine Ansichten über diesen großen Text falsch sind. Und meine Reaktion diesmal? Jetzt schmerzt etwas tief in mir. Ich fühle

mich schlecht. Vielleicht versuche ich jetzt zu beweisen, daß mein Freund unrecht hat und nicht ich. Vielleicht will ich mich der Situation entziehen. Warum reagiere ich so anders als sonst?
An diesem Beispiel können wir sehen, wie unser Geist arbeitet. Kaum, daß wir fürchten, festen Boden zu verlieren, reagieren wir mit Ablehnung. Nur weil der Gewinn, den wir gestern aus etwas für uns Angenehmem gezogen haben, uns heute in einer neuen Situation nicht mehr helfen kann.
Solange die Kinder von *avidyâ* im Ausbreiten begriffen sind, ist die Chance groß, daß wir einen falschen Schritt machen, weil sorgfältiges Abwägen und achtsames Urteilen fehlt. Was Yoga bewirkt, ist ein Vermindern der Aktivität von *avidyâ*, damit sich wahres Verstehen durchsetzen kann.

FRAGE: Sie sagten, daß sich *avidyâ* nicht unmittelbar als *avidyâ* ausdrückt und daß Yoga die Verringerung von *avidyâ* sei. Müssen wir uns des *avidyâ* in uns bewußt werden, um es zu vermindern? Können wir es überhaupt vermindern, wenn es sich selbst nicht zeigt?
ANTWORT: Die Verringerung von *avidyâ* zeigt sich an der Verringerung seiner Auswirkungen. Wenn es weniger *asmitâ*, *râga*, *dvesha* und *abhinivesha* gibt, dann muß auch *avidyâ* weniger geworden sein. Wir bemerken *avidyâ* mehr durch seine Abwesenheit, nicht wenn es anwesend ist. Wenn wir aber Probleme wahrnehmen, die ja irgendwie entstanden sind, können wir davon ausgehen, daß *avidyâ* vorhanden war.
FRAGE: Sie sagten vorher, daß wir manchmal glauben, wir sehen etwas richtig, manchmal glauben wir, wir sehen etwas falsch. *Vidyâ* aber heißt zu wissen, daß wir richtig sehen; das heißt, wir sehen die Dinge klar. Wie ist der Unterschied wahrzunehmen zwischen *avidyâ* - wenn wir also nur glauben, wir sehen richtig - und *vidyâ*, wo wir tatsächlich wissen, daß wir richtig sehen? Weiß es unser Geist einfach so? Ist es Intuition?
ANTWORT: Das sind gute Fragen, weil sie zeigen, in welche Fallen wir leicht stolpern können. Um eine erste Antwort zu geben: wenn wir wissen, daß wir etwas richtig sehen, gibt es tief in uns ein Gefühl von Ruhe; keine Anspanung, keine Unruhe, keine Aufregung. Wenn ich zum Beispiel bewußt langsam spreche, spüre ich, daß es da eine Quelle gibt, aus der die Ruhe entsteht, und *vidyâ* ist in mir. Bin ich mir aber nicht sicher über das, was ich sage, neige ich dazu, schnell zu sprechen, ich verliere unnötige Worte und unterbreche oft meine Sätze. Wenn also unser Verstehen in Klarheit geschieht, fühlen wir tief in uns Ruhe und Gelassenheit.

Alles, was wir sehen, erfahren und fühlen, ist real; aber alles ist im Fluß

Nachdem wir nun über *avidyâ* gesprochen haben, möchte ich noch einige weitere Konzepte aus dem *Yoga Sutra* vorstellen. Folgen wir den Vorstellungen des Yoga, dann ist alles, was wir sehen, erfahren und fühlen, keine Illusion, sondern wahr und

real. Alles, eingeschlossen *avidyâ* selbst, Träume, selbst Vorstellungen und Phantasien, ist real. Dieses Konzept wird *sat-vâda* [4] genannt.
Allerdings sind diese Dinge ständig im Fluß, sind dem Wandel unterworfen. Wir beschreiben dieses Konzept mit dem Begriff *parinâma-vâda*. *Parinâma* können wir mit "Wandel" übersetzen. Es beschreibt die Tatsache, daß Dinge sich verändern, in ständigem Wandel begriffen sind. Die Art, wie wir heute Dinge sehen, muß nicht die gleiche sein, mit der wir sie gestern sahen. Das liegt daran, daß sich jene Dinge, unser Verhältnis zu ihnen und wir selbst uns in der Zwischenzeit verändert haben. Obwohl also im Yoga alles,was wir sehen und erfahren, wahr und real ist, unterliegt jeder Inhalt und jede Gestalt der Veränderung. Gerade aber wegen dieser Vorstellung von ständigem Wandel muß uns das Wissen um die Existenz von *avidyâ* nicht mutlos werden lassen. Gehen Dinge schlecht, können sie sich immer zum Besseren hin ändern. Natürlich kann es auch noch schlechter kommen. Wir wissen nie, was im Leben geschieht und deshalb müssen wir achtsam sein. Aber ob die Dinge besser oder schlechter gehen, liegt zu einem beträchtlichen Maß in unseren eigenen Händen. Deshalb schlägt der Yoga auch eine Praxis [5] vor und betont ihre Wichtigkeit, weil er davon ausgeht, daß sich durch Üben etwas erreichen läßt. Die Praxis ist das Mittel, mit dem wir etwas erreichen, was uns vorher unmöglich war.

Wahres Verstehen ist möglich

Schließlich möchte ich in diesem Zusammenhang noch ein letztes Konzept erläutern. Yoga folgt der Vorstellung, daß es tief in uns etwas gibt, das wohl ebenfalls real ist, aber anders als alles andere keiner Veränderung unterliegt. Wir nennen es *purusha* oder *drashtr*, "das, was sieht", das, was richtig sehen kann. Wenn wir in einem Fluß schwimmen und das Ufer nicht sehen, ist es schwer, seine Strömung wahrzunehmen. Wir bewegen uns so sehr mit dem Fluß, daß wir seine Bewegung, seinen Lauf, vielleicht gar nicht bemerken. Gehen wir aber ans Ufer, wo wir festen Boden haben, ist es schon viel einfacher zu sehen, wie er fließt. *Purusha* heißt der Ort, von dem aus wir sehen können, ist die Kraft in uns, die richtig zu sehen vermag. Die Praxis des Yoga heißt nichts anderes, als dies geschehen zu lassen. Solange unser Geist von *avidyâ* bedeckt ist, sind unsere Wahrnehmungen getrübt. Wenn wir aber tief in uns eine Ruhe spüren und wir etwas verstehen, dann ist es diese Art von Verstehen, um die es geht und die auf uns eine starke und positive Wirkung haben wird. Allerdings geschieht dieses wahre Verstehen, das ein Ergebnis der Verringerung von *avidyâ* ist, normalerweise nicht spontan. Das Gefüge unseres Körpers und Geistes hat sich an bestimmte Muster gewöhnt, die dazu neigen, sich nur allmählich zu ändern. Im *Yoga Sutra* wird gesagt, daß für jemanden, der mit der Praxis beginnt, sich Klar-

---

[4] *sat* bedeutet "Sein", *vada* ist die Ansicht, die Meinung

[5] Praxis in diesem allgemeinen Sinn, gleichsam als Konzept, das ihm als unverzichtbar gilt, beschreibt der Yoga mit dem Begriff *sâdhana*, der auch das Kapitel II des *Yoga Sutra* überschreibt.

heit und Unklarheit einander in Zyklen folgen wie in Wellenform. Das meint, wir verfügen über etwas Klarheit, die sich abwechselt mit Zeiten, in denen unserem Geist, unserer Wahrnehmung diese Klarheit fehlt.[6] In dem Maße, wie wir vorankommen, wird es immer weniger Unklarheit und immer mehr Klarheit geben.

FRAGE: Ist das, was in meinem Tiefsten ist, mein *purusha*, verschieden von den *purusha* der anderen?
ANTWORT: Das Wort *purusha* heißt: "die Person, die in der Stadt wohnt". *Puru* meint soviel wie "Stadt" oder "Gemeinde", und das, was in der Stadt wohnt, das ist *purusha*. Wie ist diese Stadt beschaffen? Sie besteht aus dem Körper, dem Geist, den Sinnen, unserer Kultur, unseren Sitten und selbst aus *avidyâ*. Nehmen wir die Stadt weg, sind alle *purusha* genau dieselben. Aber sie erscheinen verschieden, weil sie in verschiedenen Städten wohnen.
FRAGE: Verlangt eine bewußte Entscheidung, sich auf die Yogapraxis einzulassen, nicht das Anerkennen von *avidyâ?* Und: Ist es ein Ausdruck von *asmitâ*, unserer Ichbezogenheit, wenn jemand Yoga beginnt, um b e s s e r werden zu wollen?
ANTWORT: Diese Fragen führen uns vielleicht dazu, etwas wichtiges über den Sinn von *avidyâ* zu erfahren. Wir unterliegen *avidyâ*, und wenn wir das bemerken - direkt oder indirekt - wird uns klar, daß wir darauf reagieren müssen. Manchmal ist unser erster Schritt das Bedürfnis: "Ich möchte besser sein". Nicht anders, als wenn jemand sagt: "Ich bin arm, ich möchte aber reich sein". Oder: "Ich möchte gern Arzt werden". Ich bezweifle, daß es einen Menschen gibt, der nicht wirklich besser werden wollte. Und wenn auch unser erster Schritt, nämlich: "Ich möchte besser sein", in *asmitâ* oder dem Ego wurzelt, ist er doch ein richtiger Schritt, weil er die erste Stufe der Yogaleiter ist. Im weiteren sind wir nicht ständig auf dieses erste Konzept von "Mich-verbessern-wollen" verpflichtet. Nach dem *Yoga Sutra* ist das Wahrnehmen und Überwinden von *avidyâ* und seinen Auswirkungen die einzige Leiter, auf der wir nach oben steigen können. Das Ziel, etwas besser machen zu wollen, mag die erste Stufe der Leiter sein. Und es ist ja tatsächlich so, daß wir durch die Yogapraxis allmählich unsere Möglichkeiten verbessern, uns zu konzentrieren, selbständig zu sein; wir verbessern unsere Gesundheit, unsere Beziehungen, ja eigentlich alles, was wir tun. Könnten wir oberhalb dieser ersten Stufe, dem "Ich-möchte-besser-sein", beginnen, brauchten wir Yoga vielleicht gar nicht.

Der Übungsweg des Yoga hat drei Aspekte: *tapas, svâdhyâya, îshvara-pranidhâna*

Wie nun können wir auf dieser Leiter nach oben kommen? Im *Yoga Sutra* des Patañjali werden drei Dingen vorgeschlagen, mit denen wir in diese Richtung hin aktiv

---

[6] Diese Vorstellung findet sich im *Yoga Sutra*, Kapitel III, Verse 9-12.

werden können.[7] Das erste ist *tapas. Tapas* kommt von der Wortwurzel *tap:* "erhitzen, reinigen". *Tapas* ist ein Mittel, mit dem wir uns gesund halten und innerlich reinigen können. Oft wird *tapas* als Buße, Kasteiung und strenge Einfachheit in der Ernährung beschrieben. Aber gemeint ist hier die Praxis von *âsana* und *prânâyâma*, die Körper- und Atemübungen des Yoga. Neben anderen Wirkungen helfen uns diese Übungen, Blockaden und Unreinheiten aus unserem System zu entfernen. Indem wir sie praktizieren, wird es uns möglich, unser gesamtes System zu beeinflussen. Es ist das gleiche Prinzip, nach welchem Gold erhitzt wird, um es zu reinigen.

Die nächste Möglichkeit, mit der wir Yoga entdecken können, ist *svâdhyâya. Sva* heißt "selbst", *adhyâya* bedeutet "Studium, Untersuchung". Mit Hilfe von *svâdhyâya* lernen wir uns selbst kennen. Wer sind wir? Was sind wir? Was ist unsere Beziehung zur Welt? Es genügt nicht, uns gesund zu halten. Wir sollten wissen, wer wir sind und in welcher Beziehung wir zu anderen stehen. Das ist nicht einfach, denn wir haben keinen so deutlich erfahrbaren Spiegel für unseren Geist, wie wir ihn für unseren Körper besitzen. Wir können aber das Lesen bestimmter Schriften, ihr Studium, ihre Diskussion und Reflektion als Spiegel für unseren Geist nehmen. Das ist besonders gut möglich mit solchen großen Werken wie dem *Yoga Sutra*, der Bibel, dem *Mahâbhârata*,[8] dem Koran. Durch das Studium solcher Texte können wir uns selbst "sehen".

Die dritte Möglichkeit der Annäherung an Yoga, wie sie im *Yoga Sutra* vorgeschlagen wird, ist *îshvara-pranidhâna*. Gewöhnlich wird dieser Begriff als "Liebe zu Gott" verstanden. Er meint aber auch eine bestimmte Qualität unseres Handelns. *Prânâyâma* und *âsana* zu praktizieren, sich gesund zu halten und über sich selbst zu reflektieren, macht nicht unser ganzes Handeln aus. Wir müssen auch unserem Beruf nachgehen, eine Ausbildung machen, all das tun, was das Leben ausmacht. Das sollte mit einem hohen Maß an Qualität geschehen. Dennoch können wir uns aber nie der Früchte unseres Handelns sicher sein. Deshalb ist es besser, ein wenig Abstand zu unseren Erwartungen zu gewinnen und dem Handeln selbst mehr Aufmerksamkeit zu schenken.

Zusammen umfassen diese drei Aspekte, also *tapas*, *svâdhyâya* und *îshvara-pranidhâna* das ganze menschliche Tun: Gesundheit, Erkenntnis und Qualität des Handelns. Wenn wir gesund sind, mehr über uns selbst wissen und die Qualität unserer Handlungen verbessern, besteht die Möglichkeit, daß wir weniger Fehler machen. Dies sind also drei besondere Praktiken, die empfohlen werden, um *avidyâ* zu verringern. Zusammengenommen sind sie bekannt als *kriyâ yoga*, der Yoga des Handelns. *Kriyâ* kommt ja von dem Wort *kr*, "tun". Yoga ist nicht passiv. Wir müssen uns am Leben beteiligen. Um das auf eine gute Art zu machen, können wir an uns

---

[7] Kapitel II, Vers 1: *tapah svâdhyâya îshvarapranidhânâni kriyâyogah*

[8] Ein altindisches Epos, in dem auch die *Bhagavad Gîtâ*, einer der bekanntesten Texte über Yoga, enthalten ist.

arbeiten.
Um es zu wiederholen: Es gibt zwei Aspekte des Yoga. Yoga als Handeln und Yoga als ein Ergebnis.[9] Am Beginn dieser Erläuterungen habe ich darauf hingewiesen, daß Yoga ein Zustand ist, in dem zwei Dinge sich zu einem verbinden. Ich habe auch gesagt, daß Yoga Achtsamkeit dem Handeln gegenüber meint, was notwendig ist, um einen Punkt oder eine Haltung zu erreichen, die bisher unerreichbar war. Der Yoga des Handelns, *kriyâ-yoga*, ist Mittel, um Yoga im Sinne eines Seins-Zustandes zu erreichen. Obwohl nur ein Teil des Yoga, ist *kriyâ-yoga* der praktische Aspekt des Yoga, der eine Veränderung in unserem Leben zum Besseren hin einleiten kann.

[9] Das Kapitel I des *Yoga Sutra* beschreibt Yoga als Zustand, sein Titel: *samâdhi*. Im Kapitel II steht Yoga als Weg und Handlung im Vordergrund, wir hatten den Titel dieses Kapitels schon erwähnt: *sâdhana*, die Übungspraxis.

3

Die Praxis der *âsana*

Die Praxis des Yoga soll uns eine Möglichkeit sein zu erfahren, was sich hinter dem Wort Yoga verbirgt. Abgesehen von allen anderen positiven Auswirkungen ist das der wesentliche Grund für die Praxis. Wir hatten Yoga ja schon beschrieben als eine Bewegung von einem Punkt zu einem anderen, höheren, der uns vorher unerreichbar war. Ob sich diese Bewegung auf ein *âsana*, unseren Geist oder ein Wissen um die höchste Wahrheit bezieht, - es ist immer Yoga.

In unserer Praxis konzentrieren wir uns auf den Körper, den Atem und auf unseren Geist. Unsere Sinne als Teil unseres Geistes sind darin eingeschlossen. Obwohl es für unseren Körper, Atem und unseren Geist theoretisch möglich erscheint, unabhängig voneinander zu arbeiten, ist das Ziel des Yoga, ihre Bewegungen zu einen. Es ist hauptsächlich der körperliche Aspekt unserer Praxis, der Außenstehenden als Yoga erscheint. Sie werden nicht bemerken, wie wir atmen, wie wir den Atem fühlen und wie wir den Atem mit der körperlichen Bewegung koordinieren. Sie neigen dazu, sich nur für unsere Flexibilität und Geschmeidigkeit zu interessieren. Sie zählen, wieviele *âsana* wir bewältigen. Sie zählen, wieviel Minuten wir den Kopfstand halten können.

Viel wichtiger als diese Äußerlichkeiten ist aber die Art und Weise, wie wir unsere Körperhaltungen und unseren Atem von innen her fühlen.

Es sind uralte Konzepte, entwickelt von Generationen von Lehrern, die uns in unserer Yogapraxis leiten. Diese Konzepte beschreiben ausführlich die *âsana*, den Atem, und besonders, wie sie sich zueinander verhalten. Außerdem legen sie den ganzen Ablauf unserer Yogapraxis fest. Sie begründen ebenso die Anleitungen zu *prânâyâma*, das wir aber erst später behandeln werden.

Was ist ein *âsana*?

Was ist ein *âsana*? *Asana* bedeutet "Haltung", und es stammt von der Sanskrit-Wurzel *as* : "bleiben", "sein", sitzen", "in einer bestimmten Position eingerichtet sein". Patañjalis *Yoga Sutra* beschreibt *âsana* damit, daß es zwei wichtige Qualitäten verkörpert: *sukha* und *sthira* [1]. *Sukha* meint die Fähigkeit, eine Position in Leichtigkeit zu halten, und *sthira* steht für Festigkeit und Aufmerksamkeit. Beide Qualitäten sollten in einem *âsana* zugleich und gleichermaßen vorhanden sein. Es ist weder *sukha* noch *sthira*, mit überkreuzten Beinen dazusitzen, um fotografiert zu werden, wenn man danach sofort die Beine wieder ausstrecken muß, weil sie schmerzen. Selbst wenn wir die Qualität von *sthira*: Festigkeit und Wachsamkeit erreichen, muß dies auch *sukha*: Leichtigkeit einschließen, und zwar über eine gewisse Zeit hinweg. Ohne diese beiden Qualitäten gibt es kein *âsana*. Diese Prinzipien der Praxis sind erst dann erfüllt, wenn wir ein bestimmtes *âsana* über eine bestimmte Zeit praktizieren und uns dabei wohl, aufmerksam und unangestrengt fühlen.

Alle die folgenden Prinzipien dienen nur dazu, sicherzustellen, daß jedes *âsana* beides ist: *sukha* und *sthira*. Wenn wir eine Haltung einnehmen oder eine Bewegung ausführen, in der wir angespannt sind, können wir schwerlich etwas anderes beobachten als unsere Anspannung. Oder wir sitzen in einer Position mit überkreuzten Beinen, und unser einziger Gedanke gilt dem Schmerz in den gedehnten Gelenken. Wir sind dabei nicht wirklich in dem von uns angestrebten *âsana*, denn wir sind offenkundig noch nicht bereit für diese besondere Position. Wir sollten eher erst etwas Einfacheres praktizieren. Diese wichtige Vorstellung steht hinter unserer ganzen Technik in der Praxis. Und: Indem wir die *âsana* aufeinander aufbauend praktizieren, erreichen wir in einem langsamen Voranschreiten allmählich ein Mehr an *sthira* zusammen mit einem Mehr an *sukha*.

Uns so annehmen, wie wir sind

Um diese Vorstellung von einem *âsana* Wirklichkeit werden zu lassen, müssen wir uns so annehmen, wie wir sind. Wenn wir also einen steifen Rücken haben, müssen wir diese Tatsache anerkennen. Oder vielleicht sind wir sehr gelenkig, aber unser Atem ist ziemlich kurz. Vielleicht ist unser Atem in Ordnung, aber unser Körper macht uns bestimmte Probleme. Es ist auch möglich, sich in einem *âsana* sehr wohl zu fühlen, während der Geist ganz woanders ist. Auch das ist kein *âsana*. Uns fehlen also dann noch jene Qualitäten, die in einem *âsana* liegen können. Diese Qualitäten zu finden, ist uns nur möglich, wenn wir unseren Ausgangspunkt wahrnehmen und akzeptieren lernen.

---

[1] *Yoga Sutra* , Kapitel II, Vers 46: "*sthirasukham âsanam*"

Der Atem ist die Verbindung unseres Inneren und Äußeren

Die Qualität des Atems ist außerordentlich wichtig, weil sie unsere inneren Gefühle ausdrückt. Haben wir Schmerzen, zeigen sie sich im Atem. Können wir unseren Schmerz noch durch körperliche Anstrengung einfach überdecken, - unseren Atem können wir unter Schmerzen nicht wirklich kontrollieren. Auch wenn wir abgelenkt werden, verlieren wir die Kontrolle über den Atem. Der Atem ist die Verbindung zwischen dem Inneren und Äußeren unseres Körpers.

Den Körper, Atem und Geist in Einklang bringen

Deshalb müssen der Körper, der Atem und die Bewegungen unseres Geistes miteinander verschmelzen. Damit erst verwirklichen wir den Inhalt eines *âsana*.
Der erste Schritt hin zum Erkennen unseres eigenen Zustandes in seiner Gesamtheit beginnt mit der Erforschung unseres Körpers, unseren Atem eingeschlossen. Wir nennen diesen Prozeß *svâdhyâya*.[2]
Dazu benutzen wir meistens einfache dynamische Bewegungen der Arme, Beine und des Rumpfes. Wir lassen eine Gruppe von Yogaanfängern zum Beispiel die Arme heben und senken. Dann fragen wir sie: Streckte die Armbewegung mehr Ihren Rücken oder einen anderen Teil Ihres Körpers? Einige werden sagen, die Bewegung hätte den Rücken gestreckt. Andere werden vor allem eine Dehnung der Schultern gespürt haben. Als Erklärung für diese unterschiedliche Wahrnehmung gibt es zwei Möglichkeiten: Entweder wurde die gleiche Bewegung unterschiedlich ausgeführt oder einige haben einen steifen Rücken und die ganze Anstrengung ging in die Schultern. Schon an diesem kleinen Beispiel läßt sich sehen, wie wichtig es ist, mit der Praxis unseren eigenen Körper zu erkunden. Dabei ist ein Lehrer oder eine Lehrerin nötig, die die Übenden auf dieser Entdeckungsreise führen kann. Wer lehrt, sollte auch im Gruppenunterricht in der Lage sein, die besonderen Bedingungen eines jeden Schülers, einer jeden Schülerin zu beachten. Etwas anderes wäre nicht gut, weil die Praktizierenden nicht nur Yoga mißverstehen würden, sondern auch entmutigt werden könnten.
Der nächste Schritt besteht darin, uns unseres Atems bewußt zu werden und ihn näher zu erkunden. Nehmen Sie einen tiefen Atemzug und versuchen Sie einmal, die Einatmung so lang wie möglich werden zu lassen. Auf diese Art können Sie beobachten, ob sich der Brustkorb oder der Bauch ausdehnt und ob sich zum Beispiel der Rücken mit dem Atem streckt.

---

[2] *Svâdhyâya* ist einer der drei Aspekte, mit denen im *Yoga Sutra* der *kriyâ-yoga*, der Yoga des Handelns, definiert wird. *Svâdhyâya* bezeichnet alles, was der Erforschung meiner selbst dient.(*Yoga Sutra*, Kapitel II, Vers 1)

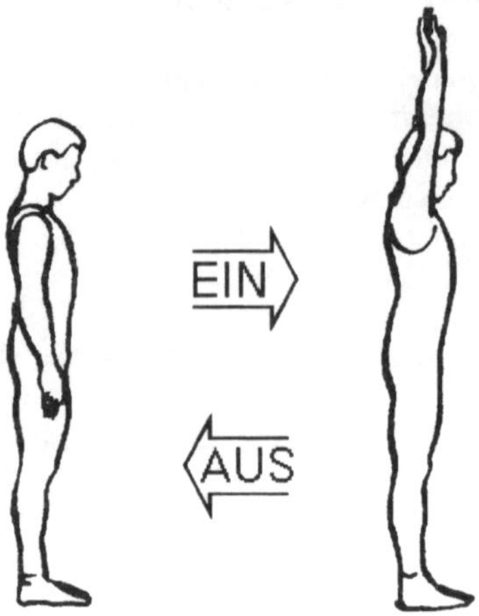

Abb. 2: Die Verbindung von Bewegung und Atem
Der erste Schritt unserer Yogapraxis ist das Herstellen einer b e w u ß t e n Verbindung von Atem und Körper. Das erreichen wir, indem in der Praxis der *âsana* jede Bewegung achtsam vom Atem geführt wird. Die richtige Verbindung von Atem und Bewegung ist die Grundlage der gesamten *âsana*-Praxis. Die abgebildete einfache Übung soll uns als Beispiel dienen: Mit der Einatmung werden die Arme angehoben, mit der Ausatmung gesenkt.

Damit Atem und Körper zusammenfinden können, muß unser Geist diese Koordination von Atem und Bewegung achtsam begleiten. Unser Ein- und Ausatmen ist dabei ein bewußter und kein automatischer Vorgang. Normalerweise sind wir uns unseres Atems nicht bewußt. Wollen wir den Atem mit der Bewegung des Körpers in Einklang bringen, so bestimmt in unserem Beispiel die Länge unserer Einatmung und Ausatmung, wie schnell sich unsere Arme heben und senken. Schon in dieser ersten einfachen Bewegung, dem Anheben der Arme mit der Einatmung und dem Senken der Arme mit der Ausatmung, können wir eine grundsätzliche Dimension des Yoga verstehen lernen: Das Einswerden mit unserem Handeln.
Wie schön auch immer wir ein *âsana* ausführen, wie flexibel unser Körper auch sein mag, wenn wir kein Einswerden von Körper, Atem und Geist erreichen, könnten wir schwerlich behaupten, unsere Praxis wäre Yogapraxis.
Was schließlich ist Yoga? Es ist etwas, das wir in uns erfahren, im Innern unseres ganzen Seins. Es ist keine äußerliche Erfahrung. Selbst ein blinder oder tauber Mensch, der ein *âsana* macht, kann Yoga fühlen und entdecken.
Der wichtigste Grundsatz ist die natürliche Verbindung zwischen Atem und Bewegung. "Natürlich" heißt, daß wir uns anschauen, welche der beiden Bewegungen des Atems, die Ein- oder Ausatmung durch eine bestimmte Bewegung des Körpers verstärkt, begünstigt oder ausgelöst wird, und daß wir den entsprechenden Atem dann

mit dieser Bewegung verbinden. So preßt eine Vorwärtsbeugung sowohl unseren Bauch als auch unseren Brustkorb zusammen, und wenn wir nicht unseren Willen dagegensetzen, wird dadurch der Atem aus dem Körper gepreßt, und wir atmen aus. Sehr einfach gesagt: Wir atmen in allen Übungen aus, in denen die Beugung nach vorn die bestimmende Richtung der Bewegung unseres Körpers ist, wie zum Beispiel das Vorwärtsbeugen des Rumpfes:

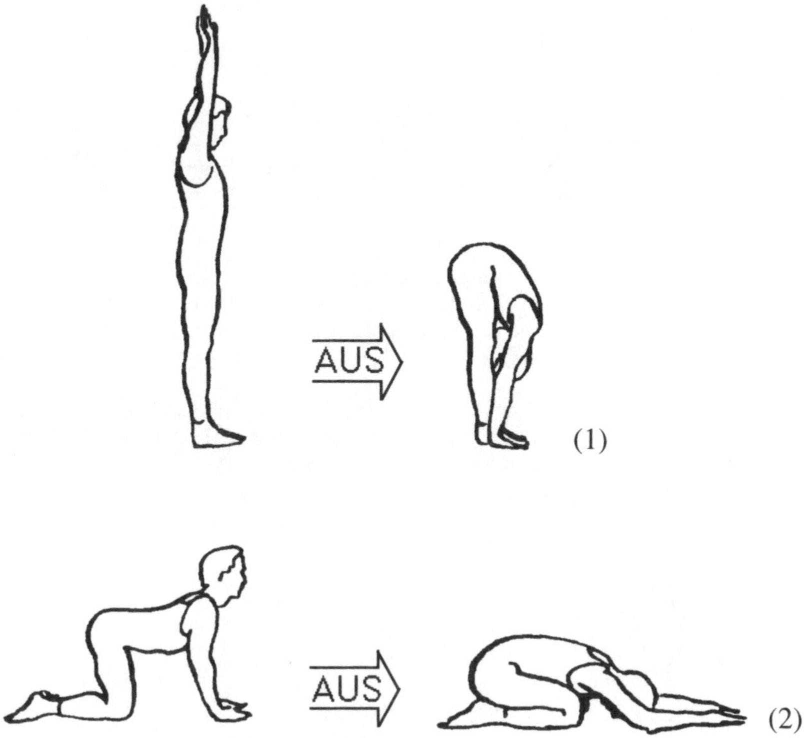

Abb. 3: Vorwärtsbeugung und Atembewegung
Atem und Körper müssen sich in der Praxis eines *âsana* in sinnvoller Weise miteinander verbinden. Der bewußt geführte Atem soll dem natürlichen Zusammenhang von Körper- und Atembewegung nicht entgegenlaufen sondern ihn unterstützen und verstärken. Bei der Ausatmung zum Beispiel senken sich die Rippen, das Zwerchfell bewegt sich nach oben und die Bauchdecke in Richtung Wirbelsäule. Der gleiche Bewegungsablauf findet sich bei jeder Vorwärtsbeugung, also atmen wir beim Vorwärtsbeugen, wie hier in *uttânâsana*, aus (1). Auch die folgende Bewegung (2), eine Variante von *cakravâkâsana*, verbinden wir mit der Ausatmung, weil die Bewegung der Wirbelsäule und des Bauchraums einer Vorwärtsbeugung gleicht.

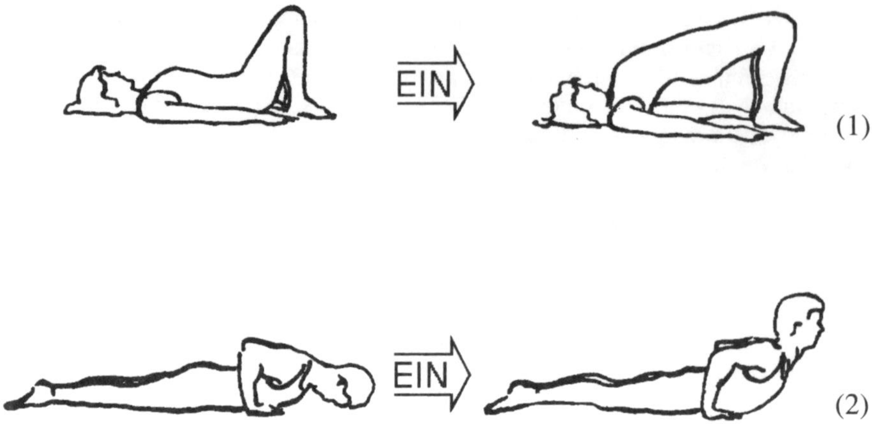

Abb. 4: Rückwärtsbeugung und Atembewegung
Bei jeder Rückwärtsbeugung atmen wir in der Regel ein, hier zum Beispiel in *dvipâda pîtham* (1) oder in *bhujangâsana* (2): Das Anheben des Brustkorbs bringt über die Bewegung der Rippen die Wirbelsäule in eine Rückwärtsbeugung, die bewußte Verbindung von Einatmung und Rückwärtsbeugung erleichtert diese Bewegung und verstärkt sie in ihrer Wirkung.
Anders allerdings als bei den Vorwärtsbeugungen, die sich ausschließlich mit einer Atemweise, nämlich der Ausatmung verbinden lassen, haben wir bei bestimmten Rückwärtsbeugungen die Freiheit, sie mit der Ausatmung einzunehmen. Dies wird später genauer erläutert.

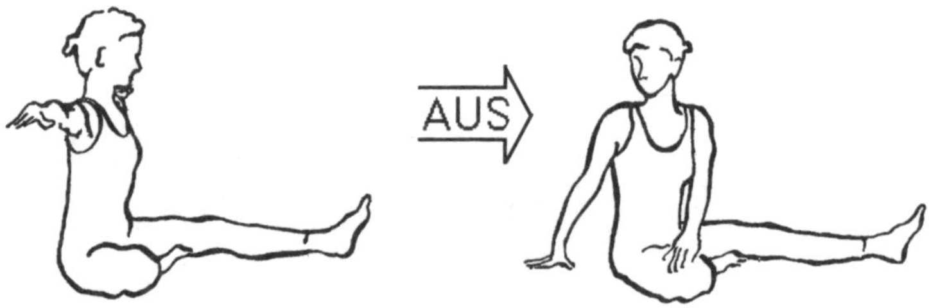

Abb. 5: Drehungen und Atembewegung
Auch die Drehungen sind eng mit bestimmten Atembewegungen verbunden. Mit der Drehung der Wirbelsäule und der Rippen verkleinert sich der Raum des Brustkorbs, und gleichzeitig wird der Bauchbereich durch seine Verdrehung leicht zusammengedrückt; das Zwerchfell weicht nach oben aus. Verbinden wir deshalb die Bewegung, die uns in die Drehung hineinführt, wie hier gezeigt, mit der Ausatmung, folgen wir damit dem natürlichen Ablauf der Atembewegung.

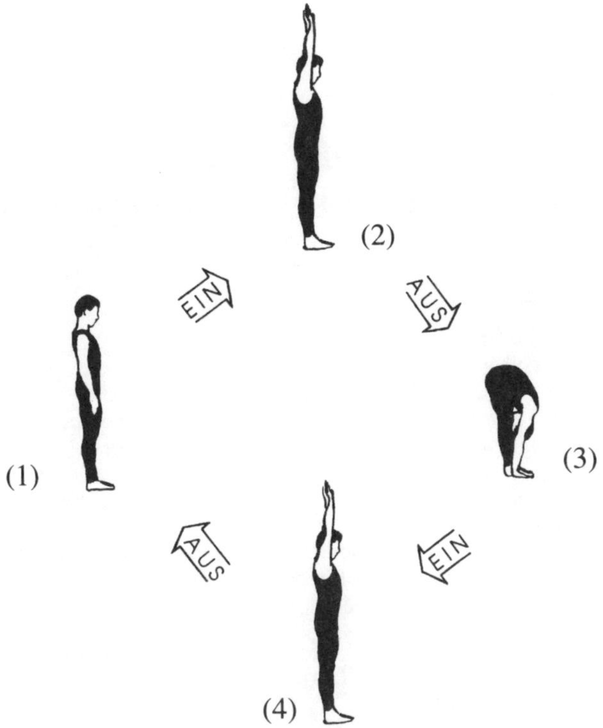

Abb. 6: Die Praxis eines *âsana*

Der gesamte Ablauf einer Praxis am Beispiel einer Vorwärtsbeugung: *uttânâsana*. Jeder Schritt, den wir zum *âsana* hin gehen, muß so gestaltet sein, daß er dem nächsten ein gutes Fundament geben kann. Die Praxis des *uttânâsana* beginnt schon in der Ausgangsstellung (1): In dieser Haltung sammeln wir uns auf den Körper und den Fluß des Atems. Von dort aus richtet sich dann unsere Aufmerksamkeit auf die Position, die das Ziel unserer Praxis ist, also *uttânâsana* (3). In unserer Vorstellung formen wir das *âsana* ebenso wie den Weg dorthin vor. Erst dann folgt die Bewegung dem Atem in achtsamer Verbindung, und über das Anheben der Arme (2) gehen wir mit der Ausatmung in *uttânâsana*(3). Dort können wir einige Atemzüge verweilen oder gleich mit der nächsten Einatmung über (4) zurück in die Ausgangsposition kommen. Ob wir den Ablauf wiederholen oder nur einmal praktizieren: Erst wenn wir endgültig zu (1) zurückgekommen sind, ist die Praxis des *âsana* wirklich beendet.

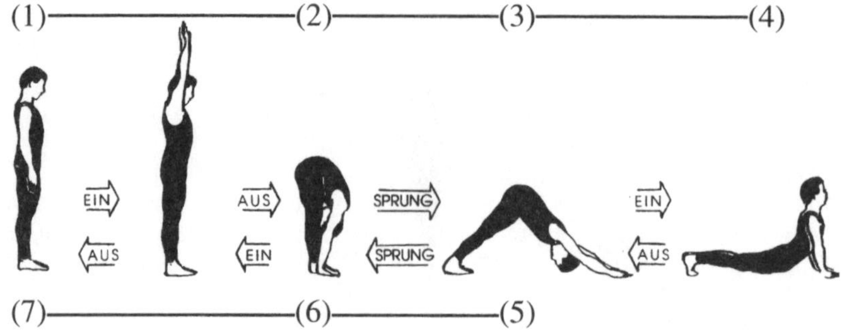

Abb.7: Abfolgen von *âsana*
Einer alten Tradition folgend, ist es möglich, den Weg in nahezu jedes *âsana* im Stehen zu beginnen, es in einer bestimmten Abfolge von Positionen zu erreichen und von dort wieder genauso zurück zum Stehen zu kommen. In dem hier gezeigten Beispiel führt die Abfolge vom Stehen zum "Hund, der nach oben schaut" *(ûrdhva-mukha-svanâsana)* und wieder zurück zum Stehen: *samasthiti* (1), *uttânâsana* (2), *adhomukha-svanâsana* (3), *ûrdhva-mukha-svanâsana* (4), *adhomukha-svanâsana* (5), *uttânâsana* (6), *samasthiti* (7).
Ein *âsana* folgt dem anderen im Rhythmus des Atems: eine sehr fordernde Praxis, die manchmal schwierige Sprünge verlangt und dadurch zusätzliche Dynamik gewinnt. Heutzutage benutzen wir derart dynamische Übungsfolgen vor allem für Kinder und Jugendliche. In weniger fordernder Form kennen wir sie im "Gruß an die Sonne", *sûrya namaskâr*.

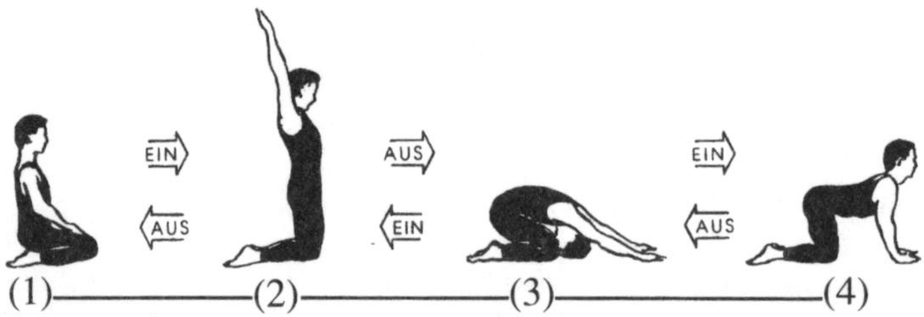

Abb. 8: Abfolgen von *âsana*
Wir können Abfolgen von *âsana* aber auch von anderen Positionen aus beginnen. Hier ein Beispiel, wie wir von *vajrâsana* (1) zu einer Variante von *cakravâkâsana* (4) und wieder zurück zum *vajrâsana* (1) kommen. Die Reihenfolge des Ablaufs ist: (1) - (2) - (3) - (4) - (3) - (2) - (1). Solche Abfolgen benutzen wir häufig. Die hier gezeigte kann zum Beispiel am Anfang einer Praxis stehen und für die folgenden Übungen den Körper aufwärmen sowie den Atem in einen guten Fluß bringen.

Die Regeln für die Verbindung von Atem und Bewegung sind erst einmal sehr einfach: Wenn wir zusammen mit dem Körper das Volumen des Atemraums zusammendrücken, folgen wir dieser Bewegung und atmen aus. Dehnen wir den Körper und den Atemraum aus, so atmen wir ein.[3]
Zugleich atmen wir nicht nur einfach ein und aus, sondern achten darauf, daß Atem und Bewegung übereinstimmen. So etwas entwickelt sich nur durch Praxis. Wenn wir eine bestimmte Zeit brauchen, um bewußt ein- und auszuatmen, so bestimmt diese Zeit den Ablauf der entsprechenden Bewegung, die wir mit unserem Atem koordinieren. Das Einswerden von Atem und Bewegung wird in unserer Praxis mit der Zeit etwas ganz Natürliches werden.
Wir hatten ja schon kurz darüber gesprochen, wie schnell sich in unserem Denken und Tun eingefahrene Muster herausbilden und zu unbewußten Gewohnheiten werden. Auch unserer Yogapraxis droht diese Gefahr. Auf verschiedene Arten können wir dem etwas entgegensetzen. So fügen wir zum Beispiel am Ende jeder Bewegung eine kurze Unterbrechung oder Pause ein. Wir halten also zum Beispiel nach dem Anheben der Arme mit der Einatmung für einen Moment inne. Wenn wir dann unsere Arme mit der Ausatmung gesenkt haben, warten wir wieder für einen Augenblick. Dies hilft uns, der Bewegung und des Atems immer wirklich bewußt zu bleiben. Verlieren wir diese Achtsamkeit und Bewußtheit in unserer Praxis, so wird sie mechanisch. Einfache Anweisungen wie die Einführung kurzer Unterbrechungen zwischen den Bewegungen können so etwas oft verhindern.

Ein zentraler Aspekt der *âsana*-Praxis ist der Atem

Der Atem hat in der *âsana*-Praxis eine zentrale Bedeutung. Der Umgang mit ihm verlangt aber in einem hohen Maß, die individuelle Situation der Übenden zu berücksichtigen. Deshalb möchte ich hier nur einige wichtige Grundsätze darlegen, die uns bei der Arbeit mit dem Atem in den *âsana* leiten. Es wird immer notwendig sein, diesen Grundsätzen nur in einer solchen Weise zu folgen, daß unser Blick dabei auf die jeweiligen besonderen individuellen Gegebenheiten gerichtet bleibt und sich unsere Praxis an ihnen ausrichtet.
Wir hatten schon gesagt, daß wir in den *âsana* unseren Atem bewußt führen. Darüber hinaus streben wir einen Atem an, der vollständiger und tiefer in der Ein- und Ausatmung ist als unser normalerweise flacher Atem.

---

[3] Es gibt natürlich Ausnahmen. Wir machen sie in der Regel dann, wenn wir mit der Änderung des Atems dem *âsana* dadurch eine besondere Richtung oder Wirkung geben wollen.

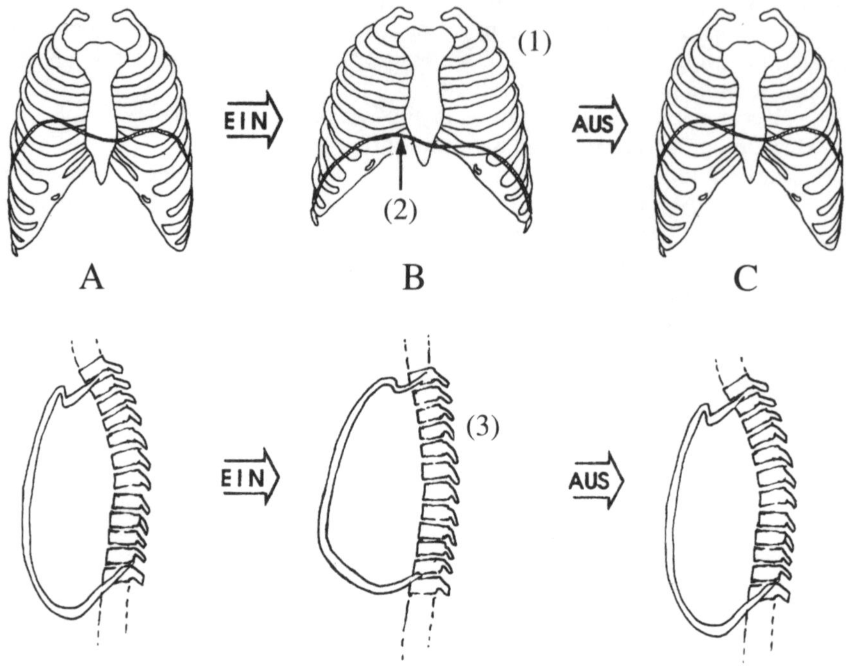

Abb. 9: Ein- und Ausatmung
Der Atemablauf: Die durch den Atem verursachte Bewegung des Körpers führt von der Ruhestellung (A) über das Einatmen zur Stellung (B), in der die Einatmung beendet ist und die Lungen angefüllt sind, zur Ruhestellung (C) zurück.
Dabei dehnt tiefes Einatmen den Brustkorb (1) durch das Anheben der Rippen aus, bewegt das Zwerchfell nach unten (2) und bringt in diesem Bereich die Wirbelsäule in eine leichte Aufrichtung (3).
Beim tiefen Ausatmen geschieht das Umgekehrte: Die Bauchdecke bewegt sich in Richtung Wirbelsäule, das Zwerchfell hebt sich, der Brustkorb senkt sich und die Wirbelsäule bewegt sich in ihre Ausgangsstellung zurück.

Oft atmen Menschen allein im Bauch, ohne den Brustraum auszudehnen. Andere benutzen das Zwerchfell wenig und ihre Atmung ist auf den oberen Brustkorb beschränkt. Solchen Menschen müssen wir helfen, schrittweise zu einem neuen, vollständigeren Atem zu finden. Sehr angespannte Personen oder Asthmatiker können manchmal den Brustraum oder den Bauchraum fast überhaupt nicht in den Atem einbeziehen. In solchen Fällen verwenden wir besondere Atemübungen. Idealerweise aber besteht unsere Technik darin, mit der Einatmung die Ausdehnung des Brust-

und Bauchraums bewußt zu vollziehen und ebenso bewußt mit der Ausatmung die Kontraktion des Bauches.
Diese einfache Atemtechnik ist neben der Koordination von Atem und Bewegung ein weiteres Mittel, unserer Yogapraxis eine wirkliche Qualität zu geben.

Der Atem ist die Intelligenz des Körpers

Wir wollen noch einen Schritt weitergehen. Dieser Schritt gibt uns die Möglichkeit, den Atem während der Einatmung und Ausatmung zu spüren. Dadurch verbessert sich mit der Zeit die Qualität unseres Atems im *âsana*. Auch diese Technik verlangt unsere bewußte Aufmerksamkeit. Wenn wir schnell durch die Nase atmen, können wir damit ein Geräusch erzeugen, aber kein Gefühl für die Qualität unseres Atems. Das ist so, egal, ob wir nun gleichmäßig atmen oder nicht. Um beim Atmen ein Gefühl von Gleichmäßigkeit und Feinheit herzustellen, engen wir den Atemstrom im Bereich der Kehle ein, wodurch ein Ton, ein feiner Hauchlaut, erzeugt wird. Sehr grob gesagt ist es so, als hätten wir eine Klappe in der Kehle und schließen sie teilweise, um den Atem kontrollieren zu können. Der Maßstab für diese Kontrolle ist der Ton. Wenn wir die Technik einmal beherrschen, wird dieser Kehlton gleichmäßig ebenso bei der Ein- wie bei der Ausatmung erzeugt. Der Ton wird dabei sehr fein und darf schließlich weder Mühe kosten noch auf irgendeine Weise zu Spannungen führen. Dann erlaubt uns diese Technik, den Atem zu hören wie auch seine Qualität zu fühlen, wenn er langsam tiefer und länger wird.
Der Gebrauch dieser Technik hat zwei Vorteile: Zum einen sind wir näher beim Fluß des Atems und bleiben deshalb während des *âsana* aufmerksam. Zweitens sagt uns der Ton, wann wir ein *âsana* beenden oder ändern müssen: Wenn es uns nicht mehr gelingt, den Ton fein, gleichmäßig und ruhig zu halten, sind wir mit der Praxis über unsere Grenzen gegangen. Die Qualität des Atems ist der deutlichste Ausdruck für die Qualität einer *âsana*-Praxis. Der Atem ist die Intelligenz unseres Körpers.

Atemverhaltungen in *âsana*

Wir können auch noch weiter gehen. Wir können in unserer Praxis den Atem so verändern, daß wir die natürliche Unterbrechung zwischen der Aus- und Einatmung und zwischen der Ein- und Ausatmung oder auch beide Pausen verlängern, also den Atem verhalten. Nachdem wir ausgeatmet haben, halten wir den Atem, und gleichzeitig halten wir in der Bewegung inne. Genauso nach der Einatmung. Wie die Ein- und Ausatmung selbst, ist dabei das Anhalten des Atems ein bewußter Vorgang. Allerdings ist die Zeitdauer, über die wir den Atem halten, von kritischer Bedeutung, und ohne einen Lehrer sollten solche Praktiken niemals geübt werden. Ist die Phase der Atemverhaltung zu lang, sei es nach der Ein- oder der Ausatmung, wird der Körper rebellieren. Wie also führen wir diese Praxis ein? Wir achten streng darauf, daß eine Atemverhaltung in einem *âsana* in keiner Weise die Ein- oder Ausatmung stört. Ein Beispiel: während wir ein *âsana* in gewohnter Weise praktizieren, mögen wir vielleicht in fünf Sekunden bequem einatmen und in der gleichen Zeit ausatmen. Wir versuchen jetzt, den Atem nach der Einatmung zum Beispiel für fünf Sekunden zu halten, und bemerken dabei, daß wir bald einen schnelleren Atemzug brauchen als vorher. Das bedeutet, daß wir für diese Technik noch nicht bereit sind. Ist das Anhalten des Atems zu fordernd, wird die Einatmung, die Ausatmung oder beides beeinträchtigt. Damit würde genau das Gegenteil dessen geschehen, was wir mit dieser Technik erreichen wollen: daß sie nämlich, richtig angewandt, eine Hilfe für unseren Atem ist und ihn belebt und intensiviert.

Dynamische und statische *âsana* -Praxis

Wir verfügen über zwei Arten, *âsana* zu praktizieren: die dynamische und die statische. In der s t a t i s c h e n Praxis verweilen wir für eine bestimmte Anzahl von Atemzügen in einer Haltung und entsprechend den Zielen, die wir mit einem gewählten *âsana* verfolgen, richtet sich unsere Aufmerksamkeit zum Beispiel auf den Fluß des Atems, bestimmte Bereiche des Körpers oder die Verbindung dieser beiden Momente.

Mit der Zeit und bei entsprechendem Aufbau unserer Praxis können die Phasen, in denen wir fest und aufmerksam in einem *âsana* verweilen, immer größer werden. Es sind allerdings viele Aspekte, die gerade auch die d y n a m i s c h e Praxis von *âsana* für uns sehr wertvoll machen. Wir haben zum Beispiel die Erfahrung, daß viele *âsana* große Probleme machen können, wenn Anfänger versuchen, über längere Zeit darin auszuhalten. Außerdem führt das statische Praktizieren von *âsana* nicht nur bei wenig Erfahrenen sehr leicht dazu, daß ihre Aufmerksamkeit vor allem darauf gerichtet ist, irgendwie die Position zu halten, anstatt wirklich so in ihr zu a r b e i t e n , wie es möglich und sinnvoll wäre.

Das dynamische Praktizieren von *âsana* ist deshalb ein wesentlicher Aspekt unserer Praxis und keinesfalls nur für Anfänger. Es gibt uns vielmehr die Möglichkeit, bestimmte Bereiche des Körpers und des Atems, die von einem *âsana* angesprochen werden können, verschieden zu betonen und die Intensität der Wirkung zu steigern. Eine dynamische Ausführung von *âsana* kann also nicht nur dabei helfen, schwierige statische Positionen vorzubereiten, sondern auch die Praxis eines bestimmten *âsana* zu intensivieren oder ihm eine besondere gewünschte Richtung zu geben.

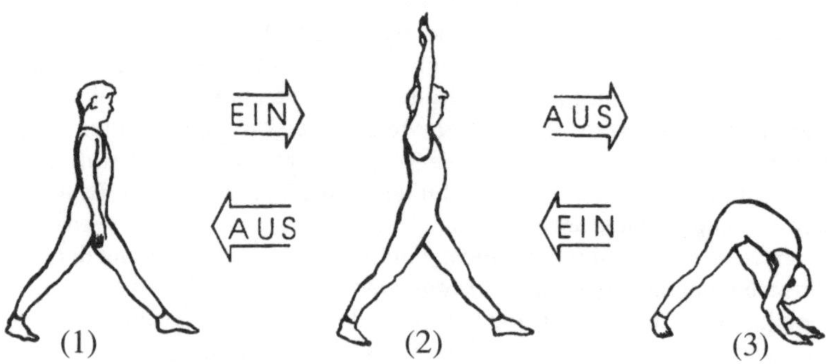

Abb. 10: Dynamische und statische Praxis der *âsana*.
Die d y n a m i s c h e Praxis eines *âsana* wiederholt die Bewegung von einer bestimmten Position aus in das *âsana* hinein und zurück im Rhythmus unseres Atems. Dafür bietet das gezeigte Beispiel *(pârshva uttânâsana)* zwei Möglichkeiten: Wir kommen von (1) über (2) nach (3), wiederholen jetzt einige Male die Bewegung (3) - (2) - (3) - (2) und finden abschließend zu (1) zurück. Wir können aber auch den ganzen Ablauf: (1) - (2) - (3) - (2) - (1) wiederholen, was weniger anstrengend ist.
Eine s t a t i s c h e Praxis nimmt den gleichen Weg in das *pârshva uttânâsana* (und zurück). Jetzt bleiben wir dort aber für eine bestimmte Anzahl von Atemzügen.
Diese beiden Möglichkeiten lassen sich auch miteinander verbinden: Der dynamischen Praxis folgt unmittelbar die statische.

Die angemessene Zahl der Wiederholungen in einer dynamischen Praxis ist eine Frage der individuellen Gegebenheiten und Möglichkeiten der oder des Übenden. Nehmen wir als Beispiel das *uttânâsana*. Bei seiner dynamischen Praxis mögen die Beine ermüden und die Anstrengungen für den ganzen Körper als zu groß empfunden werden oder vielleicht sogar Rückenschmerzen auftreten. Solche Symptome sind sicher ein Zeichen dafür, daß wir unsere Grenzen überschritten haben. Als verläßliche erste Hinweise, die uns ein Erreichen unserer Grenzen anzeigen, kommen sie aber eigentlich schon zu spät. Wir wissen, daß selbst bei einer Überanstrengung uns der Schmerz nicht immer rechtzeitig warnt.
Es ist allein der Atem, der uns frühzeitig und sehr genau darüber Auskunft geben kann, ob wir uns zuviel abverlangt haben. Wir hatten es schon gesagt: Solange wir unseren Atem ruhig führen können, bleiben wir innerhalb der Grenzen unserer körperlichen Möglichkeiten. In dem Moment, in dem wir einen schnellen Atemzug durch die Nase (oder womöglich den Mund) machen müssen, ohne den feinen gleichmäßigen Ton in der Kehle zu halten, sollten wir aufhören.
Natürlich werden alle diese Prinzipien der Praxis nicht am ersten Tag eingeführt. Dorthin zu kommen, ist ein schrittweiser und behutsamer Prozeß.

Verschiedene Menschen brauchen verschiedene *âsana*

Es gibt unzählige *âsana* und, wie es manchmal scheint, genausoviele Bücher dazu. Diese Bücher wetteifern darin, welches die meisten Stellungen aufzählen kann. Einmal werden 84 Stellungen beschrieben, ein andermal 200, und manche Yogabücher zählen sogar noch mehr auf. Solche *âsana*-Listen sind endlos, weil die große Flexibilität des Körpers nahezu unbegrenzte Möglichkeiten von Stellungen erlaubt. Ob es aber Sinn gibt, viele oder wenige Stellungen zu machen und welche *âsana* für uns jeweils sinnvoll sind, hängt ganz von der einzelnen Person ab. Verschiedene Menschen brauchen verschiedene *âsana*.
Manche von uns, zum Beispiel ich selbst, sind so steif in den Beinen, daß wir dafür viele stehende Positionen bemühen müssen. Dagegen sind Tänzer mit flexiblen und gut ausgebildeten Beinen, hier so gelenkig, daß es für sie keinen Grund gibt, viel

Wert auf stehende Positionen zu legen. Es gibt sehr viele *âsana*, aber es liegt kein Sinn darin, sie alle praktizieren zu wollen. Vielmehr müssen wir eine Richtung für unsere Praxis finden und daraus eine Abfolge von *âsana* entwerfen.
Diese Abfolge muß sich daran ausrichten,
- was für uns notwendig ist und
- wodurch wir die Qualität, die in der *âsana*-Praxis liegt, entdecken und erleben können.
Zugleich müssen wir uns für andere Aspekte des Yoga vorbereiten. Dazu gehört zum Beispiel, bequem und aufrecht sitzen um *prânâyâma* üben zu können.
Außerdem müssen wir in den Überlegungen zum richtigen Aufbau unserer Praxis noch zwei weitere Aspekte berücksichtigen.
Zuerst: Yoga lehrt uns, daß in jeder Handlung zweierlei enthalten sein kann, eine positive und eine negative Wirkung. Während es gut für mich ist, einen Vortrag zu halten, weil es mir hilft, mich verständlich zu machen, wirkt sich das andererseits nach zwei Stunden so aus, daß meine Kehle trocken ist und kratzt. Deshalb ist ja die Aufmerksamkeit unserem Handeln gegenüber so wichtig. Wir müssen wahrnehmen können, welche seiner Auswirkungen positiv und welche negativ sind. Die positiven lassen sich dann betonen, während wir versuchen können, die negativen zu neutralisieren.
In jeder Einzelheit eines *âsana* müssen wir diesem Prinzip folgen. Nehmen wir den Kopfstand als Beispiel. Manche Leute sagen, ohne Kopfstand kämen sie nicht gut über den Tag. Als erstes am Morgen oder am Abend vor dem Schlafengehen machen sie zehn Minuten lang den Kopfstand. Und dabei fühlen sie sich sehr wohl. Sie machen keine Vorbereitung, sie stellen sich einfach auf den Kopf. Was sie oft lange Zeit nicht wahrnehmen, ist der negative Aspekt, den diese Haltung in sich birgt. Während der Kopfstand gut ist, weil er die üblichen Auswirkungen der Schwerkraft auf den Körper umkehrt, legt er dabei aber das ganze Gewicht des Körpers auf den Nacken. Unser schmaler Nacken, der ja nur dafür geschaffen ist, das Gewicht des Kopfes zu tragen, muß nun den Großteil des Körpers tragen.
Deshalb müssen wir nach der Praxis eines Kopfstands diesen negativen Effekt unbedingt a u s g l e i c h e n, indem wir eine entsprechende Übung machen. Unterlassen wir das, so kann sich unser Nacken mit der Zeit verspannen oder noch schlimmer, wir schaden unserer Halswirbelsäule und klemmen womöglich dadurch die Nerven ein, die zwischen den Wirbeln austreten. Das ist leider gar nicht so selten.
Wenn wir eine Übung benutzen, um damit Schwierigkeiten zu verhindern, die uns aus der Praxis eines bestimmten *âsana* entstehen können, so nennen wir sie *pratikriyâsana*, Ausgleichsübung. Wir kommen dazu später noch ausführlicher.
Der zweite wichtige Aspekt beim Aufbau einer Praxis ist die V o r b e r e i t u n g. Bevor wir ein *âsana* machen, sollten wir sicher sein, daß unser Körper dafür bereit ist. Wenn wir zum Beispiel am Morgen als allererstes versuchen, mit gekreuzten Beinen zu sitzen, ohne daß wir unseren Körper vorher kurz beobachtet oder unsere Beine vorbereitet haben, können wir uns leicht dabei die Knie verletzen. Für *âsana*, die größere Anforderungen an unseren Körper stellen, sollten wir uns deshalb mit entsprechenden Übungen vorbereiten. Und: Wenn wir uns gut vorbereiten, ist

gleichzeitig die Notwendigkeit für Ausgleichsübungen weniger groß.
Einige *âsana* allerdings verlangen unbedingt nach einem Ausgleich, wie zum Beispiel der Kopfstand, der Schulterstand, kräftige Rückwärtsbeugungen und Drehungen.
Themen, die Vorbereitung und Ausgleichsübungen in der Praxis von *âsana* betreffen, werden im nächsten Kapitel ausführlich erörtert.

FRAGE: Sie erklärten die Atmung so: Wenn wir einatmen, bewegen wir zuerst den Brustkorb, dann das Zwerchfell oder den Bauch, und bei der Ausatmung nimmt der Atem den umgekehrten Weg. Mir wurde im Yogaunterricht als sogenannte "vollständige Atmung" das Gegenteil beigebracht.
ANTWORT: Das ist eine häufige Frage. Auch viele Musiklehrer zum Beispiel lehren ihre Schüler, zuerst im Bauch einzuatmen und dann im Brustkorb. Zur Begründung wird oft der Vergleich mit dem Auffüllen eines Eimers mit Wasser herangezogen: er kann nicht oben zuerst gefüllt werden. Die Technik, die ich Ihnen vorgestellt habe, hat den großen Vorteil, daß sie die Wirbelsäule streckt und den Rücken aufrichtet. In dem Moment, in dem wir die Einatmung beginnen, heben sich unsere Rippen, und die Wirbelsäule, an der sie befestigt sind, streckt sich.[4] Mit dieser Art zu atmen wird die Wirbelsäule nicht nur nach oben gestreckt, sie wird auch aufrechter. Benutzen wir dagegen die Atemtechnik: Zuerst der Bauch und dann der Brustkorb, so weitet sich das Abdomen so stark, daß es die Ausdehnung des Brustkorbs behindert, und die Wirbelsäule wird nicht ausreichend gestreckt. Mit dieser Bewegung werden außerdem die Bauchorgane nach unten gedrückt, anstatt daß das Anheben des Brustkorbs dem Zwerchfell den Raum schafft, in dem es sich dann frei bewegen kann. In manchen Situationen mag diese "Bauch-zum-Brustkorb-Atmung" nützlich sein, für uns ist sie von geringem Wert. Wir sind an einem Atem interessiert, der die entsprechenden Bewegungen des Körpers unterstützt und dem Strecken der Wirbelsäule nicht entgegensteht. Experimentieren Sie einfach mit beiden Methoden, und Sie werden den Unterschied fühlen.
FRAGE: Ich habe Übungen in einer anderen Disziplin gemacht und mir wurde gesagt, ich solle mich immer auf den Mittelpunkt meines Wesens konzentrieren; die Mitte sei der Bereich des Zwerchfells. Ich habe mich gefragt, ob es im Yoga auch einen solchen zentralen Körperbereich gibt und habe einmal gehört, es sei die Stirn oder die Kehle. Gibt es so einen Ort im Körper, wohin man im Yoga immer die Aufmerksamkeit gerichtet hält?
ANTWORT: Unsere Aufmerksamkeit sollte dort sein, wo das Zentrum der jeweili-

---

[4] Interessanterweise deckt sich diese Vorstellung über die Richtung des Atemflusses, die in der Yogapraxis eine lange Tradition hat und worauf sich auch in ältesten Texten Hinweise finden lassen, mit neueren Untersuchungen über die neurophysiologischen und mechanischen Grundlagen der Atmung. Einen ersten Überblick gibt: Benninghoff, Anatomie, Bd. I, 1985, Seite 321 ff.

gen Bewegung liegt. Wenn wir zum Beispiel einatmen, wandert das Maximum der Atembewegung vom oberen Brustkorb zum Nabel; atmen wir aus, so ist die Bewegung im Bauchraum konzentriert. Diesen Bewegungen folgt unsere Aufmerksamkeit. Deshalb ist unsere Aufmerksamkeit beim Einatmen im Bereich des Brustkorbs und Zwerchfells und wenn wir ausatmen, im Bauchraum. Die bewußte Atemführung ist eine Form von Meditation, in der wir versuchen völlig, mit der Bewegung eins zu werden. Es ist dies die gleiche Aufmerksamkeit dem Handeln gegenüber, über die wir schon gesprochen haben. Wer es darin zur Meisterschaft gebracht hat, kann seine Aufmerksamkeit auf jeden Bereich seines Handelns richten.

FRAGE: Als wir über *âsana* sprachen, wurden die Begriffe *sukha* und *sthira* erwähnt. Habe ich das richtig verstanden: *sthira* heißt, sich dessen bewußt zu sein, was wir tun, und *sukha* meint so etwas wie Gleichmut?

ANTWORT: Ja, in gewisser Weise haben Sie recht. Wenn eine Körperübung - sei sie nun statisch oder dynamisch - keine Leichtigkeit hat, wenn wir uns also nicht *sukha* fühlen, dann sind wir nicht in einem Zustand, der uns erlauben würde, gute Beobachter zu sein. Ist *sukha* abwesend, das meint, wenn wir uns in eine Übung zwingen, dann ist das kein echtes *âsana*. *Sukha* bezeichnet einen Zustand unseres Geistes, in dem wir uns so wohl fühlen, daß wir uns selbst beobachten können. Nehmen wir an, wir werden beim Üben durch Zuschauer gestört. Wir können nicht *sukha* sein, weil die Störung unsere Konzentrationsfähigkeit beeinträchtigt. Wenn aber jemand physisch in meiner Nähe ist, ohne daß es mich stört, so hat dessen Anwesenheit keine Bedeutung für mich. Das ist das Konzept von *sukha*: frei und unbefangen sein. Diese Art von Wohlfühlen heißt nicht, bequem im Sessel dösen. Es meint achtsam und entspannt zu sein und deshalb die Dinge klar sehen zu können. *Sthira* beschreibt eine aufmerksame Festigkeit. Wir müssen aufmerksam sein, wir dürfen nicht vor uns hindämmern. Es gibt viele Techniken, um *sthira* und *sukha* zu entwickeln.

FRAGE: Wenn wir auf eigene Faust mit einer Yogapraxis beginnen und die Übungen zwar täglich machen, aber dabei weder auf den Atem achten noch darauf, wie wir die *âsana* ausführen, wäre das wertlos?

ANTWORT: Ich bin sicher, ein solches Vorgehen würde uns helfen, gelenkig zu werden, aber es können daraus auch Gefahren entstehen. Es gibt Leute, die in der Lage sind, sich in alle möglichen *âsana* zu bringen, und trotzdem wissen sie nichts über ihren Körper und seine Grenzen. Oft kommen solche Leute schließlich zu einem Punkt, an dem sie Hilfe brauchen. Aus ihrem Enthusiasmus, dem eine Anleitung fehlte, sind Probleme entstanden, die sie selbst nicht mehr lösen können. So kann es passieren, daß jemand immer wieder eine extreme Vorwärtsbeugung praktiziert und sich dabei gut fühlt, aber schließlich mit einem Bandscheibenvorfall endet, weil in der Praxis die richtige Vorbereitung und der nötige Ausgleich fehlte.

Es gibt noch ein anderes Problem. Ich hatte zum Beispiel eine Schülerin, die keine Schwierigkeit hatte, in alle *âsana* zu kommen. Als sie entdecken mußte, daß sie nicht in der Lage war, im *mahâmudra* acht wirkliche Atemzüge lang zu bleiben, war sie entsetzt. Sie war so flexibel, daß sie ihren Körper nicht hinterfragte. *Mahâmudrâ* aber verlangt mehr als einen beweglichen Körper. Wir müssen auch in der Lage sein, in einer bestimmten Weise in dieser Haltung zu bleiben und zu atmen.

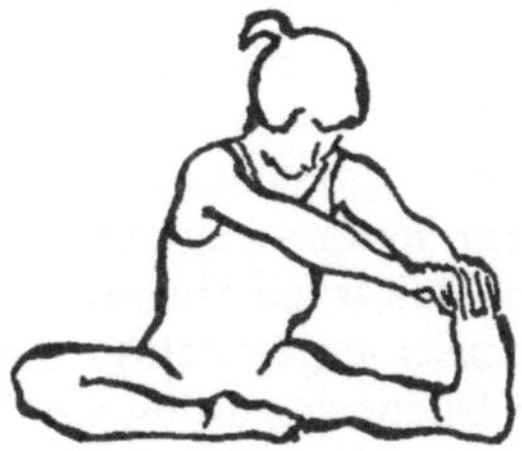

Abb. 11: *Mahâmudrâ*
Mahâmudrâ verlangt nicht nur Flexibilität. Wichtiger für seine Wirkung ist die Fähigkeit, in dieser Position die Aufmerksamkeit nach innen zu richten, dem Atem zu folgen, ihn in einer bestimmten Weise zu führen und mit der Haltung zu verbinden.

Und noch ein weiteres Problem, mit dem wir oft zu tun haben: Durch ein gymnastisches Training kann eine Person so gelenkig werden, daß ihr Körper nahezu alles machen kann. Was unterscheidet aber die *âsana*-Praxis des Yoga davon? Wird ein interessierter Mensch, der nichts über Yoga weiß, den Unterschied zwischen Yoga und Gymnastik bemerken, wenn er nur ein Buch über *âsana* anschaut? Ich würde das bezweifeln. Was den Unterschied wirklich ausmacht, ist die Art, wie wir einen Kurs aufbauen, wie wir atmen, wie wir auf den Atem und die Bewegungen in den Übungen achten, wie wir mit uns umgehen. Im Yoga versuchen wir, in jeder Aktivität eine große Achtsamkeit herzustellen gegenüber dem, was wir tun. Yoga ist anders als Tanz oder Schauspiel. Wir bringen im Yoga keine Form zum Ausdruck, der andere dann zuschauen. In den verschiedenen *âsana* beobachten wir, was wir tun und wie wir es tun. Wir tun es nur für uns selbst. Wir sind Beobachter und Beobachtete in einem. Fehlt dieser Aspekt, sind wir in der Yoga-Praxis uns selbst gegenüber unachtsam, so können wir es kaum Yoga nennen. Wir kommen zu diesem Punkt noch ausführlicher.

FRAGE: Sie betonen immer wieder die Wichtigkeit der Selbsterforschung. Wie wichtig ist im Yoga der Lehrer im Verhältnis dazu?
ANTWORT: Ich glaube, daß Yogapraxis im Wesentlichen Selbsterforschung ist. So können *âsana* und *prânâyâma* mir sicher helfen, etwas zu erkennen. Aber leider können wir unserer Selbstwahrnehmung nicht immer trauen. Wir sind es gewohnt, Dinge auf eine ganz bestimmte Art und Weise zu sehen, so, wie wir sie eben kennen, und ein anderer Blick darauf ist uns oft nicht möglich. Das begrenzt unsere Selbstwahrnehmung. Haben wir nun einen Lehrer, eine Lehrerin, die nicht unserer Konditionierung unterworfen ist, so können diese wahrnehmen, was uns oft verborgen bleibt.

Ich kann das an einem ganz einfachen Beispiel verdeutlichen: Ich möchte sehen, wie perfekt mein Kopfstand ist. Wie mache ich das? Ein Spiegel zeigt mir alles viel kleiner, denn ich müßte ihn ein ganzes Stück weit entfernt aufstellen, und zudem sehe ich alles nur umgekehrt darin. Ein Mensch hingegen, der mir zuschaut und etwas vom Kopfstand versteht, kann mir wenigstens sagen, ob ich gerade stehe.
Es gibt Situationen, wo Körper- oder Atemübungen nicht helfen können, etwas zu erkennen, weil wir zu sehr gefangen sind in einem bestimmten Detail. Zum Beispiel kann uns die Länge der Ein- oder Ausatmung im *prânâyâma* so beschäftigen, daß wir nicht mehr darauf achten, ob unser Atem gleichmäßig und fein ist.
Die Lehrerin, der Lehrer hilft uns bei unserer Selbsterkundung, aber die Arbeit liegt bei uns selbst und kann nicht vom Lehrer ersetzt werden

4

Der überlegte Aufbau einer Übungspraxis: *vinyâsa krama*

Das *Yoga Sutra* beschreibt die Qualitäten, die ein *âsana* ausmachen, mit den Begriffen *sthira:* Festigkeit und Aufmerksamkeit und *sukha:* Leichtigkeit und Wohlgefühl.[1] Wie können wir in unserer Praxis diese Qualitäten verwirklichen?

In seiner Erläuterung benutzt das *Yoga Sutra* ein schönes Bild, um lebendig werden zu lassen, was *sthirasukha* heißen kann. Dieses Bild stammt aus der indischen Mythologie und beschreibt den König der Schlangen, der auf dem Ur-Ozean ruhend mit dem aufgerollten Teil seines Schlangenkörpers ein bequemes Bett bildet, auf dem der Gott Vishnu ruht. Im gleichen Moment spannt die Schlange mit ihren tausend aufgerichteten Köpfen einen schützenden Schirm über ihm aus, der nichts weniger trägt als unsere Erde.

So ist sein Körper auf der einen Seite sanft und weich genug, einem Gott als Lagerstatt zu dienen *(sukha),* und g l e i c h z e i t i g fest und stabil genug *(sthira)*, der ganzen Erde Halt zu sein. Der Name dieses Schlangenkönigs ist *ananta*. Mit diesem Bild beschreibt das *Yoga Sutra* also noch einmal die Qualität von *sthirasukha*, wie sie in aller Vollkommenheit erreichbar ist, und schlägt für die *âsana*-Praxis vor:

1. Den Geist auf die Verwirklichung dieser Qualität in der Art des Schlangenkönigs *ananta* ausgerichtet zu halten[2] und gleichzeitig
2. dafür zu sorgen, daß die Anstrengung, die uns dorthin bringt, mehr und mehr redu-

---

[1] Yoga Sutra, Kapitel II, Vers 46: *sthirasukham âsanam*

[2] Yoga Sutra, Kapitel II, Vers 47: *ananta samâpattibhyâm*

ziert wird.[3]
Um dies zu erreichen, muß unsere Yogapraxis einfühlsam und gut strukturiert sein. Wenn wir *âsana* praktizieren, gibt es dafür, wie für alles im Leben, einen Ausgangspunkt, von dem aus wir beginnen. Er beinhaltet unsere gesamte Verfassung, über die wir deshalb möglichst große Klarheit gewinnen müssen. Dann gehen wir unseren Möglichkeiten entsprechend weiter, und zwar Schritt für Schritt.
Einen solchen Weg, den wir mit unserer Übungspraxis entsprechend den Vorstellungen des *Yoga Sutra* verfolgen, nennen wir *vinyâsa krama*.
Krama ist der Schritt. *Nyâsa* bedeutet "plazieren" und die Vorsilbe *vi* soviel wie "in besonderer Weise": Es genügt nicht, einfach einen Schritt zu machen; es sollte auch einer in die richtige Richtung und in der richtigen Art und Weise sein.
Vinyâsa krama ist also ein Konzept, das von den richtig aufgebauten Schritten in unserem Übungsweg handelt. Es ist ein grundsätzliches Konzept des Aufbaus einer Yogapraxis, gleichgültig, ob sie *âsana, prânâyâma* oder einen anderen Aspekt betrifft. Es kann sogar ein Leitfaden dafür sein, wie wir Aufgaben, die uns der Alltag immer wieder stellt, bewältigen können.

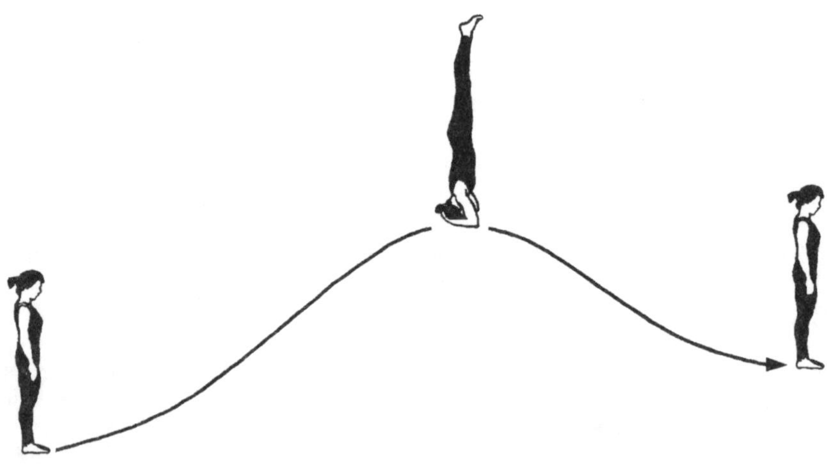

Bild 12: *Vinyâsa krama*
Das Konzept *Vinyâsa krama* handelt davon, wie wir eine Übungspraxis schrittweise und intelligent aufbauen. Wir beginnen unsere Praxis dort, wo wir sind, und steigen an zu einem bestimmten Ziel. Danach wählen wir Schritte, die uns dorthin bringen, von wo aus wir wieder in den Alltag eintreten können. Gleichwohl führt die Praxis nicht zum gleichen Punkt zurück, an dem wir begonnen haben: Sie hat uns verändert.

[3] Yoga Sutra, Kapitel II, Vers 47: *prayatnashaitilya*

Von *Vâmana*, einem berühmten Yogi der alten Texte, ist der Satz überliefert: "Ohne *vinyâsa* kann *âsana* im Yoga nicht gemeistert werden".[4]
Zur Verwirklichung der Qualitäten von *sthira* und *sukha* in der *âsana*-Praxis ist es also notwendig, Verständnis zu gewinnen über die notwendigen Schritte, die uns auf ein gewähltes *âsana* körperlich, von der Seite des Atems und den Möglichkeiten unserer Aufmerksamkeit her vorbereiten. Dazu gehört auch die Überlegung, inwieweit es notwendig sein kann, einem *âsana* Übungen folgen zu lassen, die dort für einen Ausgleich sorgen, wo im Moment oder auf lange Sicht gesehen, aus dieser Praxis Probleme entstehen könnten.
Das Konzept von *vinyâsa krama* in der *âsana*-Praxis bezieht sich auf drei Ebenen und gilt

1. für die Praxis des einzelnen *âsana,*
2. für die Abfolge der *âsana* in einer Praxissequenz und
3. für den Fortgang unserer Praxis über Wochen und Jahre.

Im vorherigen Kapitel hatten wir schon angesprochen, daß die Praxis eines einzelnen *âsana* den Weg einschließt, der uns in dieses *âsana* führt und wieder zurückbringt.
Jetzt wollen wir uns anschauen, wie die Abfolge einer *âsana*-Sequenz aufgebaut werden kann.
Nehmen wir noch einmal den Kopfstand als Beispiel. Ein *vinyâsa* für den Kopfstand, *shirshâsana*, muß bedenken, daß wir zu Beginn unserer Praxis auf den Füßen sind und uns zu einer Haltung hinbewegen, in der wir auf dem Kopf stehen. Das bedeutet zum einen, daß der Nacken viel Gewicht wird tragen müssen und zum andern, daß wir die Wirkung der Schwerkraft auf unseren Körper umkehren. Darauf sollten wir uns schrittweise vorbereiten, um auch tatsächlich in den Genuß der positiven Wirkungen des Kopfstandes zu kommen. Wie erreichen wir das? Wir beginnen unsere Praxis am sinnvollsten mit einigen Aufwärmübungen, müssen dann daran denken, den Nacken vorzubereiten, und benutzen als weitere Vorbereitung vielleicht eine einfache Umkehrübung, um mit dieser Körperhaltung vertraut zu werden und unser ganzes System darauf einzustimmen. Danach muß für den nötigen Ausgleich von *shirshâsana* gesorgt sein, um mögliche Probleme, die aus seiner Praxis entstehen, zu vermeiden. Dabei würden wir sicher viel Aufmerksamkeit dem Bereich des Nackens und der Schultern widmen. Denn was könnte passieren, wenn wir den Kopfstand machen und danach unsere Praxis immer abrupt enden ließen? Ganz sicher würden viele aus einer solchen Praxis Verspannungen im Nacken entwickeln, andere hätten vielleicht mit Schwindelgefühl oder anderem zu kämpfen. Wieviel Schaden eine solche Praxis anrichten kann, erleben wir immer wieder sehr eindrucksvoll.
Es ist also nicht nur so, daß wir zu einem bestimmten Punkt hin schrittweise ansteigen; wir müssen auch dorthin zurückkommen, von wo aus wir wieder in den Alltag

---

4 *vinâ vinyâsa yogena âsana na siddhyâti*

einsteigen und darin zurechtkommen können, und: Aus unserer Praxis darf uns kein Schaden entstehen.
Das alles gilt für den Aufbau einer Praxis für ein bestimmtes *âsana* ebenso wie für die Entwicklung der gesamten Abfolge einer Praxis über beispielsweise ein Jahr hinweg.

(1) (2)

Abb. 13: Für die Yogapraxis brauchen wir Geduld
Wenn wir am frühen Morgen nicht einfach in eine so kräftige Vorwärtsbeugung wie zum Beispiel das *pashcimatânâsana* kommen (1), sollten wir nicht versuchen, unsere Beine gewaltsam zu strecken und den Kopf nach unten zu drücken, um die Position (2) zu erreichen. Weder gibt es dafür eine Notwendigkeit noch gewinnen wir damit irgend etwas. Wir müssen lernen, geduldig zu sein. Wählen wir die richtigen Schritte, wird der Körper mit der Zeit nachgeben, ohne Zwang und Gewalt.

Im Yoga müssen wir immer schrittweise vorangehen, und auch die tägliche Praxis muß einen schrittweisen Anstieg und Abstieg haben.
Es gibt noch einen weiteren Punkt zu beachten. Wir hatten gesagt, daß die Planung eines Kurses unseren Ausgangspunkt berücksichtigen muß. Aber wie wir einen Kurs aufbauen, wird daneben auch noch davon abhängen, welche Aktivitäten dieser Praxis f o l g e n werden. So wird zum Beispiel ein Kurs von *âsana*, die den Körper darauf vorbereiten wollen, Tennis zu spielen, anders aussehen als etwa ein Kurs, der uns helfen soll, im Büro entspannt zu arbeiten, ohne dabei schläfrig zu werden.

FRAGE: Meinen Sie, daß der Ausgangspunkt, von dem Sie sprachen, jeden Tag ein anderer ist? Wenn ich an einem Tag eine verstopfte Nase habe oder ein schlimmes Knie, sollte ich dann mit diesen Problemen arbeiten?
ANTWORT: Ja. Das mag am Anfang schwierig sein. Je mehr wir uns aber auf die Praxis einlassen, desto mehr werden wir verstehen lernen, wie wir uns selbst beobachten und wie wir unseren jeweiligen Ausgangspunkt finden können. Die Situation, in der wir mit der Praxis beginnen, kann sich immer verändern. Ich habe mein Knie verletzt und kann deshalb morgens nicht mit gekreuzten Beinen sitzen. Also muß ich Übungen machen, die mir helfen, mein verletztes Knie zu lockern. Es ist sehr wichtig, unseren jeweiligen Zustand zu erforschen, bevor und während wir praktizieren. Wenn wir uns zum Beispiel vom Stand aus nach vorn beugen, werden wir spüren, ob unsere Beine und unser Rücken steif sind. Manche Dinge sind sehr leicht wahrzunehmen, wenn wir nur beginnen, achtsam zu sein.

Haben wir einmal begonnen, uns aufmerksam zu beobachten und unseren Ausgangspunkt kennenzulernen, so sind wir in der Lage, unsere Praxis zu entwickeln. Es wird sich immer ein Weg finden, wenn wir nur mit etwas Verstand zu Werke gehen.

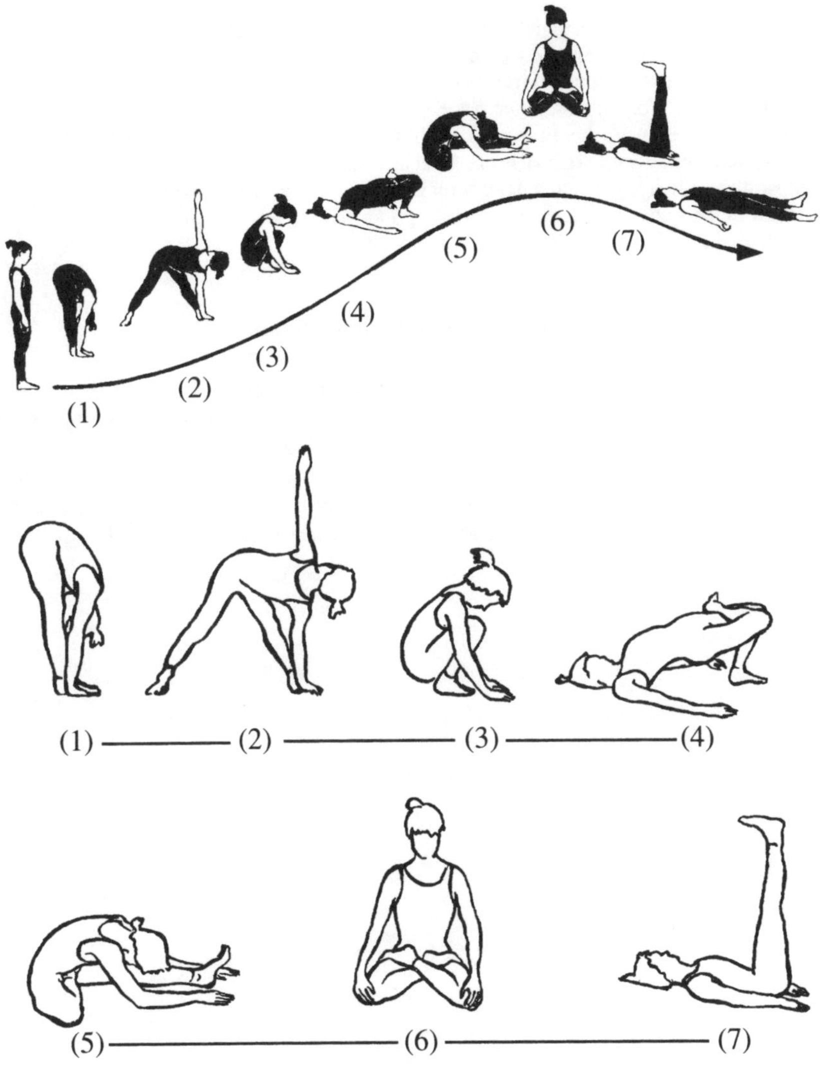

Abb. 14: Ein *vinyâsa krama* für *padmâsana*.

Nehmen wir einmal an, wir können nur schlecht in *padmâsana*, dem Lotussitz, sitzen und wollen das ändern. Dazu müssen wir zuerst herausfinden, welche Anforderungen dieses *âsana* an u n s stellt. Meist sind es verschiedene Bereiche des Körpers, die einer Vorbereitung bedürfen. Wenn wir jetzt eine Abfolge von *âsana* planen, müssen diese notwendigen Vorbereitung sinnvoll aufeinanderfolgen. So verlangt der Lotossitz zum Beispiel kräftige Drehungen in den Hüften und Knien und eine Dehnung der Fußgelenke. Wir könnten also zum Beispiel mit *uttânâsana* (1) zum Aufwärmen beginnen und dann mit *trikonâsana* (2) die Hüften vorbereiten. Als Ausgleich für diese Drehung folgt *utkatâsana* (3), das gleichzeitig die Fuß-, Knie- und Hüftgelenke weiter lockert. Danach eine Variation von *dvipâda pîtham* (4), das in die gleiche Richtung wirkt. Wir könnten dann einige *âsana* wie *ardha padma paschimatânâsana* (5) folgen lassen, um das Knie und die Hüften in der Art des *padmâsana* zu rotieren. Nach diesen Vorbereitungen könnten wir dann den Lotossitz (6) versuchen. Sind dabei die Schwierigkeiten noch zu groß, dann müssen wir uns gedulden und einfachere Varianten wählen, wie lange es auch dauern mag. Nach der Praxis von *padmâsana* ist ein Ausgleich für Beine sinnvoll, z.B. *ûrdhva prasrta pâdâsana* (7), wobei sich auch der Rücken, den wir vorher aufrechthalten mußten, entspannen kann.

Womit eine *âsana*-Praxis beginnen?

Auch was das B e g i n n e n unserer *âsana*-Praxis angeht, folgen wir bestimmten Prinzipien. So ist es zum Beispiel nicht gut, eine Praxis unmittelbar mit einer Rückwärtsbeugung, einer Drehung oder einem Kopfstand zu beginnen. Wir sollten immer mit den einfachsten Dingen anfangen. Dazu eignen sich etwa *âsana*, die den Körper in einer natürlichen Weise nach vorne beugen oder in denen wir die Arme anheben usw. Mit dem Einfachsten beginnend, können wir nach und nach zu Schwierigerem übergehen.

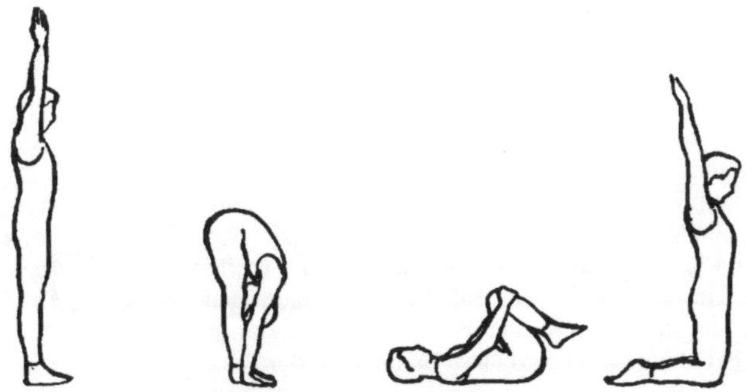

(1) (2) (3) (4)

Beispiele von *âsana*, mit denen wir eine Praxis beginnen können: *tadâsana* (1), *uttânâsana* (2), *âpanâsana* (3),*vajrâsana* (4).

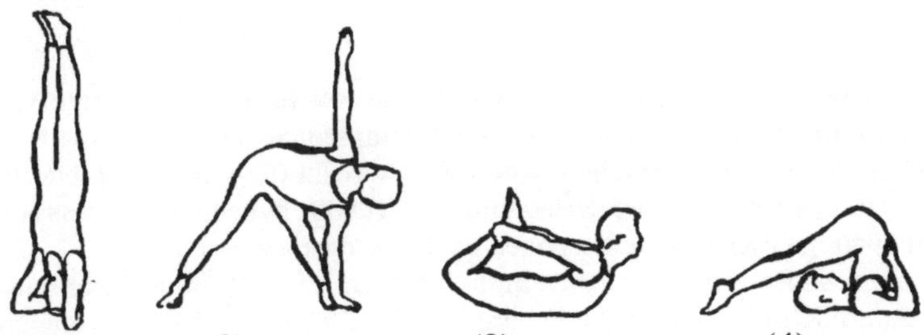

(1) (2) (3) (4)

Beispiele von *âsana*, mit denen wir eine Praxis nicht beginnen sollten: *shirshâsana* (1), *trikonâsana* (2), *halâsana* (3), *dhanurâsana* (4)

Abb. 15: Praxisaufbau

Dynamik und Statik

Wir hatten schon die Möglichkeit angesprochen, *âsana* entweder dynamisch oder statisch zu praktizieren. Unter dem Aspekt einer richtigen Vorbereitung können wir sagen, daß es immer besser ist, ein *âsana* zuerst dynamisch zu praktizieren, bevor wir versuchen, darin statisch zu bleiben.

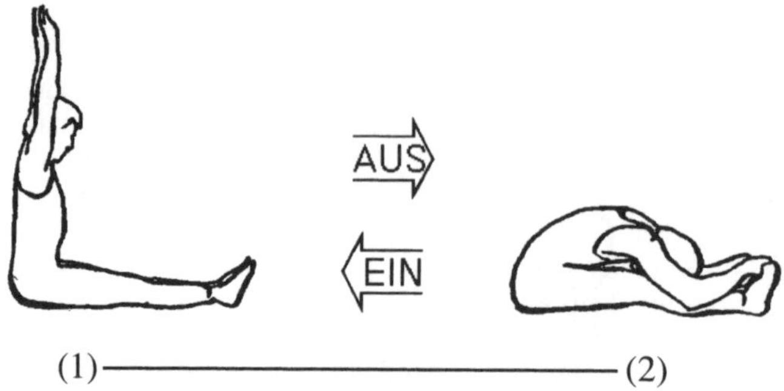

Abb. 16: Dynamische Vorbereitung von *âsana*
Wir sollten eine Position wie *pashcimatânâsana* zuerst dynamisch üben und vorbereiten (1 - 2 -1 -2...). Erst dann ist es sinnvoll, statisch darin zu bleiben. Mit der Zeit kann schließlich die Anzahl der Atemzüge, die wir in der statischen Haltung (2) verweilen, gesteigert werden.

Es gilt sowohl für die einzelne Praxis ebenso wie für die langfristige Vorbereitung eines *âsana*: Wollen wir innerhalb einer Übungsreihe ein *âsana* statisch einnehmen, so können wir mehr erreichen, wenn wir es vorher dynamisch wiederholen. Und wenn wir uns ein *âsana* langfristig zum Ziel gesetzt haben, werden uns auf dem Weg dorthin zuerst dynamische Varianten am besten weiterhelfen.
Dynamische Bewegungen gehen immer der statischen Position voraus und erlauben dabei dem Körper, sich an die Position zu gewöhnen. Auch die Ausgleichsübungen werden in aller Regel dynamisch praktiziert. Ausnahmen von diesen Regeln haben wir ja schon kennengelernt: Wir können einen Kopfstand nicht dynamisch machen und um so sorgfältiger muß unsere Vorbereitung aufgebaut sein. Und auch der klassische Ausgleich für den Kopfstand, der Schulterstand, ist eine statische Position, der dann allerdings ein dynamisch ausgeführter Ausgleich folgen sollte.

Pratikriyâsana, die Ausgleichsübungen

Aber nicht nur die Vorbereitung ist von Wichtigkeit. Ein wesentlicher Punkt ist auch das Zurückkommen von dort, wo man schließlich in einer solchen Praxis angelangt ist. Es ist nötig, ein *âsana* wie zum Beispiel den Kopfstand mit bestimmten Übungen auszugleichen. Wir hatten die Notwendigkeit von Ausgleichsübungen ja schon angesprochen. Ein Ausgleich muß in der Lage sein, möglichen negativen Auswirkungen eines *âsana* entgegenzuwirken. Dazu fällt mir eine interessante Geschichte ein.
Ich habe zwei Brüder. Als wir Kinder waren, hatten wir in unserem Garten sehr hohe Kokospalmen. Weil mein älterer Bruder meinem anderen Bruder und mir immer wieder erzählte, er wisse, wie man auf hohe Bäume steigt, drängten wir ihn, es uns

doch einmal zu zeigen. Ich erinnere mich noch genau, wie wir ihn hänselten: "Steig rauf, komm steig rauf!" Schließlich stieg er tatsächlich auf den Baum. Rauf ging es noch einfach, aber als er zurück wollte, wußte er nicht, wie er von der Palme absteigen sollte, ohne dabei herunterzufallen. Es war niemand da, der ihm hätte helfen können, und er mußte noch eine ganze Weile dort oben bleiben. Das ist es, was wir mit Ausgleich meinen: Es reicht nicht, den Baum hinaufzusteigen, wir müssen auch wissen, wie wir wieder herunterkommen.
Wenn wir also in den Kopfstand gehen, sollte es uns möglich sein, ohne Probleme in eine normale Position zurückzukehren. Die Übung oder Übungen, die wir zu diesem Zweck benutzen, nennen wir Ausgleichspositionen, *pratikriyâsana*.[5] Im Falle meines Bruders war der positive Aspekt, daß er den Baum wirklich besteigen konnte. Der negative war natürlich, daß er nicht mehr allein zurück konnte. Wir sollten also gleichermaßen in den Genuß der positiven Auswirkungen eines *âsana* kommen und die negativen beseitigen können.
Wenn wir also ein *âsana* unterrichten, unterrichten wir zuerst die Vorbereitung und dann - wenn nötig - die Ausgleichspositionen.

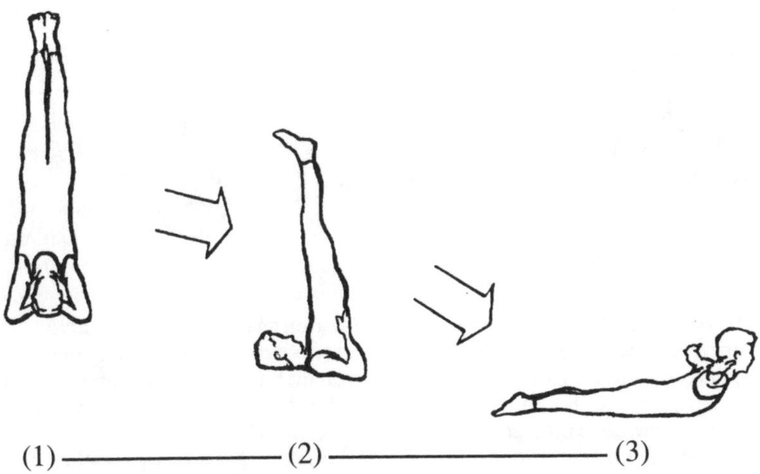

Abb. 17: Vorbereitung von Ausgleichsübungen
Wenn wir den Kopfstand (1) vorbereiten wollen, gehört dazu auch das Üben von *sarvangâsana* (2), des Schulterstands, der häufig als Ausgleich für die Stauchung des Nackens im Kopfstand gewählt wird. Und weil *sarvangâsana* selbst ein sehr forderndes statisches *âsana* ist, verlangt es seine eigene Ausgleichsposition, nämlich *bhujangâsana* (3). Solche Abfolgen, in der sich Übungen auch in ihrem Ausgleich aufeinander aufbauen, spielen in unserer Arbeit eine wichtige Rolle.

---

5 *Pratikriyâsana*: *Prati* bedeutet:"entgegen". *Kr* ist "tun".

Es gibt Situationen, in denen wir bestimmte *âsana* unmittelbar ausgleichen müssen. Wenn wir nach einer Übung in irgendeinem Bereich unseres Körpers eine übermäßige Spannung spüren, müssen wir versuchen, sie durch einen Ausgleich zu beseitigen. Für das gleiche *âsana* sind dabei verschiedene Ausgleichsübungen möglich, je nachdem wo eine solche Spannung individuell auftritt.

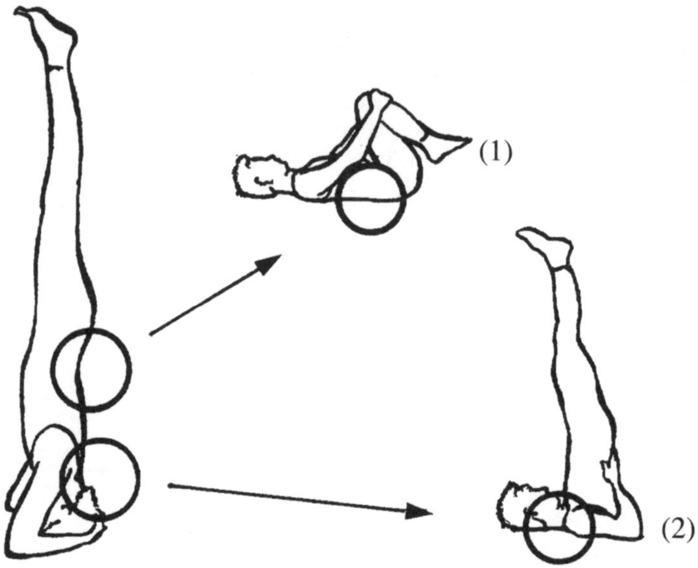

Abb. 18: Die Notwendigkeit verschiedener Ausgleichsübungen für ein *âsana*
Verschiedene Ausgleichsübungen können nötig sein, um den Kopfstand zu kompensieren: Diejenigen von uns, die ein Hohlkreuz haben, werden oft nach dem Kopfstand einen Ausgleich für den unteren Rücken benötigen, weil ihnen diese Position dort viel Spannung oder sogar Schmerzen machen kann. Dafür wäre zum Beispiel *apânâsana* (1) geeignet. Auf jeden Fall ausgeglichen werden muß die Stauchung des Nackens, wofür sich *sarvangâsana* (2) anbietet. Es kann auch notwendig und sinnvoll sein, diese beiden Übungen hintereinander folgen zu lassen.

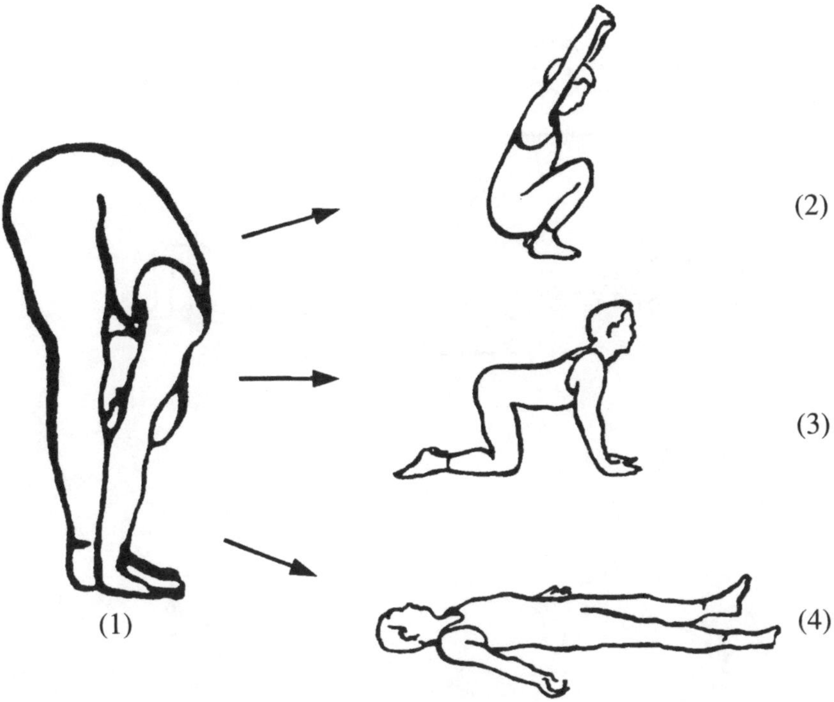

Abb. 19: Beispiele für den Ausgleich von *uttânâsana*
Wenn wir nach einer intensiven Praxis von *uttânâsana* (1) Spannung in den Beinen spüren, könnte als Ausgleich *utkatâsana* (2) sinnvoll sein. War der Rücken sehr gefordert, wäre *cakravâkâsana* (3) gut. Es mag aber auch genügen, den Körper einfach in *shavâsana* (4) auszuruhen.

Ganz grob gesagt, ist die Ausgleichsposition für eine gegebene Belastung des Körpers das einfachste *âsana*, das dieser Belastung entgegenwirkt. Machen wir also eine kräftige Vorwärtsbeugung, ist die Ausgleichsübung dafür eine milde Rückwärtsbeugung. Machen wir dagegen eine kräftige Rückwärtsbeugung, ist die Ausgleichsübung eine einfache Vorwärtsbeugung. Warum wir das tun, hat im wesentlichen den Grund, den Körper wieder in seinen normalen Zustand zurückzubringen und keine Spannungen mitzunehmen in die nächste Übung oder den Alltag, der unserer Praxis folgt. Das ist auch der Grund, warum wir die Ausgleichsübungen, wann immer es möglich ist, nicht statisch, sondern dynamisch ausführen: Das Risiko, neue Spannungen aufzubauen, wird dadurch gemindert.

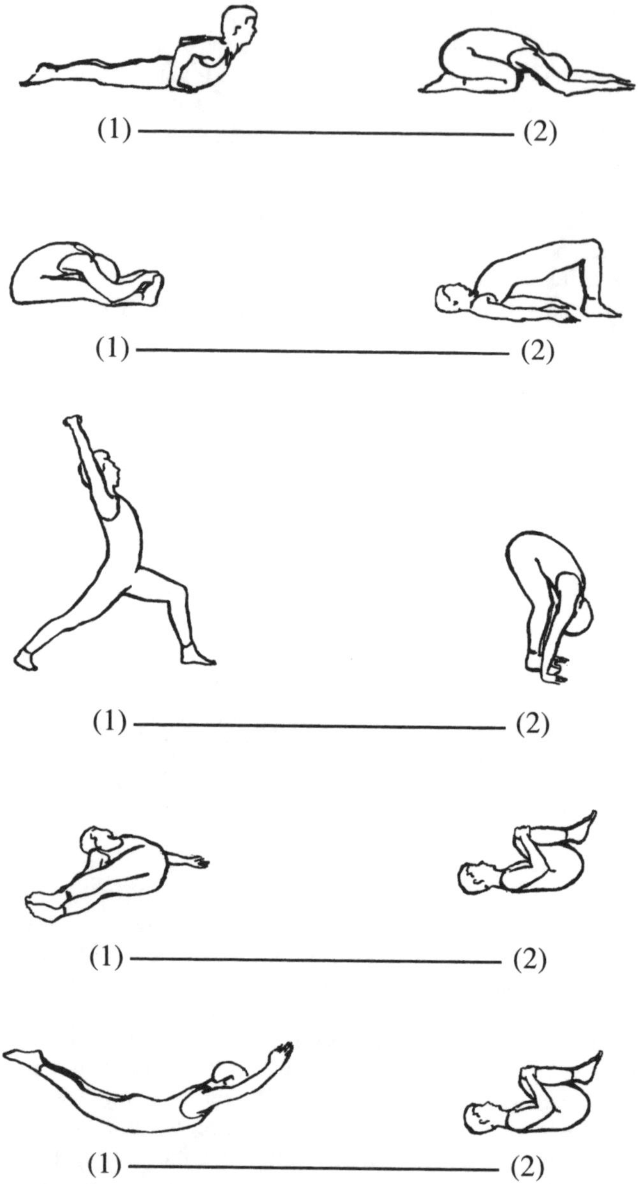

Abb. 20: Ausgleichsübungen
Einige *âsana* (1) und jeweils ein Beispiel für einen entsprechenden Ausgleich, ein *pratikriyâsana* (2).

Eine Ausgleichsübung wird so eher durch die Wirkung und Anforderungen festgelegt, die sich aus einem bestimmten *âsana* ergeben als durch seine Form. An dieser Stelle wollte ich Sie nur mit einigen Konzepten vertraut machen, die Ihnen zeigen sollten, daß die Praxis des Yoga nicht planlos ist, sondern bestimmten Vorstellungen folgt.
Ich möchte noch einmal einige wichtige Prinzipien zusammenfassen, die unserer Praxis einen intelligenten Aufbau geben:
- dort beginnen, wo wir sind,
- den ganzen Körper zu Beginn einer Praxis aufwärmen und lockern,
- ein *âsana* schrittweise vorbereiten,
- ein *âsana* sollte erst dynamisch ausgeführt werden, bevor wir es statisch praktizieren,
- bevor wir ein *âsana* machen, sollten wir eine entsprechende Ausgleichsübung kennen und beherrschen,
- nach dem wesentlichen *âsana* folgt immer eine Ausgleichsübung, das *pratikriyâsana*,
- die Ausgleichsübung muß für den Übenden immer einfacher sein als das Haupt-*âsana*.

An zwei einfachen Kursen können wir das noch einmal verdeutlichen.
Ob die folgende Reihe von *âsana* wirklich hilfreich für eine konkrete Person ist, wird von vielen Faktoren beeinflußt, und dabei spielt nicht nur die körperliche Ebene der Übungen und ihre Abfolge eine Rolle. Um aber bei den körperlichen Aspekten zu bleiben: Wie sinnvoll diese Zusammenstellung für einen bestimmten Menschen wirklich ist, hängt neben anderem vor allem ab von der Struktur und Beweglichkeit seiner Wirbelsäule, der Flexibilität seiner Beine und seiner Hüftgelenke. Nehmen Sie den Kurs also vor allem als ein Beispiel, mit dessen Hilfe einige der Möglichkeiten gezeigt werden, wie wir uns Schritt für Schritt einem angestrebten Ziel nähern können.

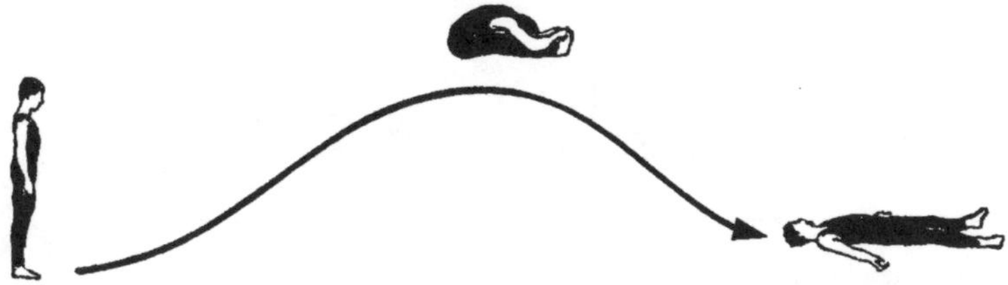

Abb. 21: Ein kurzer Kurs für *pashcimatânâsana*.

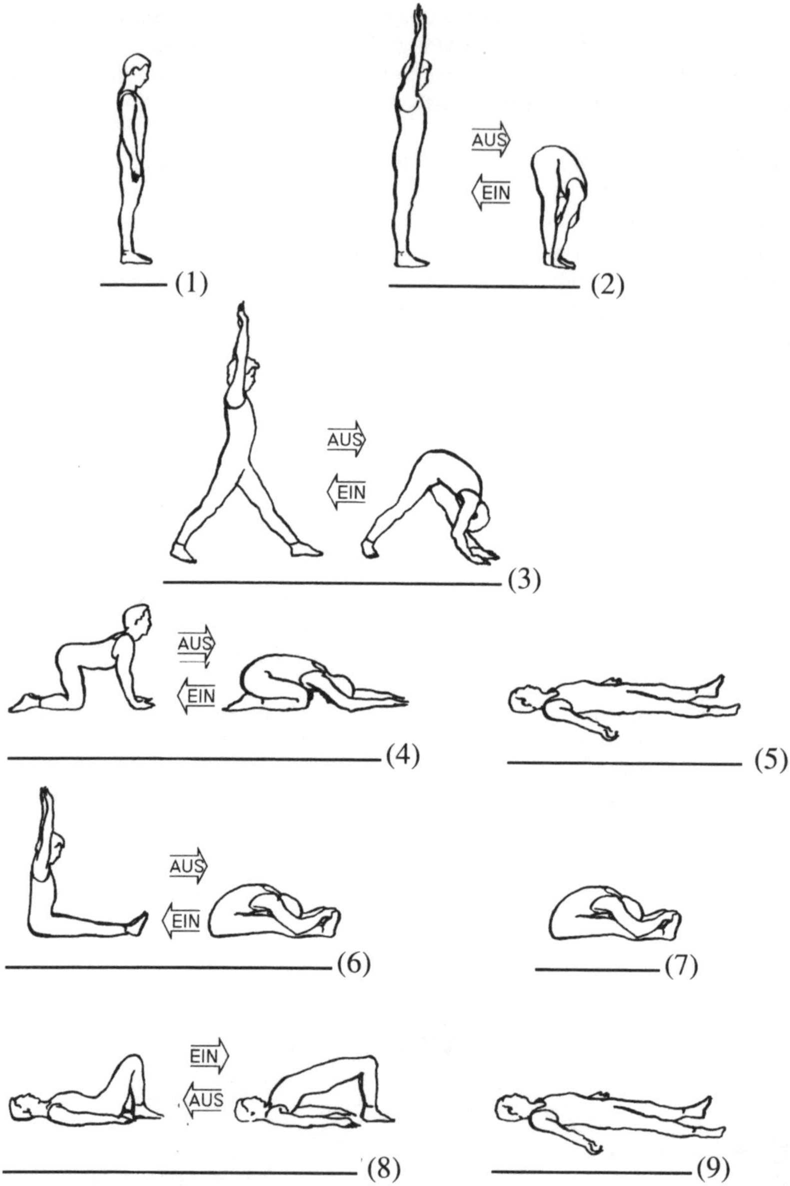

Die einzelnen Übungen:
Wir beginnen in *samasthiti* (1), finden den Kontakt mit unserem Körper und Atem und mit einem dynamischen *uttânâsana* (2), das wir einige Male wiederholen, wärmen wir uns auf;

gleichzeitig ist diese Vorwärtsbeugung eine erste Vorbereitung für *pashcimatânâsana*. Dann *parshva uttânâsana* (3). Bei jeder Wiederholung bleiben wir einen Atemzug länger in der Position, zuerst nur einen, dann zwei, schließlich drei und dann vier Atemzüge. Danach wechseln wir die Seite. Auf diese Art können wir schrittweise die geforderte Beinstreckung steigern und als Ausgleich für die Arbeit in den Beinen schließt eine dynamische Variante von *cakravakâsana* (4) an, damit wir keine Spannung mit in die nächste Übung nehmen. Eine kurze Pause in *shavâsana* (5).
Es folgt eine dynamische Praxis von *pashcimatânâsana* (6), die die statische Position vorbereitet und dabei gleichzeitig hilft, die Rolle des Atems in dieser Übung zu erspüren: Mit der Einatmung strecken wir uns, mit der Ausatmung beugen wir uns nach vorn.
Dann bleiben wir für einige Atemzüge statisch im *pashcimatânâsana* (7). Noch immer bleiben wir mit unserer Aufmerksamkeit sowohl beim Körper wie auch beim Atem. Eine Möglichkeit, in der Übung zu arbeiten, wäre zum Beispiel: die Bewegung der Einatmung im Rücken spüren und ihn dabei strecken, mit der Ausatmung durch die Bewegung des Bauches hin zur Wirbelsäule die Vorwärtsbeugung betonen ohne die Streckung zu verlieren.
Als *pratikriyâsana*: *dvipâda pîtham* (8), um die Hüften und Leisten zu öffnen und die kräftige Vorwärtsbeugung auszugleichen.
Dann ein längeres Ausruhen in *shavâsana* (9).

Die nächste Reihe von *âsana* soll uns als Beispiel dafür dienen, wie wir jemanden auf eine sehr sanfte Weise zu einer Rückwärtsbeugung hinführen können. Manchmal werden dadurch Rückwärtsbeugungen möglich, die für jemanden vielleicht hilfreich und nötig sind, aber ohne Vorbereitungen und ausgleichende Übungen zu Verspannungen, Schmerzen oder anderen Problemen führen würden. Um es noch einmal zu sagen: Ob dieser Kurs für jemanden wirklich Sinn macht, hängt allein von dessen oder deren besonderen Gegebenheiten ab.

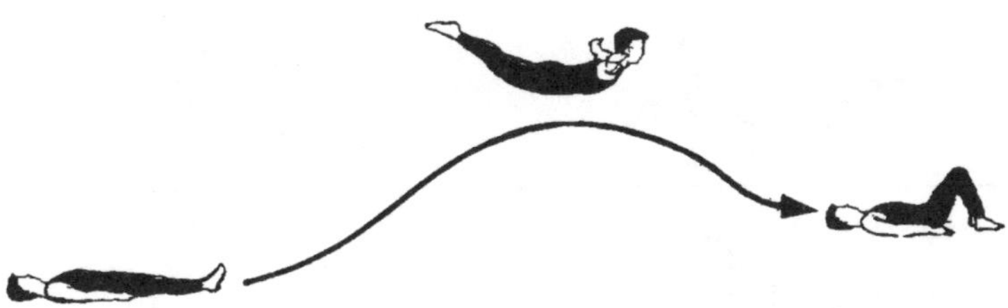

Abb. 22: Ein Kurs für eine Variante von *shalabhâsana*.

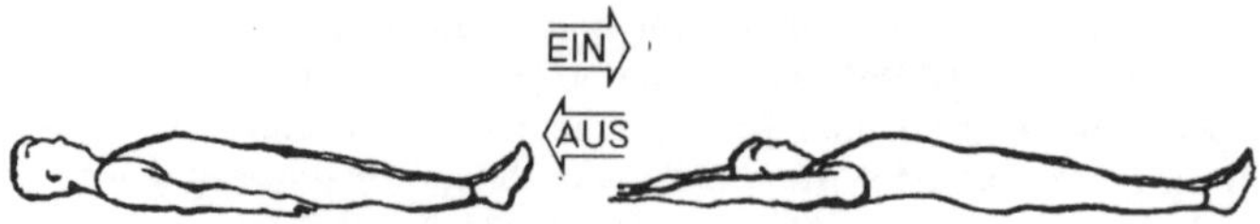

(1)

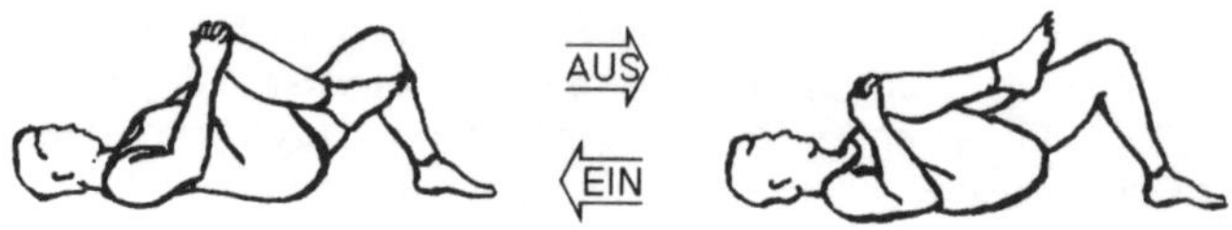

(2)

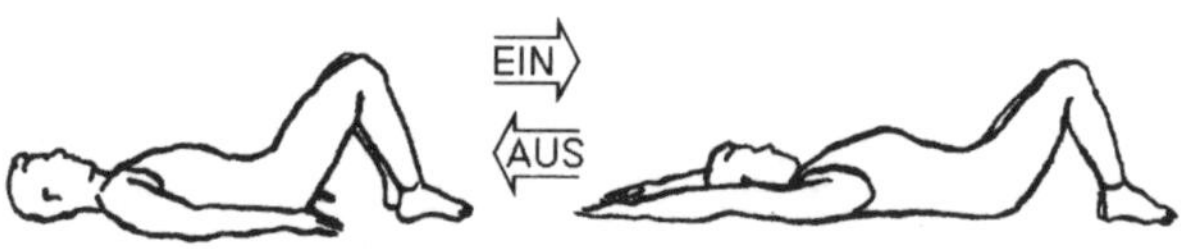

(3)

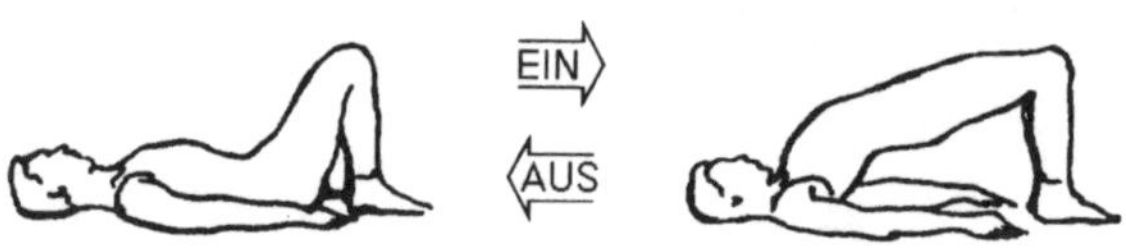

(4)

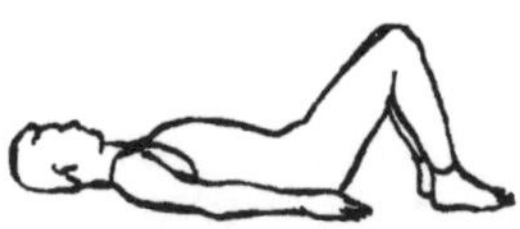

(5)

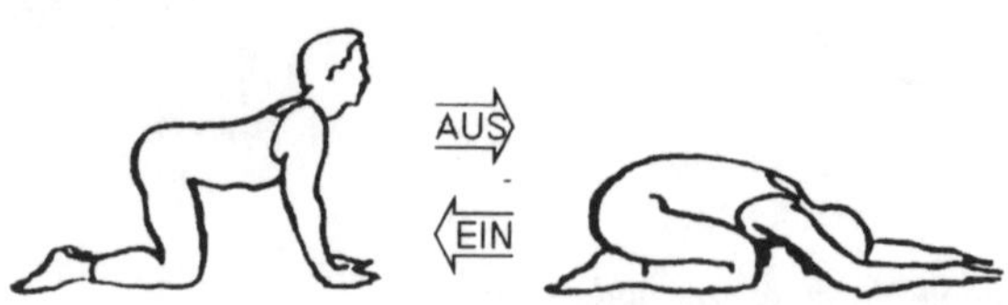

(6)

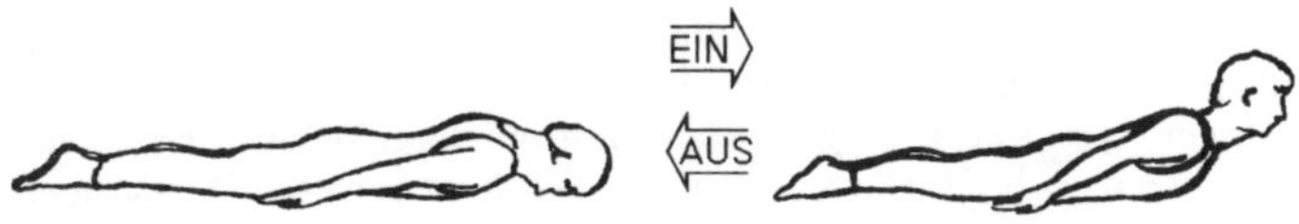

(7)

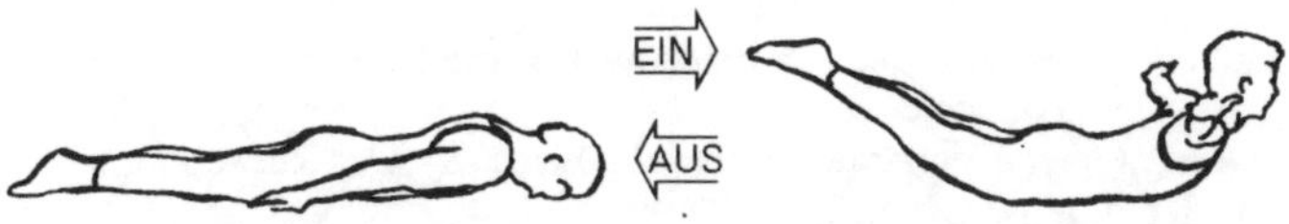

(8)

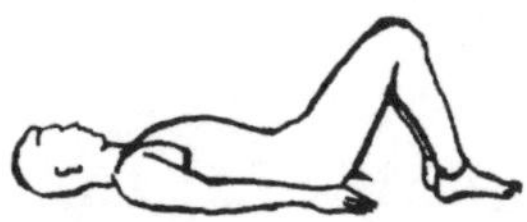

(9)

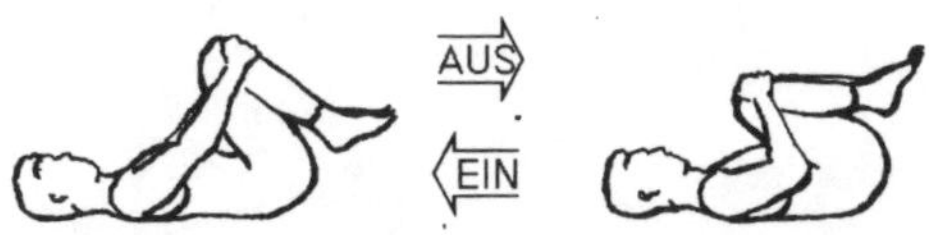

(10)

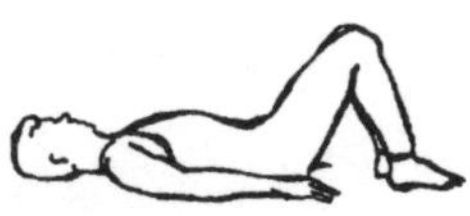

(11)

Die einzelnen Übungen
Alle Übungen werden nur dynamisch praktiziert.
Zu Beginn eine sehr einfache Übung (1), die den Atem mit der Bewegung verbindet. Trotzdem wird damit schon das erste Mal der Rücken aktiviert: Das Zurücknehmen der Arme bewirkt eine, wenn auch nur sehr leichte, Rückwärtsbeugung.
Eine Variante des *apânâsana* (2) kann helfen, einen verspannten unteren Rücken zu lösen.

In der nächsten Übung (3) wird die sanfte Rückwärtsbeugung der ersten Übung durch die angewinkelten Beine in veränderter Form noch einmal aufgegriffen.
Dvipâda pîtham (4) ist eine kräftigere Rückwärtsbeugung. Wenn wir sehr vorsichtig sein müssen, können wir in dieser Übung in kleinen Schritten bei jeder Wiederholung ein klein wenig höher gehen. Wie dem auch sei, der Rücken muß hier schon arbeiten, wird aber noch unterstützt durch die Kraft der Beine, die uns mit nach oben hilft.
Es folgt eine kurze Pause (5).
Eine Variante von *cakravâkâsana* (6) kann Spannungen im Rücken lösen, die bei der Praxis von *dvipâda pîtham* vielleicht entstanden sind.
Mit einer einfachen Variante von *bhujangâsana* (7) bereiten wir den Rücken, der dabei schon ganz auf sich gestellt ist, weiter vor.
Schließlich eine einfache Variante des *shalabhâsana* (8). Der Rücken muß jetzt sowohl den Rumpf als auch die Beine tragen.
Danach wieder eine kurze Pause (9), wieder mit aufgesetzten Füßen, um den unteren Rücken zu entlasten.
Als *pratikriyâsana* folgt *apânâsana* (10), das vor allem dem unteren Rücken ein Ausgleich für die kräftige Anspannung und Rückwärtsbeugung sein kann.
Ein Ausruhen schließt den Kurs ab (11).

Über die Pausen

Nun zu einem weiteren Punkt, der in unseren Überlegungen zum Aufbau einer Praxis von Bedeutung ist: die Frage nach den Pausen zwischen den *âsana*. Natürlich müssen wir uns in jedem Fall ausruhen, wenn wir außer Atem geraten oder nicht mehr in der Lage sind, unseren Atem zu kontrollieren. Aber selbst wenn unser Atem ruhig und gleichmäßig bleibt, bestimmte Bereiche unseres Körpers jedoch müde werden oder schmerzen, müssen wir uns ausruhen. Das heißt vor allem anderen: Wenn wir eine Pause brauchen, nehmen wir sie uns. Haben wir uns zum Beispiel vorgenommen, ein *âsana* zwölf Mal zu wiederholen, und wir fühlen uns nach dem sechsten Mal erschöpft, dann müssen wir eben damit aufhören.
Aber wir benutzen Ruhepausen auch, um einen Übergang herzustellen zwischen einer Art von *âsana* zu einer anderen.

Abb. 23: Pausen zwischen *âsana*
Eine Pause zwischen einer intensiven Rückwärtsbeugung und einer kräftigen Vorwärtsbeugung ist ein Muß. Zwischen einer Rückwärtsbeugung wie *dhanurâsana* (1) und einer Vorwärtsbeugung wie *pashcimatânâsana* (2) zum Beispiel ruhen wir uns aus.

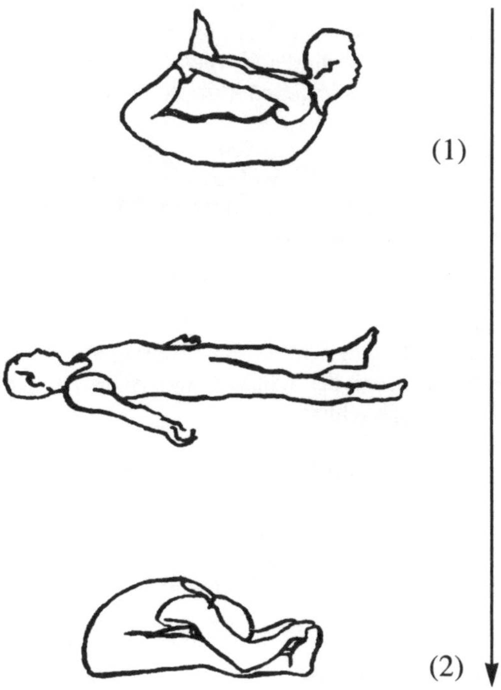

Wir müssen uns eine solche Pause gönnen, auch wenn wir die Notwendigkeit dafür nicht unmittelbar spüren. Die Ruhepausen geben uns die Möglichkeit, die Wirkungen der Übung nachzuspüren, und der Muskelapparat hat Zeit, in einen ausgeglichenen Tonus zurückzukehren. Wenn wir nach dem *dhanurâsana* in unserem Beispiel nicht ausruhen, kann es passieren, daß wir in der folgenden Vorwärtsbeugung unseren Rücken überbeanspruchen. Um dies zu vermeiden, ruhen wir aus und beobachten dabei die Reaktion unserer Muskeln, unseres Körpers.
Lassen Sie mich noch ein anderes Beispiel geben. Manche fühlen sich gut, während sie im Kopfstand sind, wenn sie danach aber daliegen, merken sie einen Druck auf dem Brustkorb. Wir wissen, daß im Kopfstand das ganze Gewicht des Abdomens auf dem Brustkorb ruht und die Rippen zusammenpreßt. Das wurde in unserem Beispiel aber während der Übung selbst nicht wahrgenommen, sondern machte sich erst danach im Liegen bemerkbar. Das aufgetretene Druckgefühl ist also nichts anderes als die Reaktion der Rippen, und sie sollten durch eine Ruhephase entlastet werden, bevor diese Person zur Ausgleichsübung weitergeht. Auch hier ist eine Pause unbedingt notwendig.

Auch vor dem *prânânyâma* ist eine Pause notwendig

Eine Phase der Ruhe ist auch notwendig, bevor *prânâyâma* praktiziert wird. Beim *prânâyâma* richtet sich die Aufmerksamkeit ja im wesentlichen auf den Atem, während bei den *âsana* die Atmung von der jeweiligen Körperübung abhängt. Weil die *âsana* nach Aufmerksamkeit für den Körper verlangen, ist es gut, danach auszuruhen und sich geistig auf das *prânâyâma* vorzubereiten.

FRAGE: Wie lange sollte die Pause vor dem *prânâyâma* sein?
ANTWORT: Das hängt davon ab, wieviele *âsana* wir vorher gemacht haben. Waren es zum Beispiel 15 Minuten, werden zwei oder drei Minuten Pause genügen. Haben wir aber eine Stunde oder mehr praktiziert, sollten wir mindestens für fünf Minuten ausruhen.
FRAGE: Müssen wir zwischen einem zentralen *âsana* und seiner Ausgleichsübung einen Übergang schaffen?
ANTWORT: Ja. Normalerweise müssen wir ausruhen. Nach einem Kopfstand kommt eine Pause und dann erst der Schulterstand. Ist die Ausgleichsübung einfach, können wir auf die Pause verzichten.

Langhana und *brmhana*

Ich möchte jetzt noch zu einem anderen Thema kommen: zu der Möglichkeit, die Ein- und Ausatmung unterschiedlich zu betonen, wozu auch die Atemverhaltungen gehören. Wir können den Atem in vier Abschnitte aufteilen:
- die Einatmung,
- die Ausatmung,
- die Verhaltung nach der Einatmung,

- die Verhaltung nach der Ausatmung.
Einen wichtigen Grundsatz, der unseren Umgang mit dem Verhalten des Atems bestimmt, möchte ich vorwegschicken. Wir sollten - auch in der Praxis von *âsana* - niemals den Atem anhalten, wenn dadurch die Länge der Ein- oder Ausatmung verkürzt wird. Und das gilt nicht nur für den nächsten Atemzug, sondern eine solche Verhaltung sollte über einige Atemzüge hinweg ohne Mühe wiederholt werden können. Diese Einschränkung dürfen wir im folgenden niemals außer acht lassen und unter dieser Voraussetzung kann das Anhalten des Atems in unserer Praxis manchmal sehr nützlich sein.
Wir verwenden die Atemverhaltung in der Praxis zum Beispiel, um die Wirkung eines *âsana* in eine bestimmte Richtung zu verstärken. Nehmen wir an, uns plagt ein Gefühl von Schwere im Bereich des Bauches, und wir haben, um uns leichter zu fühlen, *uttânâsana* ausgewählt. Wir können diese Übung in ihrer einfachsten Form praktizieren, nämlich dynamisch, mit langsamem Atem. Wir können aber auch zuerst wie gewohnt mit der Ausatmung nach unten gehen und dabei den Bauch kontrahieren, dann jedoch nicht sofort zurückkommen, sondern in der Position bleiben und den Atem für einige Sekunden anhalten. Eine solche Anhaltung nach der Ausatmung wird die Wirkung des *âsana* auf die Bauchregion verstärken.
Einfach gesagt, werden wir dagegen die Wirkung auf den Bereich des Brustkorbs verstärken, wenn wir in bestimmten *âsana* den Atem nach der Einatmung verhalten.
Sehr grob gesagt, gilt für die Yogapraxis folgendes grundlegende Prinzip:
- Betont lange E i n a t m u n g e n und das Halten des Atems nach der Einatmung verstärken die Wirkung der Praxis auf den Bereich des Brustkorbs,
- betont lange A u s a t m u n g e n und das Halten des Atems nach der Ausatmung verstärken die Wirkung der Praxis auf den Bereich des Bauchraums.
Dieses Prinzip der Atemführung benutzen wir, um den *âsana* verschiedene Wirkungen zu geben. Dabei wird bei Vorwärtsbeugungen der Atem eher nach der Ausatmung gehalten; wollen wir dagegen die Wirkung einer Rückwärtsbeugung verstärken, halten wir den Atem nach der Einatmung.
Eine Verhaltung des Atems nach der Einatmung kann die Wirkung dieser Einatmung und die damit verbundene Körperhaltung verstärken. Das gleiche gilt umgekehrt für die Verhaltung nach der Ausatmung.
Wir müssen dabei allerdings sehr vorsichtig sein, und es handelt sich bei dem, was ich Ihnen hier dargelegt habe, nur um ein grundsätzliches Prinzip. In den meisten Fällen kann es nicht so einfach angewandt werden, und oftmals beschränken wir uns auf Techniken, die die Ein- oder Ausatmung ohne ein Anhalten des Atems betonen. Trotzdem ist es nützlich, das Konzept in seinem Grundsatz zu kennen und zu verstehen.
Die Praxis, die Ausatmung zu verlängern oder den Atem nach der Ausatmung zu halten, wird im Sanskrit *langhana* genannt, was in der wörtlichen Übersetzung soviel wie "fasten" heißt. Kurz gesagt, meint *langhana* "verringern": Es unterstützt alle Prozesse der Ausscheidung und wirkt reinigend durch die Belebung jener Kräfte, die uns von Schlacken aller Art, besonders aus dem Bereich des Bauchraums, befreien. Besteht also zum Beispiel bei jemandem ein Problem im Bereich unterhalb

des Zwerchfells, also im *apâna* [6], denken wir an eine *langhana*-Praxis.
Das Konzept der Steigerung der Länge der Einatmung oder das Halten des Atems nach der Einatmung wird *brmhana* genannt, was wir am besten mit “ausdehnen” wiedergeben können. Wir können dieses Ausdehnen ja im wahrsten Sinne des Wortes bei dieser Praxis fühlen. *Brmhana* bedeutet, daß wir die Wirkung unserer Praxis mehr im Bereich des Brustkorbs betonen.

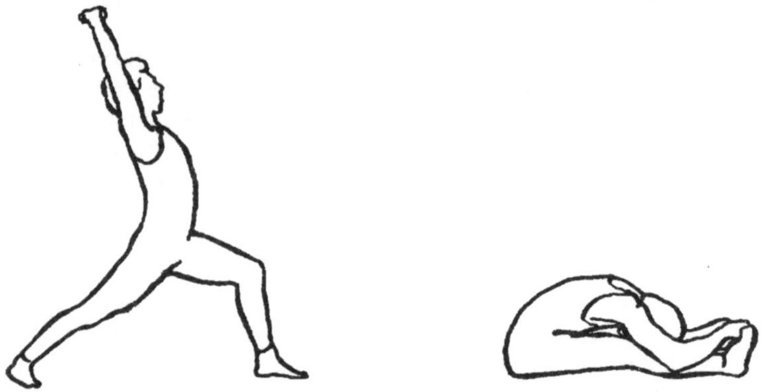

(1) (2)

Abb. 24: Das Konzept von *langhana* und *brmhana*
Vîrabhadrâsana (1) ist schon von seiner Struktur her ein *âsana*, das auf der *brmhana*-Seite wirkt. Praktiziert mit langsamer Einatmung, eventuell noch gefolgt von einer kurzen Verhaltung, wird es noch deutlicher in diese Richtung arbeiten.
Pashcimatânâsana (2) verkörpert das Prinzip von *langhana*. Durch eine betont langsame Ausatmung, eventuell noch gefolgt von einer Atemverhaltung, wird diese Wirkung verstärkt.

Aber das sind nur sehr grobe Regeln, und oft müssen wir aus den unterschiedlichsten Gründen Ausnahmen machen. Nehmen Sie das Beispiel eines Asthmatikers: Es wäre töricht, ihn zu bitten, den Atem nach der Einatmung zu halten, - er könnte es nicht. In diesem Fall würde es uns im Gegenteil nur darum gehen, seine Ausatmung zu verlängern. Solche Konzepte, wie ich sie hier mit *langhana* und *brmhana* sehr verkürzt dargestellt habe, können natürlich nur mit den entsprechenden Kenntnissen benutzt werden, und das geschieht nie ohne eine sorgfältige Berücksichtigung der

---

[6] *apâna* bezeichnet zum einen im Körper den Raum zwischen Zwerchfell und Becken. Gleichzeitig wird mit *apâna* aber auch jener Teil, jene Funktion des *prâna*, der Lebensenergie, benannt, die für alle Ausscheidungsvorgänge verantwortlich ist. Auch die Ausatmung selbst wird durch die Kraft des *apâna* bewirkt.

jeweils besonderen Umstände. Wir werden auf dieses Thema noch genauer eingehen, wenn wir über *prânâyâma* sprechen.

FRAGE: Sollten wir überhaupt versuchen, unseren Atem zu verhalten, wenn dadurch die Gleichmäßigkeit der Ein- und Ausatmung beeinträchtigt wird?
ANTWORT: Das Halten des Atems sollte niemals auf Kosten der Ein- oder Ausatmung erfolgen. In Begriffen, die sich auf unser Kreislaufsystem beziehen, heißt das zum Beispiel: Eine Atemverhaltung sollte n i e m a l s gemacht werden, wenn daraus ein plötzlicher Anstieg der Pulsrate folgt. Herzschlag und Atmung sind ja voneinander abhängig, und ist die Atmung nicht ausreichend, steigt die Pulsfrequenz. Dafür spielen auch psychologische Gründe eine Rolle. Manche Menschen sind sehr um ihr Herz besorgt. Wenn es plötzlich anfängt, schneller zu schlagen, bekommen sie Angst. Prinzipiell und für alle gilt: Das Anhalten des Atems darf nie zu innerer Unruhe führen, sondern wir müssen in der Lage bleiben, die Qualität der Atmung in Ruhe zu beobachten.
FRAGE: Zu welcher Tageszeit sollten wir unsere *âsana*-Praxis machen?
ANTWORT: Das hängt ab von der jeweiligen Person und der besonderen Art der jeweiligen Praxis. Wir können nicht sagen, die richtige Zeit für die Praxis ist nur der Morgen oder der Abend. Allerdings ist es wichtig, nicht direkt nach dem Essen zu praktizieren. Machen wir nach dem Essen zum Beispiel eine Vorwärtsbeugung, führt das leicht zu einem Unwohlsein in der Magengegend. Wenn der Magen voll ist, können wir auch das Zwerchfell nicht gut bewegen, und unser Atem läßt sich nicht gut kontrollieren. Nach dem Essen ist ja der ganze Körper, seine Zirkulation und sein Stoffwechsel auf die Verdauung ausgerichtet. Von unseren Übungen ist aber ebenfalls das ganze System betroffen; sie werden also die Verdauung stören und umgekehrt. Zwei oder drei Stunden sollten wir nach dem Essen warten, bevor wir unsere Praxis machen. Aber allgemein läßt sich sagen, daß es für alle, die ihre Zeiteinteilung frei bestimmen können, das beste ist, vor dem Frühstück zu üben.
FRAGE: Können *âsana* während einer langen Fastenzeit praktiziert werden?
ANTWORT: Ich rate davon ab. Durch eine solche Praxis wird die Leber, so wie ihre Funktion im *Ayurveda*, der indischen Heilkunde, verstanden wird, geschädigt. Wenn wir fasten, "ißt" der Körper gleichsam "sich selbst". Milde Atemübungen sind dabei unproblematisch, ja sogar nützlich. Aber kräftige *âsana* können zu Problemen führen.
FRAGE: Wenn wir in unserer Praxis keine besonderen Probleme berücksichtigen müssen, wie können wir herausfinden, wieviele der grundlegenden *âsana* wir jeden Tag machen sollten und welche?
ANTWORT: Wenn wir den Drehsitz beherrschen und er uns Spaß macht, könnte er zum Beispiel die Krönung unserer Praxis werden. Dann kann der übrige Kurs um den Drehsitz herum aufgebaut werden, alle notwendigen Vorbereitungen und Ausgleichsübungen eingeschlossen. Es könnte aber auch das *prânâyâma* die Krönung unserer Praxis sein. Wir bereiten dann einfach den Körper für einen guten Atem vor, was die Vorbereitung für eine Sitzposition mit einschließen kann, und verlieren keine Zeit damit, schwierige Rückwärtsbeugungen zu machen. Die Wahl unserer

âsana wäre vielmehr davon bestimmt, unsere Wirbelsäule aufrecht halten zu können und Schultern, Knie, Fußgelenke und Nacken nicht steif zu lassen. Wir würden viel Wert darauf legen, den Atem zu beobachten, und dächten daran, mit einigen Armbewegungen und Rumpfdrehungen den Brustkorb zu lockern. Dann sind wir bereit für das *prânâyâma*.
Welche Praxis wir machen, hängt davon ab, w o f ü r sie gemacht ist. Wir müssen den Kopfstand oder irgendeine bestimmte Abfolge nicht jeden Tag machen. Es ist wichtig, unsere Praxis so zu variieren, daß sie uns nicht langweilt.
FRAGE: Gibt es ein Buch, nach dem wir die Praxis der verschiedenen *âsana* lernen könnten?
ANTWORT: Nein. Auch wenn Bücher dem Leser manchmal so etwas nahelegen: Es ist nicht sinnvoll, nach einem Buch *âsana* zu praktizieren. Verschiedene Bücher beginnen auf unterschiedlichen Ebenen. Wie kann ich herausfinden, welche Ebene für mich die richtige ist, gerade wenn ich noch über wenig Erfahrung mit Yoga verfüge? Ein Buch kann niemals den Lehrer, die Lehrerin ersetzen. Ich bin sicher, daß es für jede Person, die danach sucht, möglich ist, eine persönliche Anleitung zu finden. Es gibt keinen Sinn, zu viel Betonung auf die Praxis möglichst vieler *âsana* zu legen. Genau dort enden aber die meisten, die nach Büchern lernen. Es ist natürlich nicht so, daß all diese verschiedenen Positionen unnütz sind. Aber keineswegs sind sie der einzige und sicher nicht der beste Weg, durch Yoga eine Selbsterfahrung zu machen und mehr Klarheit über sich und seinen Körper zu gewinnen. Es ist möglich, im gleichen *âsana* immer wieder Neues zu entdecken, wenn wir verstehen, es richtig zu variieren, wenn wir Möglichkeiten finden, unsere Aufmerksamkeit wach zu halten. Viele *âsana* zu praktizieren, bringt uns nicht weiter, im Gegenteil. Der wirkliche Inhalt von Yoga geht dabei verloren. Es sind jeweils einige *âsana*, die für einen bestimmten Zweck gut, notwendig und sinnvoll sind. Um sie zu lernen, ist es das beste, sich bei einer Lehrerin, bei einem Lehrer Rat zu holen.
Manche Menschen sind so gelenkig, daß sie eigentlich jedes *âsana*, das sie in einem Buch sehen, auch machen können. Aber was heißt das? Es bedeutet gar nichts. Manche dieser Haltungen sind sicher sinnvoll für sie, aber um herauszufinden, welche, brauchen sie eine Anleitung. Danach erst können sie dann für sich selbst weiterexperimentieren und vielleicht allein weitergehen.
FRAGE: Wenn wir einmal nicht auf die besondere Person schauen, gibt es dann ganz allgemein eine Reihenfolge, nach der wir die verschiedenen Arten von *âsana* sinnvoll aufeinander folgen lassen können?
ANTWORT: Ja, wir können uns auf einer sehr allgemeinen Ebene anschauen, wie wir eine Praxis von *âsana* aufbauen könnten. Um es einfach zu machen, lassen wir einmal außer acht, daß eine wirkliche Praxis auf eine besondere Person und deren Gegebenheiten ausgerichtet sein muß, also niemals einem solchen Schema uneingeschränkt folgen kann. Wir wollen auch nicht davon sprechen, daß bestimmte *âsana* für eine bestimmte Person einer besonderen Vorbereitung oder eines Ausgleichs bedürfen, daß eine Abfolge von *âsana* bestimmte Schritte verlangt, daß hier und da Pausen nötig sind. Dies alles haben wir schon ja ausführlich besprochen.
Wir wollen einmal zur Grundlage unserer Überlegungen machen, daß wir *âsana*

betrachten und einteilen können nach der Position des Körpers zum Boden und der grundsätzlichen Bewegung der Wirbelsäule: Danach unterscheiden wir Übungen im Stehen, in der Rückenlage, Umkehrpositionen, Übungen von der Bauchlage aus (Rückwärtsbeugungen), Übungen im Sitzen und im Knien.
Welche dieser *âsana* sollten wir also auswählen, welche Reihenfolge könnte sinnvoll sein?
Am Anfang der Praxis sind Übungen nötig, die uns aufwärmen, gelenkig machen und den ganzen Körper ansprechen.
Übungen im S t e h e n eignen sich dazu am besten.
Stehende *âsana* sind dazu da, alle Gelenke, wie die Fußgelenke, die Knie, Hüften, Wirbelsäule, Schultern, Nacken und zu einem gewissen Grad auch die Handgelenke zu lockern. Natürlich werden zum Beispiel häufig ältere Menschen, die ja oft mit Problemen in den Beingelenken zu tun haben, aber auch andere Menschen aus verschiedenen Gründen nicht in der Lage sein, mit stehenden Positionen anzufangen. Die meisten von uns sollten sich aber fünf oder zehn Minuten mit stehenden *âsana* aufwärmen.
Die Übungen, mit denen wir unsere Praxis beginnen, sollten uns außerdem helfen, den Zustand unseres Atems und Körpers erfahren und beobachten zu können. Wir sind jeden Tag verschieden. Haben wir zum Beispiel am Abend vorher Schweres gegessen, sind wir oft steifer als sonst. Haben wir schlecht geschlafen, mag uns der Kopf brummen. Auch das Klima beeinflußt den Körper. So ist zum Beispiel der Januar im Norden New Yorks so kalt, daß ich etwas für meinen Rücken tun muß, bevor ich auf dem Boden sitzen kann. Oder wir mögen uns heute vielleicht ohne ersichtlichen Grund besonders steif fühlen. Der Beginn einer Praxis sollte also so beschaffen sein, daß wir auf einfache und risikolose Art Auskunft über unseren körperlichen Zustand und unser Befinden erhalten.
Nach dem Stehen ist es sicher sinnvoll, sich auf den Rücken zu legen und von dieser Position, der R ü c k e n l a g e , *âsana* zu praktizieren, von denen die meisten sich gleichzeitig gut als Vorbereitungen für die folgenden, die Umkehrhaltungen, eignen.
Anschließend können wir dann an die Praxis von U m k e h r h a l t u n g e n denken. Diese *âsana* arbeiten zum einen der großen Wirkung entgegen, die die Schwerkraft für die Funktionen unseres Körpers spielt, und sind zum anderen im Konzept der inneren Reinigung im Yoga von großer Bedeutung. Letzteres werden wir im Zusammenhang mit den *bandha* noch ausführlicher besprechen.
Was die Schwerkraft und ihre Wirkung auf die Körperfunktionen angeht, ist sie auf der einen Seite ein wichtiger Impuls für das normale und harmonische Spiel der unterschiedlichsten Abläufe im Körper, nicht zuletzt für einen guten Muskeltonus. Neben diesen positiven Aspekten gibt es aber auch negative, zum Beispiel ihre absenkende Wirkung auf innere Organe wie etwa die Gebärmutter. Yoga versucht, dieser negativen Seite der Schwerkraft entgegenzuarbeiten, indem es den Körper mit einer Umkehrhaltung in eine andere Position zur Schwerkraft bringt.
Darüber hinaus sind die bekannten Umkehrpositionen wie der Kopfstand und Schulterstand das völlige Gegenteil unserer normalen Haltung, eine positive Anforderung also auch in dem Sinne, daß wir im Ungewohnten Neues und Unbekanntes ent-

decken können.
Danach paßt eine Gruppe von *âsana* in die Reihe, die - alle Rückwärtsbeugungen - von der B a u c h l a g e aus praktiziert werden.
Zum einen finden sich unter ihnen *âsana*, die sich gut für einen Ausgleich von bestimmten Umkehrhaltungen eignen, wie zum Beispiel das *bhujangâsana*, das wir oft nach dem Schulterstand verwenden.
Zum anderen wird mit ihnen ein anderes wichtiges Thema angesprochen. Wenn jemand in sich zusammengesackt dasitzt, ist das ja nicht deshalb so, weil die Schwerkraft diesen Menschen mehr nach unten ziehen würde als andere. Diese Haltung entsteht vielmehr daraus, daß die Rückenmuskeln nicht in der Lage sind, den Körper genügend aufzurichten, was sich nicht nur ungünstig auf unsere Körperhaltung auswirkt: Können wir nicht aufrecht sitzen, ist auch unser Atem eingeschränkt. Um die Rückenmuskeln zu stärken, sind Übungen aus der Bauchlage die wichtigsten.
Wollen wir auch noch eine Drehung, zum Beispiel im Sitzen, einfügen, wäre jetzt der richtige Platz dafür.
Abgeschlossen werden kann diese Reihe mit *âsana* aus der S i t z p o s i t i o n o d e r v o m K n i e n a u s .
Nach einer angemessenen P a u s e folgt dann das *prânâyâma* und vielleicht noch andere Übungen, die einen aufrechten Sitz verlangen.

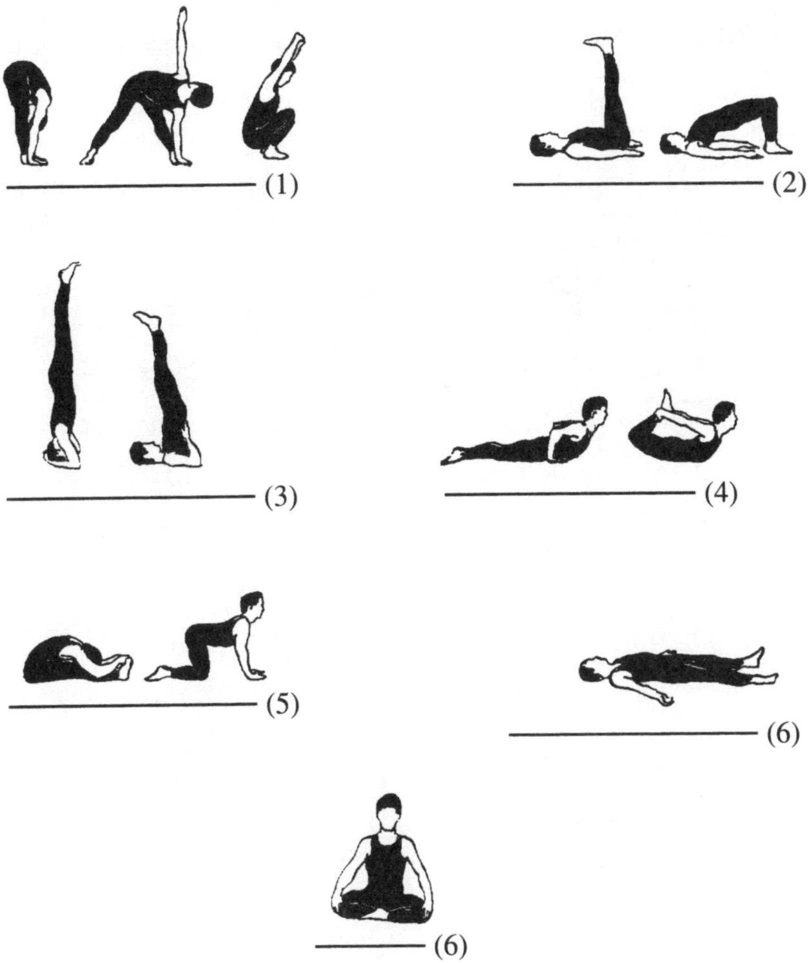

Abb. 25: Eine Reihenfolge von *âsana*
Von einem sehr allgemeinen Standpunkt aus betrachtet, kann sich für die Reihenfolge unterschiedlicher Arten von *âsana* folgende Sequenz ergeben, die mit einigen möglichen Beispielen illustriert ist: Stehende Übungen zum Aufwärmen (1), Übungen in der Rückenlage (2), Umkehrpositionen (3), Übungen aus der Bauchlage (4), Übungen vom Sitzen oder Knien aus (5), eine Pause im Liegen (6) und schließlich die Atemübungen, in der Regel im Sitzen (7). Dieses Schema berücksichtigt allerdings weder die Frage einer richtigen Vorbereitung noch die des notwendigen Ausgleichs und der entsprechenden Pausen in genügender Weise.

FRAGE: Welche Art von *âsana* wäre eine gute Vorbereitung für ein *prânâyâma*?
ANTWORT: Eine Vorbereitung für ein *prânâyâma* könnte folgendermaßen aussehen:

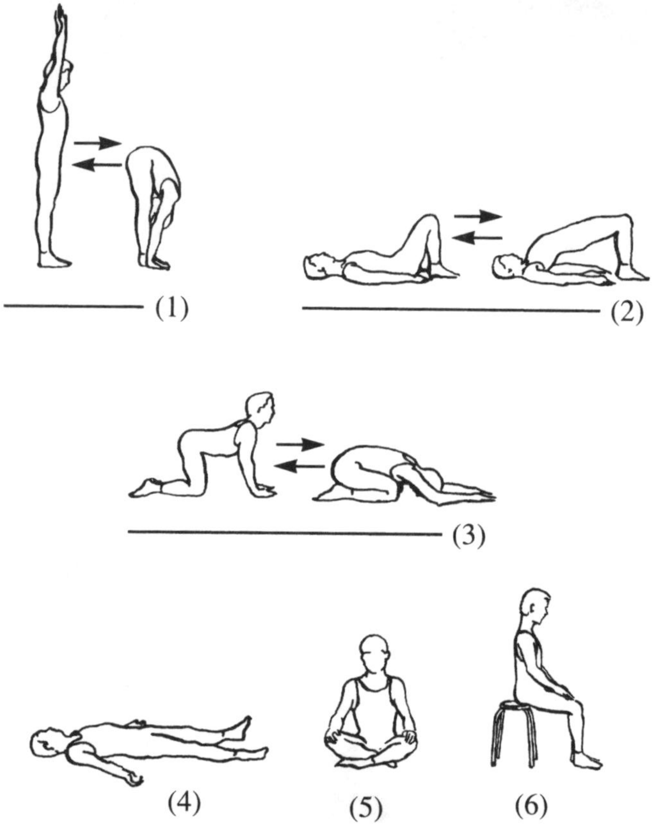

Abb. 26: Eine mögliche Vorbereitung für *prânâyâma*

Eine solche Reihe von *âsana* wäre das mindeste an Vorbereitung für eine *prânâyâma*-Praxis. Um uns aufzuwärmen, wäre zum Beispiel *uttânâsana* (1) ein guter Anfang. Um unseren Rücken und Nacken vorzubereiten und die Qualität unseres Atems zu erfahren, könnten wir eine Übung wie *dvipâda pîtham* (2) anschließen. Dann vielleicht *cakravakâsana* (3) für Brustkorb und Rücken. Eine Pause im Liegen (4) schließt die Praxis der *âsana* ab. Danach werden einige von uns für das *prânâyâma* zum Beispiel *sukhâsana* (5) als Position wählen. Ist das zu unbequem, sollten wir uns zum Atmen auf einen Stuhl setzen (6). Wir würden dabei nichts verlieren, auch wenn manche Vorbehalte dagegen haben, *prânâyâma* auf einem Stuhl zu üben. Diese Vorbehalte sind vor allem psychologischer Natur und haben keinen Bezug zur Qualität des *prânâyâma*.

Wenn wir im *prânâyâma* zum Beispiel mit festgelegten Atemverhältnissen arbeiten, also die Länge der Ein- und Ausatmung und vielleicht auch die der Atemverhaltungen vorher bestimmt haben, bieten solche *âsana* neben dem Aspekt der Vorbereitung auch die Gelegenheit, die aktuellen Möglichkeiten unseres Atems zu erkunden. Wir können prüfen, ob seine Möglichkeiten dem gewählten *prânâyâma* auch tatsächlich entsprechen oder ob wir etwas an dem angestrebten *prânâyâma* ändern müssen. Haben Sie also bitte nicht die Vorstellung, Praxisprogramme wären so festgelegt, so daß wir am Montag den Kopfstand machen, am Dienstag den Schulterstand usw. Eine Praxis wird aufgebaut, indem wir unsere freie Zeit, unsere Möglichkeiten und Bedürfnisse berücksichtigen. Wir müssen unsere Praxis immer als eine Einheit planen, gleichgültig, ob sie nun kurz oder sehr lang ist. Das heißt, die Praxis besteht aus einer zusammenhängenden Übungsfolge. Und noch ein Rat: Besteht die Gefahr, daß wir während unserer Praxis gestört oder unterbrochen oder am Ende mit unserer Zeit knapp werden, ist es besser, einen kurzen Kurs zu planen.

5

Variationen in den *âsana*

Wir haben es schon einige Male angesprochen: Das gleiche *âsana* kann auf unterschiedliche Weise praktiziert werden. Ich möchte jetzt gerne einige der Möglichkeiten aufzeigen, wie *âsana* variiert werden können und worin der Sinn solcher Variationen liegt.

Ein Grund, *âsana* zu variieren, ergibt sich zum Beispiel aus dem Bedürfnis, die eigenen körperlichen Möglichkeiten zu verbessern. Wenn jemand mit einer Praxis beginnt, wird sie oder er ja in aller Regel ein bestimmtes Resultat erwarten. Und solche Resultate wären zum Beispiel: den Rücken zu stärken; uns von Asthma zu befreien; Schmerzen zu verlieren; vitaler zu werden usw. Sie werden erreicht, indem *âsana* in der unterschiedlichsten Weise variiert werden. Wir werden zum Beispiel für einen Mann, dessen eine Schulter viel steifer ist als die andere, einige *âsana* daraufhin abwandeln, daß sie diese Schultersteifigkeit verringern. Gleichzeitig sollten die Variationen für ihn so gewählt sein, daß die Übungen auch noch Spaß machen. Das gilt um so mehr als sein Interesse für die Übungen schon allein deshalb groß ist, weil er sie um seiner kranken Schulter willen unternimmt.

Variationen sind aber nicht nur hilfreich, um ein körperliches Problem zu lösen. Mit ihrer Hilfe können wir auch vermeiden, daß aus der *âsana*-Praxis *duhkha* entsteht. Was für eine Person gut oder möglich ist, kann für die andere gerade falsch sein und ihr große Probleme bringen. Die Besonderheiten einer Person sind also sorgfältig zu beachten, und die Auswahl der Variationen muß sich so bestimmen, daß jemand von der Praxis einen Gewinn hat, ohne in Schwierigkeiten zu geraten. Das erklärt, warum wir in unseren Übungsstunden verschiedenen Leuten Verschiedenes vorschlagen.

Ein weiterer Grund, *âsana* zu variieren, liegt in der Frage nach ihrer Wirksamkeit: Wir wollen das maximal Mögliche mit dem geringsten Aufwand erzielen. Variationen können uns helfen, Zeit zu sparen, und führen gleichzeitig zu besseren Resultaten. Nur wenn wir ein *âsana* auf eine intelligente Weise ausführen, ist es möglich, mit diesem *âsana* die besten Wirkungen zu erlangen. Das ist gemeint, wenn wir die Frage nach der Wirksamkeit eines *âsana* stellen.
Und schließlich: Wenn wir die gleiche Übungspraxis über eine lange Zeit hinweg unverändert beibehalten, kann es passieren, daß sie uns zur Routine wird, selbst wenn die Auswahl der *âsana* und Atemübungen gut aufgebaut ist und eigentlich unseren Bedürfnissen und Notwendigkeiten entspricht. Die Aufmerksamkeit, mit der geübt wird, läßt dann mehr und mehr nach, und tatsächlich sagen viele Leute, daß es ihnen langweilig wird, die gleichen *âsana* immer wieder und wieder zu praktizieren. Diese Erfahrung ist einer der Gründe, warum es notwendig sein kann, Übungen abzuwandeln. Wir können damit der Aufmerksamkeit in den Übungen eine neue Qualität geben und unseren Sinn für neue Erfahrungen öffnen. Mit Aufmerksamkeit meine ich, gegenwärtig zu sein in dem, was wir gerade tun, und zu fühlen, was wir tun. Mit "Öffnung unsere Sinne für neue Erfahrungen" will ich sagen, daß wir uns die Möglichkeit schaffen können, etwas zu sehen, was wir vorher noch nicht gesehen haben. Wenn wir nicht mit Variationen arbeiten und statt dessen gezwungen sind, das gleiche immer wieder und wieder zu wiederholen, geht uns die Offenheit für neue Erfahrung und die nötige Frische in der Aufmerksamkeit leicht verloren. Achtsam zu bleiben und immer wieder Neues zu entdecken, sind wesentliche Momente einer richtigen *âsana*-Praxis.
Es geht uns ja häufig so, daß wir mit einer ganzen Menge Dinge im Kopf unsere tägliche Praxis beginnen. Unser Geist ist alles andere als ausgerichtet, ist in Unruhe. Ja, der Normalzustand ist eigentlich, daß unser Geist ständig von einem Gegenstand zum anderen springt, einmal abgesehen von der Zeit, in der wir schlafen oder ganz und gar bei einer Sache sind, die uns Spaß macht. Machen wir nun *âsana,* und unser Geist hört dabei nicht auf, unruhig umherzuwandern, dann praktizieren wir nicht wirklich *âsana*. Es ist in diesem Fall nur unser Körper, der sich nach ihrer Form bewegt. Wir mögen uns danach vielleicht gelenkiger fühlen, vielleicht ist unser Puls tatsächlich langsamer geworden, aber es war trotzdem keine vollständige Praxis. Damit sich nun die Unruhe in unserem Geist verringert und er sich auf das ausrichtet, was wir tun, können Variationen in der Praxis notwendig sein.
Die Praxis der *âsana* verlangt, unseren Geist ausgerichtet zu halten, und das geschieht fast ganz von selbst, wenn Aufmerksamkeit und Offenheit für neue Erfahrungen geweckt sind.
Damit sind einige der wichtigsten Gründe für Variationen in der *âsana*-Praxis genannt:
- das Berücksichtigen der Besonderheiten einer Person,
- der Wunsch nach besonderen Resultaten,
- der Wunsch nach Wirksamkeit,
- die Herstellung von Aufmerksamkeit, von Ausrichtung,
- die Schaffung einer Sensibilität für neue Erfahrungen.

Die Form eines *âsana* ist veränderbar

Die einfachste Art der Variation ist, die F o r m der Ausführung des *âsana* zu verändern. So kann zum Beispiel *uttânâsana* auf vielerlei Arten abgewandelt werden:

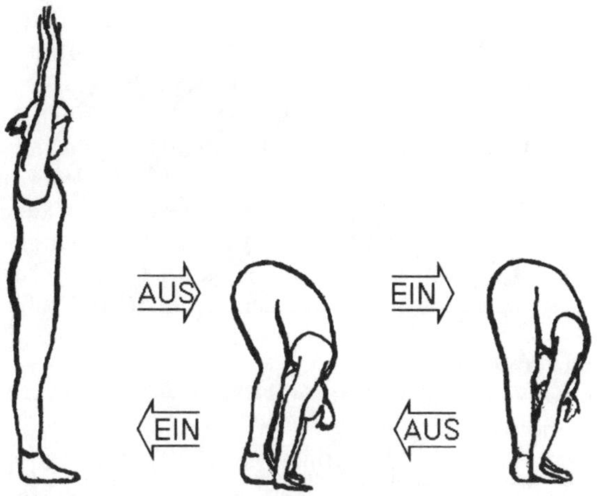

(1)

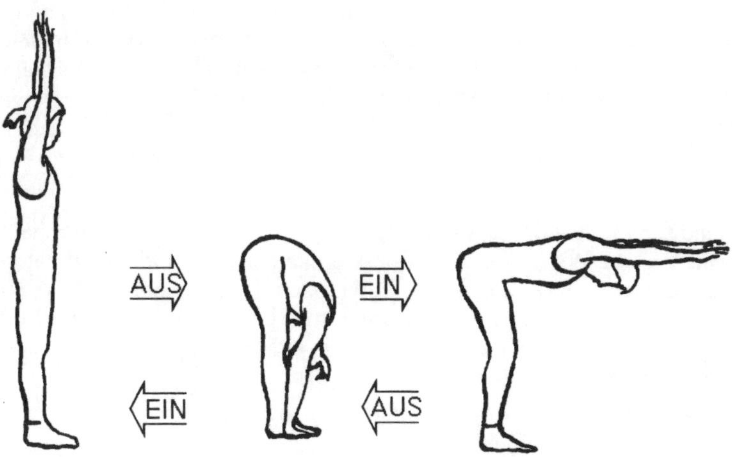

(2)

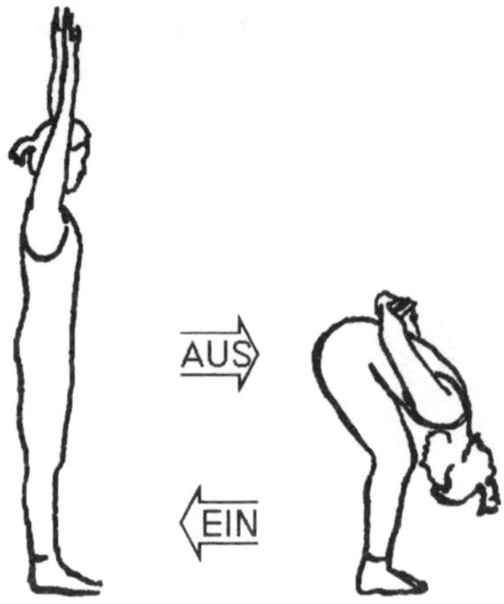

Abb. 27: Variationen von *uttânâsana*
Eine der Möglichkeiten, *uttânâsana* zu variieren: Nachdem wir uns nach vorn gebeugt haben, versuchen wir jeweils in der Einatmung den Rücken und die Beine zu strecken, und mit der Ausatmung können sie wieder leicht gebeugt werden.(1) Das wird die Arbeit in den Beinen betonen. Diese Beinstreckung wird noch weiter intensiviert, wenn wir unter den Vorfuß eine kleine Unterlage geben. Für den unteren Rücken ist diese Art der Praxis des *uttânâsana* allerdings belastend und deshalb für manche riskant.
Wollen wir mit *uttânâsana* den Rücken stärken, kommen wir nach der Vorwärtsbeugung mit der Einatmung auf halbe Höhe zurück.(2) Die Beine bleiben leicht gebeugt, damit der Rücken - und zwar in seiner Gesamtheit - im Mittelpunkt der Anstrengung bleibt.
In einer anderen Variante von *uttânâsana* werden die Arme bei der Vorwärtsbeugung über die Seite nach unten geführt, und am Ende legen sich die Hände auf das Kreuzbein, und die Beine beugen sich an.(3) Diese Variante bringt nicht nur viel Bewegung in den unteren Rücken, sie mindert auch die Risiken, die ihm bei Vorwärtsbeugungen Probleme machen können.

Es sind sehr viele solcher Variationen möglich. Wir benutzen jedesmal das gleiche *âsana*, aber die Wirkung und Aufmerksamkeit ist ausgerichtet auf unterschiedliche Bereiche oder Bedürfnisse. Solche Variationen sind nicht nur für Leute mit bestimmten Problemen. Sie können vielmehr uns allen helfen, für Erfahrungen offen zu bleiben. Gerade wenn wir ein *âsana* verändern, können wir oft erst sehen, wie es die verschiedenen Bereiche unseres Körpers anspricht.

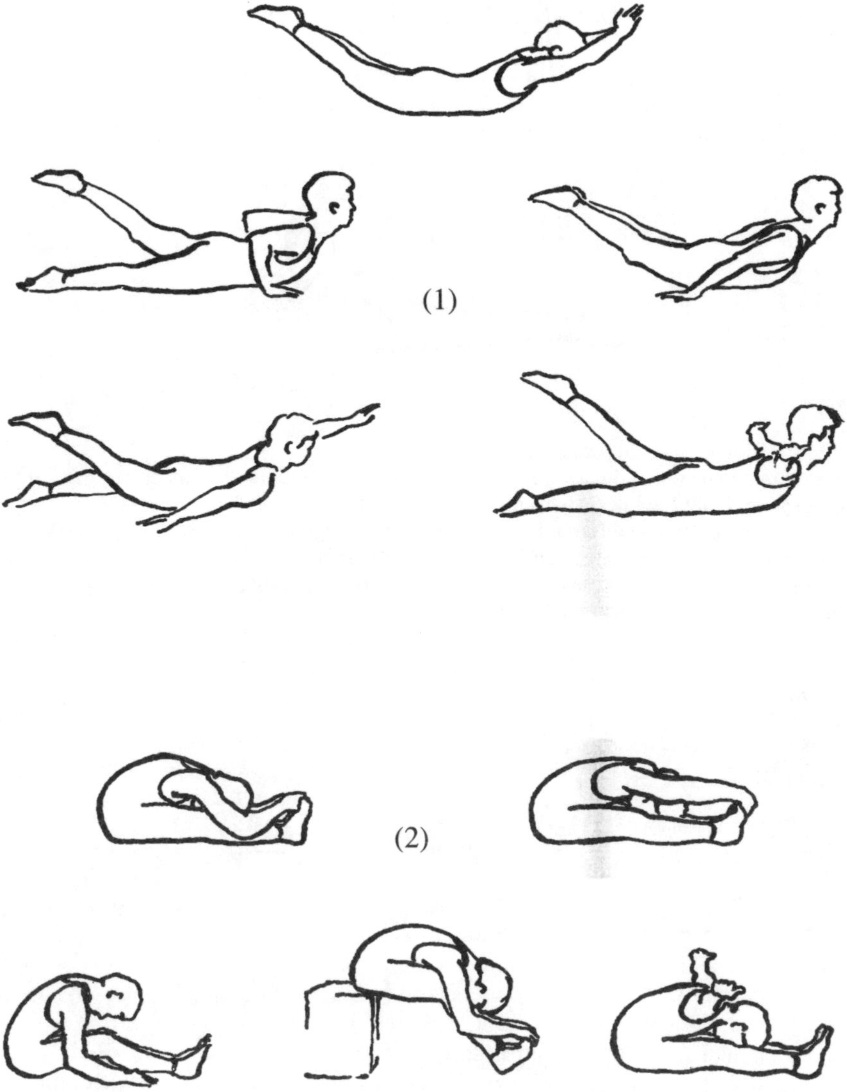

Abb. 28: Variationen in *âsana*
Einige der möglichen Variationen von *shalabhâsana* (1) und *pashcimatânâsana* (2).

Der Atem im *âsana* ist veränderbar

Eine andere Form der Variation ist die Veränderung unseres Atems. Wir können zum Beispiel den Atem so führen, daß wir die Ein- und die Ausatmung gleich lang werden lassen. Auch die Einführung von Atemverhaltungen ist möglich.

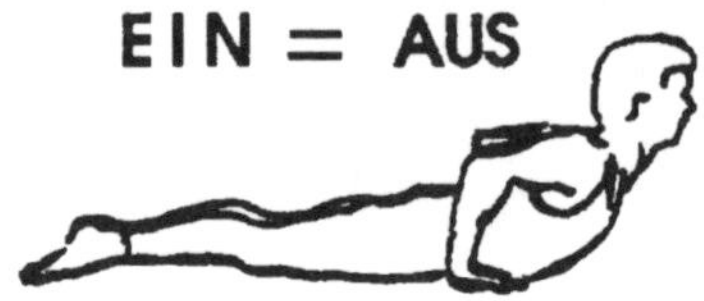

Abb. 29: Variationen von *âsana* durch den Atem
Jedes *âsana* kann durch die jeweils gewählte Art der Atemführung geändert werden. Immer vorausgesetzt, der Fluß des Atems bleibt dabei gleichmäßig und lang, kann es zum Beispiel nützlich sein, im *bhujangâsana* die Ein- und Ausatmung gleich lang werden zu lassen, und dies sowohl in einer dynamischen als auch statischen Praxis. Dadurch wird in der Regel die Einatmung verlängert und betont, die Übung intensiver. Eine Atemverhaltung nach der Einatmung würde diesen Effekt noch verstärken.

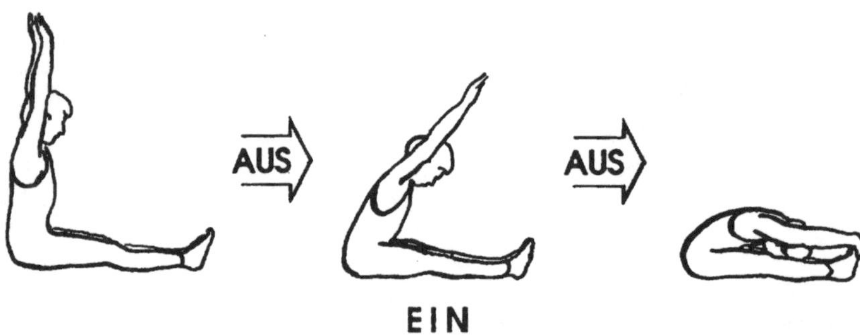

Abb. 30: Variationen von *âsana* durch ein *krama*
Die Praxis vieler *âsana* kann neue Qualitäten gewinnen, wenn wir ihre Ausführung in bestimmte Schritte, *krama*, aufteilen. Hier im *pashcimatânâsana* beugen wir uns zum Beispiel bei der ersten Ausatmung nur zur Hälfte nach vorn, bleiben dort, und mit der folgenden Einatmung strecken wir den Rücken. Erst mit der darauffolgenden zweiten Ausatmung beugen wir uns vollständig nach unten. Dadurch verändert sich nicht nur der Weg, den unsere Aufmerksamkeit nimmt, sondern wir werden auf eine andere Art in der Endposition ankommen und dort verweilen können als ohne diesen Zwischenschritt.

Die Vorbereitung von *âsana* ist veränderbar

Variationen sind nicht nur im *âsana* selbst möglich. Auch durch unterschiedliche Vorbereitungen können wir die Erfahrungen, die in einem *âsana* gemacht werden, verändern. Die Übungen, die wir vor einem bestimmten *âsana* praktizieren, bestimmen oft darüber, wo vor allem wir in diesem *âsana* selbst etwas spüren. Oft sagen Leute nach einer Übung, sie hätten dabei nichts gespürt. Sie wollen etwas in ihren Muskeln fühlen, und wenn sie dort nichts bemerken, glauben sie, nichts sei in dieser Übung passiert. Um in solchen Fällen zu helfen, in der Praxis mehr zu spüren, können wir eine Technik ändern oder eben in der Vorbereitung etwas ändern. Dabei wäre zum Beispiel eine Möglichkeit, der wesentlichen Bewegung eines *âsana* genau entgegengesetzte Übung voranzustellen. Das kann manchmal eine neue Sicherheit geben, daß in der Praxis wirklich etwas passiert.

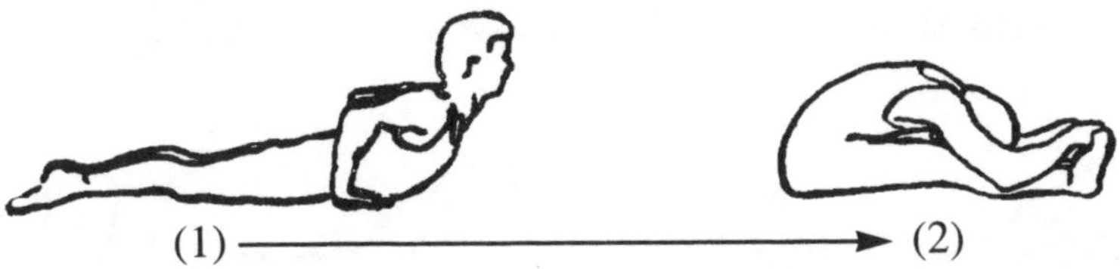

Abb 31: Variationen von *âsana* durch die Übungsfolge
Die Wirkung eines *âsana* wird in großem Ausmaß davon bestimmt, was wir davor und danach praktizieren. Um etwa die Wirkungen von *pashcimatânâsana* (2) deutlicher spüren zu lassen, könnten wir unmittelbar davor eine Übung wie *bhujangâsana* (1) stellen. Für viele wäre allerdings eine solche Abfolge sicherlich nicht ohne Risiko.

Der Ort der Aufmerksamkeit im *âsana* ist veränderbar

Ich möchte noch eine weitere wichtige Möglichkeit der Variation ansprechen. Während wir ein *âsana* praktizieren, haben wir die Möglichkeit, unsere Aufmerksamkeit auf verschiedene Bereiche des Körpers hin auszurichten. Das kann die Qualität unserer *âsana*-Praxis wesentlich verbessern.

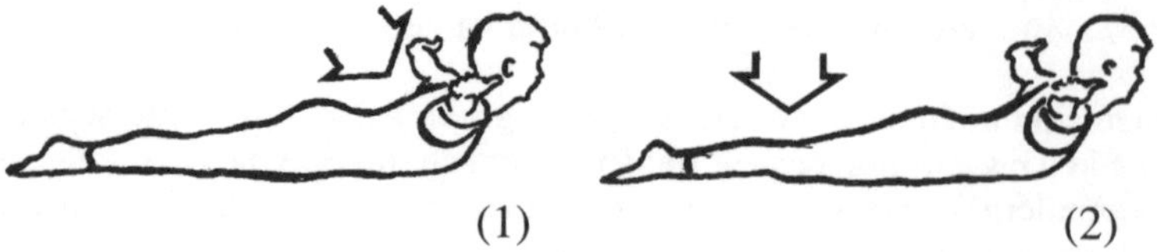

Abb 32: Variationen im *âsana* durch den Ort der Aufmerksamkeit
Beim Einnehmen von *bhujangâsana* können wir versuchen, unsere Aufmerksamkeit auf den Bereich des Rückens zu richten, den wir gerade in enger Verbindung mit der Bewegung unserer Einatmung anheben. (1)
Manchmal kann es aber auch sinnvoll sein, unsere Aufmerksamkeit darauf zu verwenden, die Beine und Knie am Boden zu lassen.(2) Wenn Anfänger dieses *âsana* in der abgebildeten Variante praktizieren, heben mit dem Anheben des Oberkörpers oft auch gleich noch die Beine mit vom Boden ab. Achten wir auf diese Bewegung der Beine, indem wir versuchen, sie am Boden zu lassen, verändert sich auch die Qualität der Arbeit im Rücken.

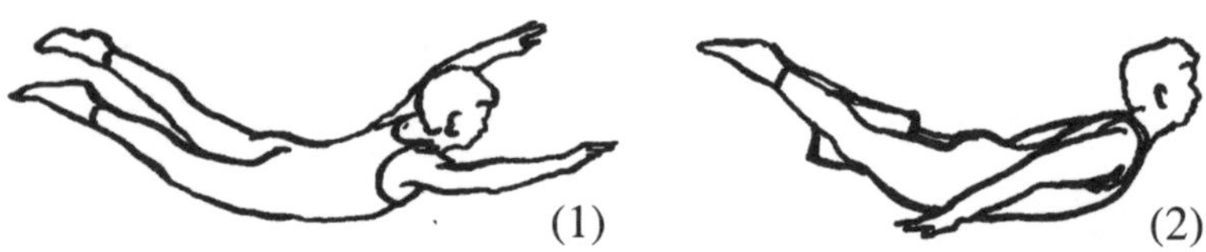

Abb. 33: Variationen zur Vereinfachung und Intensivierung von *âsana*
Durch das Ausbreiten der Arme und Beine (1) wird *shalabhâsana* sicherlich einfacher, obwohl es auch so für manche eine anstrengende Übung bleibt. Andere finden *shalabhâsana* überhaupt eine sehr einfache Position, bis sie es mit einem Buch oder aufgerollten Handtuch zwischen den Knien versuchen.(2) Jetzt erst bemerken sie, wie sehr sie beim Hochkommen die Beine auseinanderbewegt haben, und mit geschlossenen Knien können viele die Beine kaum mehr anheben. Eine solche Variante der Übung kann manchmal nützlich sein, um die Arbeit der Rückenmuskulatur zu intensivieren, die Wirkung des *âsana* in bestimmten Bereichen des Rückens überhaupt erfahrbar zu machen oder eine symetrische Bewegung der Beine zu erreichen.

Wir setzen die Kunst des Variierens also ein, um etwas Neues und Nützliches in die *âsana*-Praxis zu bringen. Manche Leute würde ich während einer gemeinsamen Praxis auffordern, die Beine zu strecken, andere, das gleiche *âsana* mit angewinkelten Beinen zu machen. Manche bekämen die Anweisung, den Atem nach der Einatmung zu halten oder eben nicht, andere, ihn nach der Ausatmung zu halten oder eben nicht. Diese individuellen Variationen sind notwendig, weil wir die Realität jeweils individueller Bedingungen respektieren müssen.

FRAGE: Könnten Sie etwas über die verschiedenen Möglichkeiten sagen, den Atem mit den Bewegungen im *âsana* zu verbinden?

ANTWORT: Wir hatten schon darüber gesprochen, daß es zwei Arten gibt, *âsana* zu praktizieren. Wir können eine Übung dynamisch machen, das heißt die Bewegung wiederholen, und wir können sie statisch machen, also in der Übung verweilen. Für beide Arten sind verschiedene Variationen möglich:

- Das Verhältnis von Einatmung und Ausatmung ist frei.
- Einatmung und Ausatmung werden gleich lang. In manchen *âsana* wird dies einfach sein, in anderen ist die Länge der Aus- oder Einatmung je nach Art der Bewegung normalerweise sehr unterschiedlich, und ein solcher Atemrhythmus kann dann sehr viel schwieriger werden.
- Die Ausatmung ist etwa doppelt so lang wie die Einatmung.
- Der Atem wird nach der Einatmung verhalten.
- Der Atem wird nach der Ausatmung verhalten.
- Atemverhaltungen finden sowohl nach der Ein- als auch der Ausatmung statt.
- Wir atmen ein, dann aus und bewegen uns erst in der Atemverhaltung in die Übung.

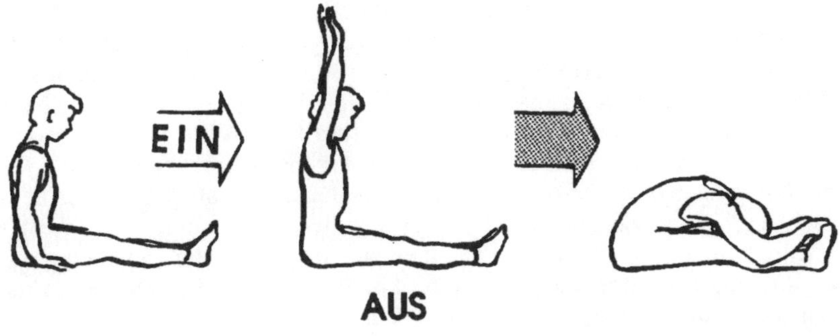

Abb. 34: Variationen des Atems im *âsana:* Bewegung in der Atemverhaltung
Normalerweise verbinden wir jede Bewegungen mit dem Fluß des Atems. Trotzdem kann es manchmal sinnvoll sein, Bewegungen während der Atemverhaltung nach der Ausatmung zu machen. Der Ablauf einer Praxis für *pashcimatânâsana* wäre dann: Die Einatmung hebt die Arme; in dieser Position bleiben wir und atmen darin aus. O h n e Atembewegung beugen wir uns dann nach vorn. Dabei wird die Wirkung der Ausatmung in einer besonderen Weise betont.

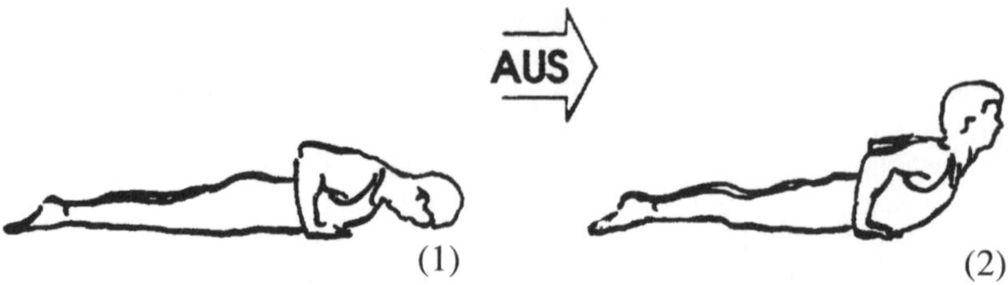

Abb. 35: Variationen des Atems im *âsana:* Änderung des normalen Atemmusters
Eine andere interessante Art, den Atem zu verändern, ist, das normale Atemmuster umzudrehen. Hier heben wir zum Beispiel im *bhujangâsana* nicht mit der Einatmung, sondern mit der Ausatmung den Oberkörper. Manche benutzen ja mehr den Bauch als die Rückenmuskeln, um sich in dieser Position nach oben zu drücken. Mit dem Aufrichten bei der Einatmung kann sich dieser Fehler noch verstärken. Kommen wir dagegen mit der Ausatmung nach oben, kann uns der Bauch nicht mehr dabei helfen, und die Praxis wird sich sehr anders anfühlen.

FRAGE: Kann es nicht auch passieren, daß das wahllose Ausprobieren von verschiedenen Variationen der Übungen ein wirkliches Vorwärtskommen verhindert?
ANTWORT: Variationen sollten nicht wahllos eingeführt werden. Vielleicht ist ein bestimmtes Maß an Experimenten aufs Geratewohl hin nützlich, um das Konzept der Variation in den *âsana* zu verstehen. Prinzipiell sollte eine Variation aber nur dann vorgenommen werden, wenn sie gerechtfertigt ist. Wird es uns beim Üben eines *âsana* langweilig, so sollten wir variieren. Ansonsten haben Sie mit Ihrer Frage recht. Wir können durch Variationen mehr abgelenkt sein, als daß sie uns helfen. Wir schlagen Variationen nicht um ihrer selbst willen vor. Wir machen es, wenn wir eine Hilfe brauchen, mehr Aufmerksamkeit zu entwickeln oder zu halten oder als Unterstützung für etwas, das wir auf der körperlichen Ebene brauchen. Das ist besonders wichtig im Gruppenunterricht. Wenn ein bestimmtes *âsana* auf dem Programm steht, sollten wir nicht davon ausgehen, daß es alle auf die gleiche Art und Weise ausführen. Es ist notwendig, mit Variationen zu arbeiten, um zu verhindern, daß jemand Schaden nimmt. Einer meiner Schüler hatte beim Sport seine Schulter verrenkt. Der Versuch, die Arme zu strecken, tat ihm weh, und so wies ich ihn an, die Arme in den Ellbogen zu beugen. Diese kleine Variation half ihm dabei, *âsana* mitmachen zu können, die sonst sein Problem verstärkt hätten.
Sie sollten zu Variationen greifen, wenn es auf der körperlichen Ebene verlangt ist oder wenn Sie versuchen wollen, eine bestimmte Qualität in ein *âsana* zurückzubringen, die verlorengegangen war.
FRAGE: Sie gaben uns einige Variationen für *uttânâsana*, die sehr hilfreich für verschiedene Probleme waren. Gibt es ähnliche Konzepte davon, welche Art von Atem wann nützlich ist?
ANTWORT: Ja. Normalerweise atmen wir in einer bestimmten Art, nämlich vom

Brustkorb zum Bauch hin. Wir hatten darüber schon gesprochen. Die Einatmung bezieht den oberen Teil des Rumpfes, den Brustkorb, das Zwerchfell und die Wirbelsäule ein. Die Ausatmung beinhaltet - in bezug auf die Bewegung - vor allem die Kontraktion des Bauchraums. Wollen wir also die Wirkung einer Übung auf den Bereich des Brustraums verstärken, so konzentrieren wir uns mehr auf die Einatmung. Wollen wir aber die Wirkung auf den Bauchraum verstärken, konzentrieren wir uns auf die Ausatmung.

Ich hatte einmal einen Schüler, der früher ein sehr kraftvoller Turner gewesen war. Er war immer noch sehr stark, mit einem ungewöhnlich niedrigen Puls, gerade mal 40 Schläge in der Minute. Erstaunlicherweise war er kaum in der Lage, normal zu atmen. Seine Einatmung und Ausatmung war sicher nicht länger als drei oder vier Sekunden. Er hatte seinen Sport aufgegeben, und seine Muskeln hatten ihre Elastizität und Spannkraft verloren. Er konnte deshalb seinen Brustkorb nicht mehr ausdehnen. Ich gab ihm Übungen, in denen er frei einatmen konnte, nach der Einatmung den Atem hielt und dann frei ausatmete. Allmählich begann diese Art des Übens die Zwischenrippenmuskeln und jene Muskeln, die dem Brustkorb aufliegen, zu dehnen. Indem sie lockerer wurden, konnte er langsamer atmen, und die Ein- und Ausatmung verlängerten sich. Die Betonung der Einatmung steigerte das Atemvolumen im Brustkorb.

Allerdings ist das nicht immer so einfach. Die Verhaltung des Atems nach der Einatmung kann auch viel Spannung aufbauen, die nicht nur den Atem beeinträchtigt. Deshalb benutzen wir Atemverhaltungen nach der Einatmung gerade bei Anfängern fast nie.

Liegen die Probleme, mit denen wir umgehen müssen, mehr im Bereich des Bauchraums, wie zum Beispiel bei Verstopfung, so stellen wir diesen Bereich in den Mittelpunkt. Wir betonen die Ausatmung und können eventuell an eine Atemverhaltung nach der Ausatmung denken.

Stellen Sie sich vor, wir wollten den Atem im *âsana* benutzen, um die Aufmerksamkeit in den oberen Rücken zu bringen. Wir suchen *âsana* aus, die diesen Bereich von ihrer körperlichen Struktur her betonen, und gleichzeitig stellen wir die Einatmung in das Zentrum unserer Aufmerksamkeit. Dafür gibt es dann verschiedene Möglichkeiten. Wir können zum Beispiel für einige Atemzüge jede Einatmung länger als die vorherige werden lassen. Wir können auch bei entsprechenden Voraussetzungen eine Atemverhaltung nach der Einatmung einführen. Das Gegenteil tun wir, wenn wir zum Beispiel den unteren Rücken in den Mittelpunkt stellen wollten.

Hinter der Kunst, mit Variationen zu arbeiten, steckt ein Konzept. Variationen sollten nicht um ihrer selbst willen benutzt werden, sondern sollten zwei Aufgaben dienen: Etwas zu erreichen, was verlangt ist, und Aufmerksamkeit herstellen.

FRAGE: Ist es möglich, unmittelbar vor oder nach einer *âsana*- oder *prânâyâma* -Praxis eine andere Art von Körperübungen oder Sport zu machen?

ANTWORT: Generell ist es kein Problem, von der Yogapraxis zu anderen Aktivitäten überzugehen, vorausgesetzt, wir ruhen uns dazwischen aus. Umgekehrt vom Sport zum Beispiel zu *âsana* überzugehen, schafft Probleme. Die ganze Haltung, mit der wir etwa Spiele wie Tennis oder das Laufen betreiben, ist anders als die, in der wir *âsana* praktizieren. Es kann leicht passieren, daß wir dann in der Yogapraxis Schwierigkeiten haben, wirklich präsent zu sein.

Auch auf der körperlichen Ebene können Probleme entstehen. In solchen Sportarten wie Tennis, Fußball, Skifahren etc. wird von den Muskeln viel Anspannung verlangt. Versuchen wir unmittelbar danach, Übungen zu machen, die uns dehnen oder rückwärtsbeugen, kann dadurch ein Muskelkrampf provoziert werden.

Aus diesen Gründen ist es sinnvoll, nach solchen körperlichen Aktivitäten eine lange Pause zu machen, bevor wir *âsana* praktizieren.

Was wir auf jeden Fall vermeiden sollten, ist, irgendeine andere Aktivität in eine Übungsfolge von *âsana* und *prânâyâma* einzuschieben. Wollen Sie beides machen, *âsana* und Sport, versuchen Sie, die *âsana* vor dem Sport zu machen, oder legen Sie zwischen beide eine lange Unterbrechung.

FRAGE: Gilt das gleiche für *prânâyâma* in Beziehung zu Sport oder anderen Übungen, die viel Kraft verlangen?

ANTWORT: Allgemein gesagt, ist v o r einem *prânâyâma* alles möglich, vorausgesetzt, es wird eine angemessene Pause eingehalten. Es hängt sicher auch von der Sportart ab. Der Zustand unseres Geistes im *prânâyâma* ist insgesamt ein besonderer. Sport ist meist ein Wettbewerb. Wenn wir also n a c h dem *prânâyâma* vorhaben, in einen Wettkampf zu gehen, müssen wir für einen entsprechenden Übergang sorgen, weil eine solche Atempraxis uns ruhig macht und nicht kämpferisch. Wir müssen uns dann erst ein wenig für den Sport aufmöbeln. Auch sitzen wir im *prânâyâma* normalerweise mit gekreuzten Beinen. Wollen wir danach Sport treiben, sollten wir also einige *âsana* im Stehen machen, um den Körper aufzuwärmen und unseren Geist auf den Sport vorzubereiten.

Ein Künstler dagegen, der vor seinen Auftritten unter Lampenfieber leidet, wird die Erfahrung machen, daß *prânâyâma* ihm sehr helfen kann, diese Angst zu reduzieren. Weil das Problem seine Nervosität ist, kann ihm eine auf Beruhigung ausgerichtete *prânâyâma* -Technik sehr nützlich sein.

Auch wenn wir nach einer körperlichen Aktivität sehr erschöpft sind, können wir uns ruhig hinlegen und eine einfache Atemübung machen, wie zum Beispiel nach einer freien Einatmung eine lange festgelegte Ausatmung folgen lassen.

FRAGE: Sollten wir in unserer *âsana*-Praxis viel Wert auf die Kräftigung der Muskeln legen?

ANTWORT: Ich kann es nicht generell sagen, wie weit wir mit der Muskelkräftigung gehen sollten. Eine gewisse Muskelarbeit ist notwendig, denken Sie allein an die Tatsache, daß uns ein kräftiger Rücken hilft, in einer aufrechten Haltung bleiben zu können. Auch bei bestimmten Problemen, wie zum Beispiel bei Skoliose, spielt der Aspekt der Kräftigung eine wichtige Rolle. Wir können mit *âsana* Muskeln aufbauen, aber es gibt eine Grenze. Zu mächtige Muskeln sind eher eine Last, es sei denn, wir brauchen sie für einen bestimmten Zweck wie vielleicht Gewichtheben. Hat aber jemand zum Beispiel Mühe zu wandern oder länger zu gehen, weil seine Beine sehr schwach ausgebildet sind, ist ein Aufbau von Muskeln sicher notwendig, und Yoga kann dafür benutzt werden.

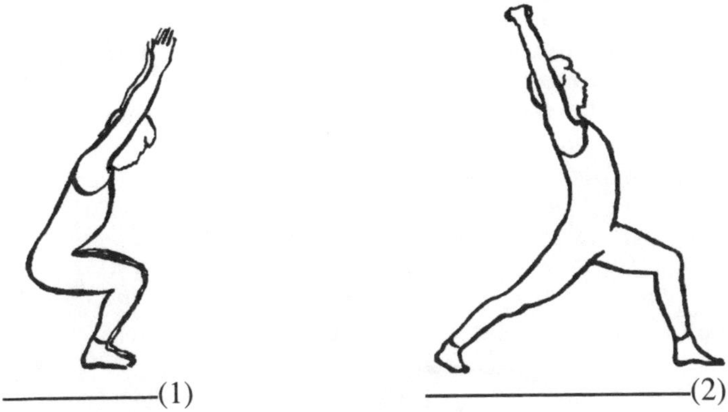

(1) (2)

Abb. 36 Muskelkräftigung und *âsana*
Einige stehende *âsana* wie z.B. *ardha utkatâsana* (1) entwickeln die Beinmuskeln. *Ardha utkatâsana* wirkt fast wie Gewichtheben. Auch *vîrabhadrâsana* (2) hilft in dieser Richtung. Das Prinzip ist sehr einfach: Wir müssen Aktivität in jenen Bereich des Körpers bringen, den wir entwickeln wollen.

FRAGE: Ich finde, wenn ich zu viel Beinstreckungen ohne einen Ausgleich durch Muskelarbeit übe, machen mir meine Beine Probleme.
ANTWORT: Genau deshalb brauchen wir Ausgleichsübungen. Es ist keine gute Idee, übermäßig viel Streckungen zu machen. Wir tun gut daran, schrittweise voranzugehen und die notwendigen Ausgleichsübungen zu benutzen.

Hinter jedem *âsana* steht ein Konzept

FRAGE: Wir haben über die vielen Möglichkeiten und Notwendigkeiten, *âsana* zu variieren, gesprochen. Mir scheint, heutzutage sind viele der klassischen *âsana* für uns normale Yogapraktikanten niemals zu erreichen. Welchen Sinn machen da noch die klassischen *âsana*-Formen für uns?
ANTWORT: Verschiedene Menschen haben verschiedene Möglichkeiten. Stellen Sie sich eine Person vor, die viel Gymnastik gemacht hat. Sie kann die Form der klassischen *âsana* wahrscheinlich leichter nachvollziehen als eine Person, die noch nie ihren Körper bewegt hat. Wir können nicht sagen, daß die klassischen Haltungen ihre Bedeutung verloren haben, es gibt ja Leute, die sie praktizieren können.
Der wichtigere Punkt aber ist, daß solche klassischen *âsana* wie etwa *shirshâsana, pashcimatânâsana, mahâmudrâ* ein K o n z e p t repräsentieren. Es steht hinter diesen *âsana* ein bestimmtes Konzept. Und solange wir dieses Konzept nicht verstanden haben, werden wir nicht in der Lage sein, ein *âsana* anzupassen, es zu verändern und auf die richtige Art und Weise zu variieren. Es ist für uns notwendig, die klassischen Haltungen zu respektieren, damit wir jene Konzepte verstehen, die dahinter-

stehen. Was meinen sie, was ist ihre Funktion, was beinhalten sie, was verlangen sie? Nur dann können wir ein *âsana* variieren. Deshalb ist es wichtig, daß jemand, der lehrt, die klassischen Formen verstanden hat.
Lassen Sie mich das an drei Beispielen in sehr kurzer Form ein wenig verdeutlichen:

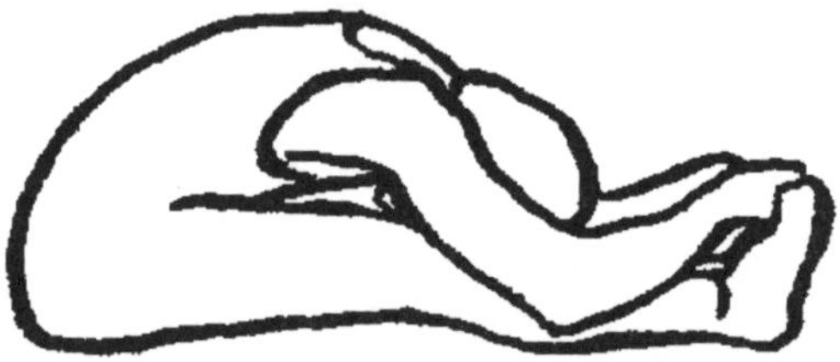

Abb. 37: Das Konzept von *pashcimatânâsana*
Pashcimatânâsana wird beschrieben als ein *âsana*, in dem wir mit gestreckten Beinen sitzen, die Füße mit den Händen halten und mit dem Kopf die Beine unterhalb der Knie berühren. Es heißt *pashcimatâna*, die "Streckung unserer Rückseite" oder wörtlich des "Westens", weil wir uns in Indien traditionellerweise bei Gebeten oder Übungen zum Osten hin ausrichten, die Körperrückseite deshalb nach Westen zeigt. Seine eigentliche Aufgabe ist es, die Bewegung des Atems im Bereich der R ü c k s e i t e des Körpers zu unterstützen. Wenn also eine Person *pashcimatânâsana* übt, sollte sie den "*pascimatâna* -Effekt" wahrnehmen als etwas, was auf der Rückseite des Körpers zu spüren ist. Nicht auf der Ebene der Haut oder Muskeln, sondern i n n e n , auf der Ebene des Atems. *Pashcimatâna* zu praktizieren, bedeutet, wie der Vers aus der *Hatha Yoga Pradîpikâ* sagt (I, 29): "den Atem auf die Rückseite des Körpers fließen lassen"*(pavanam pashcimavahînam karoti)*. Es geht also nicht darum, einfach die Haut zu strecken, sondern um das Gefühl, daß der Atem durch die Wirbelsäule fließt. Wenn dieses Konzept wirklich verstanden ist, dann können wir daran gehen, uns zu überlegen, wie wir eine Person darauf vorbereiten können, damit sie zumindest eine Kostprobe von diesem Effekt erlangt.

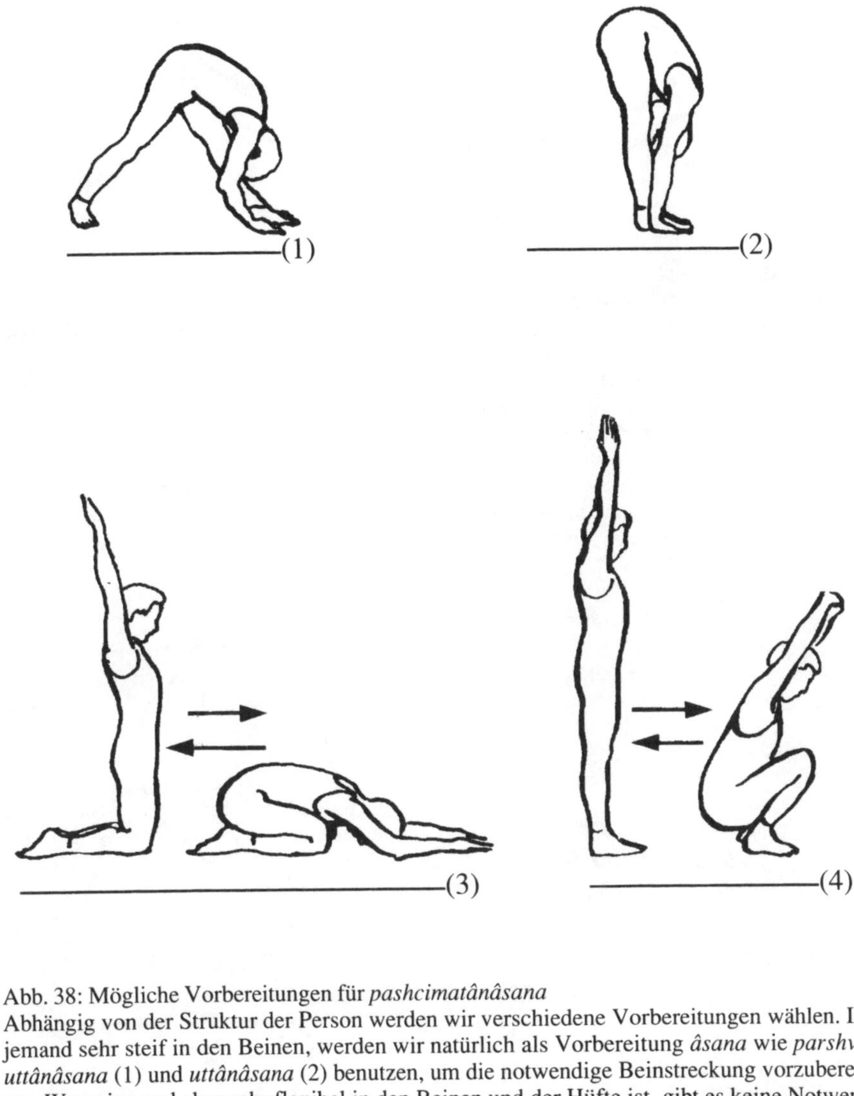

Abb. 38: Mögliche Vorbereitungen für *pashcimatânâsana*
Abhängig von der Struktur der Person werden wir verschiedene Vorbereitungen wählen. Ist jemand sehr steif in den Beinen, werden wir natürlich als Vorbereitung *âsana* wie *parshva uttânâsana* (1) und *uttânâsana* (2) benutzen, um die notwendige Beinstreckung vorzubereiten. Wenn jemand aber sehr flexibel in den Beinen und der Hüfte ist, gibt es keine Notwendigkeit, für das *pashcimatânâsana* die Beinstreckung intensiv vorzubereiten. Im Gegenteil, wir sollten die Beine in der Vorbereitung festigen, um der Dehnung des Rückens einen guten Halt zu geben. Dazu könnten sich zum Beispiel die dynamische Praxis von *vajrâsana* (3) oder *utkatâsana* (4) eignen, also Übungen, die die Beine nicht strecken, sondern beugen und sie zusammen mit den Hüften kräftigen.

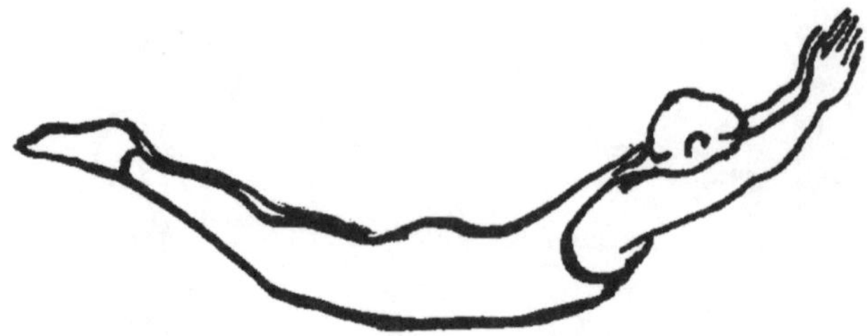

Abb. 39: Das Konzept von *shalabhâsana*

Im *shalabhâsana* werden von der Bauchlage aus sowohl der Oberkörper als auch die Beine vom Boden angehoben. Das heißt, sowohl die Beine als auch der Oberkörper werden vom Rücken getragen. Nichts anderes gibt ihnen Halt. Es ist die schwierigste unter den Rückwärtsbeugungen, weil es hier keine Möglichkeit gibt, den Rücken zu überlisten, es gibt nur e i n e n Halt in dieser Position: Die Beine müssen vom Rücken gehalten werden, der Oberkörper muß vom unteren Rücken getragen werden, der Rücken selbst muß in seiner Kontraktion bleiben: Und wir müssen tief atmen können. An diesem Konzept müssen wir uns ausrichten. Es ist auch kein *âsana*, in dem wir unseren Rücken beugen wie ein Blatt Papier, wie etwa in *bhujangâsana*. Es meint nicht die Beugung, sondern die Kontraktion. Es ist in gewisser Weise das Gegenteil von *pashcimatânâsana*.

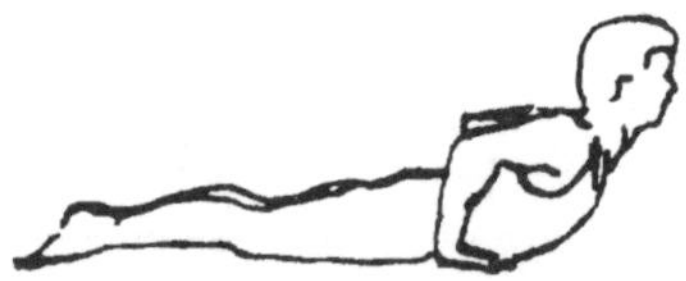

(1)

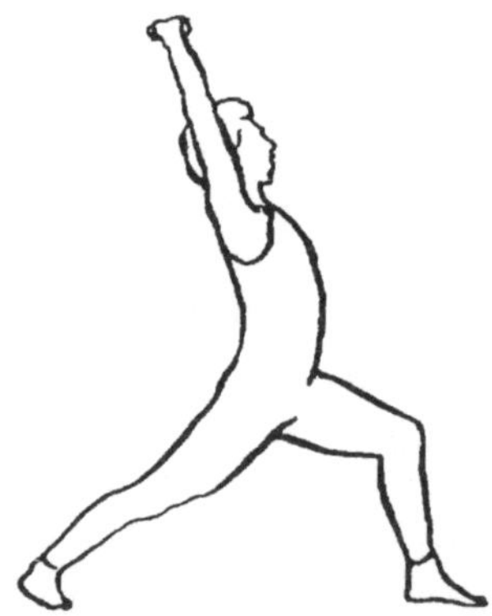

(2)

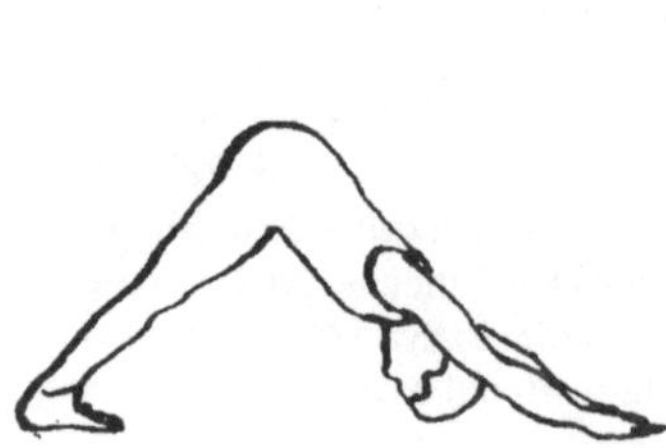

(3)

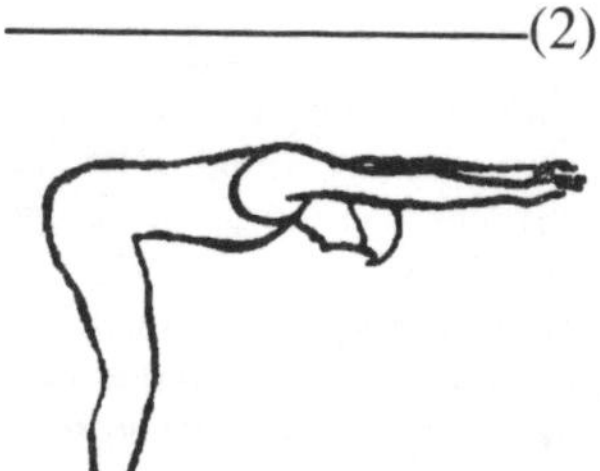

(4)

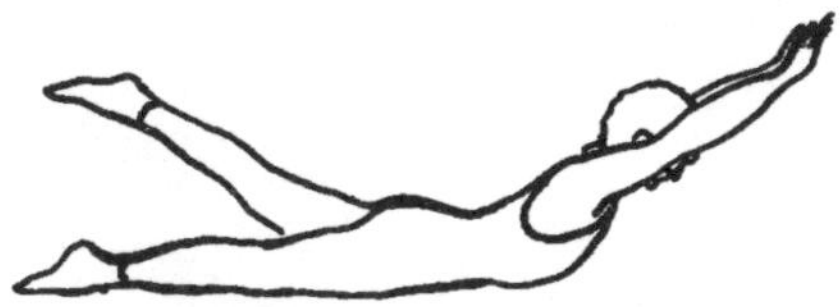

(5)

Abb. 40: Vorbereitungen für *shalabhâsana*
Wir müssen die Rückenmuskeln darauf vorbereiten, das Gewicht der Beine und des Oberkörpers zu übernehmen. Außerdem muß die Person in der Lage sein, in dieser Haltung auch zu atmen. Deshalb benutzen wir für die Vorbereitung natürlich viele Rückwärtsbeugungen. Auch die Streckung genauso wie die starke Anspannung der Beine sollten vorbereitet werden, um zu vermeiden, daß wir uns dort verkrampfen. Das heißt, wir arbeiten mit *âsana* wie *bhujangâsana* (1), *vîrabhadrâsana* (2), *ûrdhva mukha svanâsana* (3), *ardha uttânâsana* (4). Wir würden die Person vielleicht zuerst eine Variante von *shalabhâsana* lehren, in der nur ein Bein angehoben wird (5), und es dann nach einer Pause mit beiden Beinen versuchen. Schließlich unterrichten wir das *âsana* als statische Position und lassen die Person darin einige Atemzüge atmen.
Wir müssen auch bedenken, daß dieses *âsana* eine große Belastung für den Nacken bedeutet, und heutzutage sind die Menschen in diesem Bereich oft sehr steif und angespannt.

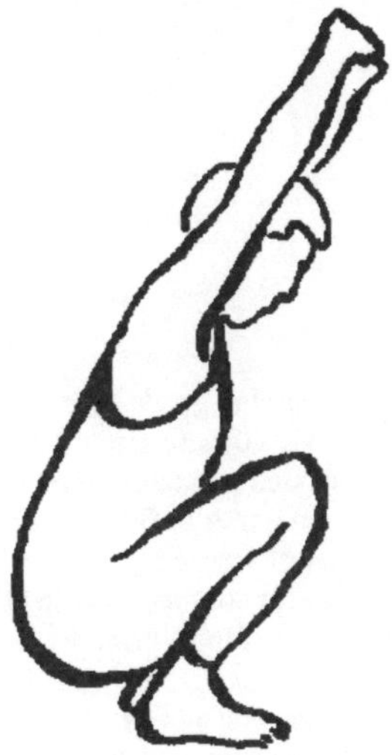

Abb. 41:*Utkatâsana*
Utkatâsana ist eine Haltung, die in unseren Tagen zu einer für viele schwierigen Übung geworden ist. Selbst in Indien, wo es früher eher die Regel war, in der Hocke zu sitzen, ist dieses *âsana* für viele nicht mehr einfach. Früher brauchte es hier kaum eine Vorbereitung. Wir saßen in der Hocke auf der Toilette, manche Rituale verlangten diesen Sitz , wir wuschen so unsere Wäsche. Dies hat sich geändert und entsprechend die Notwendigkeit für eine gute Vorbereitung von *utkatâsana*.

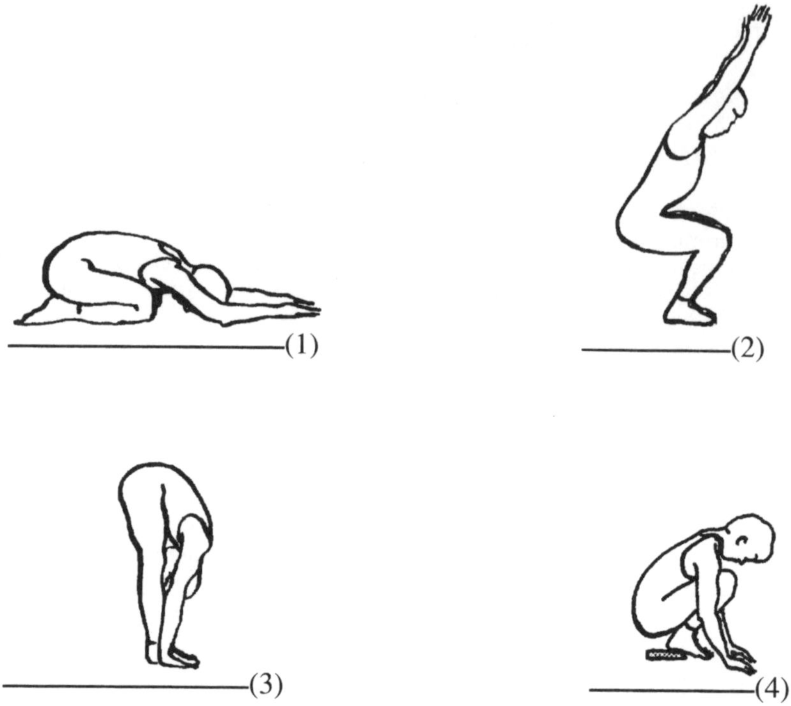

Abb. 42:
Vorbereitungen für *utkatâsana*

Utkatâsana verlangt auf der körperlichen Ebene eine große Flexibilität in den Fußgelenken, in den Knien und den Hüften. Also brauchen wir vorbereitende Übungen, die die Knie beugen, Übungen, die uns helfen, die Fersen am Boden zu lassen. Und schließlich müssen wir in dieser Position auch atmen können. Also werden wir zum Beispiel eine Variante von*vajrâsana* (1) benutzen, in der Rücken und Knie gebeugt werden. Auch *ardha utkatâsana* (2) kann hilfreich sein. Wir können mit *uttânâsana* (3) dafür sorgen, daß die Person in der Haltung des *utkatâsana* auch einen guten Atem findet. Zu Anfang können wir etwas unter die Fersen geben, damit die Fußgelenke entlastet werden (4).

Es gibt aber auch einige Risiken zu bedenken, die sich aus der Praxis dieser Haltung ergeben. Wenn wir die Übung zu sehr forcieren, kann *utkatâsana* dazu führen, daß die Fußwölbung verflacht, daß die Wölbung des Fußes verlorengeht. Das ist natürlich nicht wünschenswert. Außerdem ist es für Leute mit Knieproblemen riskant, und zwar vor allem deshalb, weil wir ja nicht nur in die Position hineingehen, sondern auch wieder herauskommen müssen, was die Knie sehr belasten kann. Aus dem gleichen Grund ist das *âsana* nicht gut für Leute, die schwache Leisten haben: Beim Hochkommen entsteht dort ein großer Druck. Das alles müssen wir klären, bevor wir jemandem eine solche Praxis geben.

FRAGE: Sie legen so viel Wert auf den Atem in der Praxis der *âsana*. Welche Rolle spielt diese Betonung des Atems in der Auswahl der richtigen Variationen von *âsana* für eine bestimmte Person?

ANTWORT: Der Atem selbst ist eines der Mittel, mit denen wir die *âsana* variieren können. Ich hatte es schon angesprochen: Wenn jemand zum Beispiel in *bhujangâsana* statt in fünf etwa in zehn Sekunden einatmet, wird damit die Wirkung dieses *âsana* gesteigert. Atem ist ein wichtiges Werkzeug für die Abwandlung von *âsana*. Gleichzeitig erfahren wir durch den Atem, wie sehr eine Person der Abwandlung einer bestimmten Übung b e d a r f . Wenn jemand zum Beispiel im *bhujangâsana* kaum atmen kann, wissen wir, daß wir die Übung einfacher machen müssen oder ein anderes *âsana* vorschlagen sollten. Deshalb ist der Atem ein grundsätzliches und wichtiges Werkzeug beim Variieren von *âsana*, egal, ob wir den Atem selbst dazu benutzen oder er uns bei unseren Entscheidungen eine Hilfe ist.

Tatsächlich ist der Atem eine der besten Arten, sich selbst in der *âsana*-Praxis zu beobachten: Wie antwortet der Körper auf den Atem, wie der Atem auf den Körper? Der Atem sollte uns ein Lehrer sein.

6

Was unser Herz verdunkelt: *avidyâ* und *duhkha*

Wir sprachen davon, daß es von Yoga viele Definitionen gibt, und hatten einige davon vorgestellt:
- Yoga als die Bewegung von einem Punkt zu einem anderen, höheren hin,
- Yoga als das Zusammenbringen, Miteinander-Vereinigen von zwei Dingen,
- Yoga als das Handeln mit ununterbrochener und ungeteilter Achtsamkeit.

Auf Grundlage dieser Definitionen wird der Ausgangspunkt, von dem aus eine Yogapraxis beginnt, weder für jede Person noch an jedem Tag der gleiche sein. Auch wird das, was wir damit erreichen wollen oder werden, nicht immer das gleiche sein. Eines beinhalten diese unterschiedlichen Definitionen von Yoga allerdings alle: die Vorstellung, daß sich etwas v e r ä n d e r t. Diese Veränderung muß uns zu einem Punkt bringen, an dem wir vorher noch nicht gewesen sind. Das meint: was unmöglich war, wird möglich; was nicht erreichbar war, wird erreichbar; was nicht sichtbar war, kann gesehen werden.

Für viele ist ein wesentlicher Grund, mit Yoga zu beginnen, etwas bei sich ändern zu wollen: klarer zu denken, sich besser zu fühlen und in allen Bereichen heute besser handeln zu können als gestern. Dabei kann Yoga tatsächlich eine große Hilfe sein, und es kennt keine Vorbedingungen, die erfüllt sein müßten, um sich auf diesen Weg begeben zu können. Nur weil Yoga seinen Ursprung in Indien hat, muß man keineswegs Hindu sein, um es zu praktizieren. Im Gegenteil! Auch von einem Hindu selbst wird nicht erwartet, daß er Yoga praktiziert. Das sind zwei verschiedene Dinge. Yoga fragt nicht nach einem Glauben, und haben wir einen eigenen, so wird dieser davon nicht angerührt. J e d e Person kann beginnen, und der Punkt, an dem wir dann anfangen, wird so verschieden und persönlich sein, wie wir es jeweils nun einmal sind. Warum machen wir uns überhaupt auf die Reise? Weil wir spüren, daß wir nicht immer das tun, was das beste für uns und andere wäre. Weil wir bemerken, daß wir die Dinge um uns herum und uns selbst oft nicht klar genug erkennen. Und warum passiert uns dies? Weil wir in uns so etwas wie einen Schleier haben, den der Yoga *avidyâ* nennt. Unsere Wahrnehmung kann in einem gegebenen Augenblick richtig sein oder falsch, aber wir können es in diesem Moment nicht erkennen. War unsere Sicht der Situation eine Täuschung, war also *avidyâ* anwesend, wird auch das Handeln, das sich daraus entwickelt, damit belastet sein. Auf diese Weise beeinflußt *avidyâ* unser Tun und dessen Ergebnis, mit dem wir früher oder später konfrontiert werden.

Wir hatten schon davon gesprochen, daß aus der Sicht des Yoga alles real ist und es keine Illusion gibt - es gibt kein Nichts. Selbst *avidyâ*, das die Quelle von so vielen Problemen ist, hat einen Wert und ist real. Alles, was wir sehen und erfahren, wird akzeptiert. Dieses Konzept wird *sat-vâda* genannt.

Aber gleichzeitig sagt Yoga, daß all diese Dinge in einem Zustand der Veränderung, der Wandlung sind. So, wie wir heute Dinge sehen, müssen sie uns nicht auch morgen erscheinen, so wie sie heute sind, müssen sie nicht auch morgen sein. Diese Erkenntnis bezeichnet Yoga als *parinâma-vâda*.

Folgen wir dem Yoga weiter, so gibt es etwas, das diesen Wandel aller Dinge wahrnehmen kann, weil es selbst diesem Wandel nicht unterliegt. Das ist *purusha: Purusha* ist jene Instanz in uns, die in der Lage ist, wirklich zu sehen, die wahre Natur aller Dinge zu erkennen, zum Beispiel auch, daß sie sich in stetigen Wandel befinden. Aber diese Fähigkeit des *purusha*, wirklich zu sehen, ist gleichsam durch einen Film verhüllt, der unseren Geist bedeckt: eben *avidyâ*.

Es wurde schon beschrieben, wie sich *avidyâ* auf vier unterschiedliche Arten ausdrückt und für uns erfahrbar wird. Eine Art ist *asmitâ*, das Ich-Gefühl: "Ich habe recht"; "ich bin traurig"; "ich bin Yogalehrerin". Wir verbinden etwas mit uns als ganzem Menschen, obwohl es morgen vielleicht schon nicht mehr zu uns gehört, sich geändert hat. Eine andere Form von *avidyâ* ist *râga*, das Verlangen, etwas zu haben, einerlei ob wir es brauchen oder nicht. Eine weitere ist *dvesha*: Wir lehnen ab, weisen zurück, haben Haßgefühle. Und schließlich *abhinivesha:* Wir haben Angst vor dem Tod, wir halten am Leben fest mit Klauen und Krallen. Das sind die vier Möglichkeiten, in denen sich *avidyâ* ausdrücken kann.

Das wesentliche Ziel der Yogapraxis ist es, *avidyâ* zu reduzieren, damit mehr und mehr wahres Verstehen aufkommt.

Wie aber können wir jemals wissen, ob wir Dinge klar verstanden oder gesehen haben? Wir gaben darauf schon eine erste Antwort: wir wissen es, wenn etwas tief in uns sehr gelassen und ruhig ist. Wenn wir die Wahrheit sehen, wenn wir eine Ebene erreichen, die höher ist als unser Alltagsbewußtsein, dann stellt sich eine Zufriedenheit ein, die uns durch nichts genommen werden kann. Es ist nicht jene Art von Befriedigung, die wir durch das Betrachten eines schönen Gegenstandes erlangen.

Es ist vielmehr eine Befriedigung tief in uns, die frei ist von Gefühl und Urteil. Das Zentrum dieser Zufriedenheit, dieses Erfülltseins, ist nichts anderes als *purusha*.

FRAGE: Sie sprachen von *îshvara-pranidhâna* und Handeln in Gleichmut. Würden Sie bitte in diesem Zusammenhang näher beschreiben, was mit Gleichmut gemeint ist?
ANTWORT: Ich sagte, Yoga ist beides, die Bewegung hin zu und das Ankommen an einem Punkt. Der Yoga, den wir praktizieren und in dem wir durch die Praxis Fortschritte erzielen können, wird *kriyâ-yoga* genannt. Das *Yoga Sutra* definiert *kriyâ-yoga* als zusammengesetzt aus drei Bestandteilen: *tapas*, *svâdhyâya* und *îshvara-pranidhâna*.
Tapas meint nicht Buße oder Kasteiung, sondern ist etwas, das wir tun, um uns geistig und körperlich gesund zu halten. Es ist ein Prozeß der inneren Reinigung: Wir entfernen Dinge, die wir nicht brauchen. Zu *kriyâ-yoga* gehört aber auch *svâdhyâya:* Schritt für Schritt müssen wir herausfinden, wo wir sind, wer wir sind, was wir sind usw. Unsere *âsana*-Praxis beginnt ja mit genau diesen Fragen. Wir machen den ersten Schritt, indem wir den Atem und Körper beobachten. Wir tun dies immer wieder neu und hoffen, daß wir dadurch mit der Zeit ein tieferes Verständnis von uns und unserem jeweiligen Zustand entwickeln. Auf diese Weise lernen wir außerdem zu erkennen, wie unsere nächsten Schritte aussehen können. Folgen wir dem *Yoga Sutra*, gilt dieser enge Zusammenhang mit *svâdhyâya* für jede Art von Praxis. Die wörtliche Bedeutung von *îshvara-pranidhâna* schließlich ist: "sich Gott demütig hingeben". *Ishvara* heißt "Gott", *pranidhâna* "Demut". Im *kriyâ-yoga* ist dies aber keinesfalls die einzige Möglichkeit, *îshvara-pranidhâna* zu verstehen. Es besteht hier die freie Wahl, Gott zu akzeptieren oder nicht. Die Bedeutung, die *îshvara-pranidhâna* im Kontext des *kriyâ-yoga* hat, bezieht sich deshalb vielmehr auf eine besondere Achtsamkeit unserem Handeln gegenüber: Wir legen Wert auf die Qualität der Handlung und nicht auf die Früchte, die uns daraus erwachsen könnten. Normalerweise legen wir ja erst die Ziele fest, auf die hin wir dann unser Handeln beginnen und ausrichten. Es kann aber leicht passieren, daß sich ein solches Ziel im Laufe der Zeit verändert oder gar verliert. Jemand glaubt zum Beispiel, eine Million Dollar heranschaffen zu müssen, und arbeitet daran zwei oder drei Jahre lang, und plötzlich entdeckt dieser Mensch , daß jenes einmal gesetzte Ziel eigentlich unnütz für ihn ist, seine Bedeutung verliert und etwas ganz anderes viel wichtiger wird. Wir sollten also beweglich bleiben, um auch dann noch reagieren zu können, wenn sich Erwartungen ändern und alte Vorstellung sich als falsch herausstellen. Dies gelingt uns um so besser, je mehr Gleichmut wir den Früchten unserer Handlungen gegenüber haben. Und wenn wir uns mehr auf die Qualität unserer Schritte auf dem Weg als auf das Ziel konzentrieren, vermeiden wir gleichzeitig die Enttäuschung, wenn wir unser Ziel vielleicht nicht genau so erreichen konnten, wie wir uns das vorher dachten.

Daß wir mehr darauf achten, in welchem Geist wir handeln, und weniger darauf sehen, welches Resultat dieses Handeln uns bringen mag, das ist die Bedeutung von *îshvara-pranidhâna* im *kriyâ-yoga* des *Yoga Sutra*.[1]

FRAGE: Würden Sie bitte noch einmal das Konzept von *râga* erklären?

ANTWORT: Wir brauchen im Leben bestimmte Dinge. Wir sind angehalten, bestimmte Dinge im Leben zu tun. Was wäre sonst der Grund, warum wir geboren wurden? Unglücklicherweise gehen wir alle einen Schritt weiter. Wir klammern uns an Dinge, ohne daß dieses Klammern eine Beziehung zu unseren wirklichen Bedürfnissen oder Zielen im Leben hätte. Ich habe zum Beispiel eine sehr gute Armbanduhr in Madras. Gestern war ich nun in einem Ihrer Supermärkte und sah eine wunderschöne Uhr. Was passierte? Ungeachtet der Tatsache, daß ich schon eine gute Uhr habe, will ich diese. Ich kaufe sie. Wieder, diesmal auf einer Reise in die Schweiz, sehe ich eine schöne Uhr, und ein Freund sagt, er will sie für mich kaufen. Warum nicht? Diese beiden Beispiele sind Momente von *râga*. Es ist nichts dabei, etwas haben zu wollen, wenn wir es brauchen. Wir aber suchen ständig nach Dingen, die in keinem Verhältnis stehen zu den Notwendigkeiten oder den Aufgaben des Lebens. Dieses Suchen kann eine Gewohnheit werden. Wir werden von Reklame und allen möglichen Spielereien überschüttet, die unsere Aufmerksamkeit gefangennehmen sollen. Warum gibt es Reklame? Um *râga* zu fördern. Aber viele Dinge zu besitzen, heißt nicht, daß wir ein besseres Leben haben. Anderes ist wichtiger. Wenn wir Dinge wirklich brauchen, sollten wir sie haben, aber es schafft viele Probleme, wenn wir sie haben, nur weil sie erhältlich sind.

Ich möchte nun fortfahren, die verschiedenen Konzepte der Yogapraxis zu erörtern, und mit einer genaueren Erklärung von *avidyâ* beginnen. Wir sagten: Alles ändert sich, *avidyâ* eingeschlossen. Wie sich *avidyâ* darstellt, ist also unterschiedlich; es verändert sich, je nachdem ob es sich als *asmitâ*, *râga*, *dvesha* oder als *abhinivesha* zeigt. Manchmal wird es sich als Angst zeigen, ein andermal in der Maske von Anhaftung, Abneigung, Habenwollen usw. Die vier Aspekte von *avidyâ* sind nicht immer im Gleichgewicht. Obwohl normalerweise alle anwesend sind, werden in der Regel einige vorherrschen und andere dabei in den Hintergrund getreten sein.[2] Wenn wir uns für einige Zeit bescheiden fühlen, heißt das nicht, daß wir unsere Selbstsucht besiegt haben. Wir wissen nie, wann eine bestimmte Form von *avidyâ* wieder deutlicher hervortritt. Es ist wie beim Pflanzen von Samen: in dem Moment, in dem sie

---

[1] Die Frage der H a l t u n g , die wir zu unserem Handeln einnehmen, steht auch in den Definitionen im Mittelpunkt, die der älteste Kommentar zum *Yoga Sutra*, das *Yoga Bhâsya*, zu diesem Begriff gibt. Es heißt dort: "*îshvarapranidhâna* ist die Hingabe allen Handelns an Gott oder der Verzicht auf das Verlangen nach den Früchten allen Handelns".

[2] Das folgende bezieht sich vor allem auf Kapitel II, Vers 4, 10 und 11 des *Yoga Sutra* des Patañjali.

Wasser, Dünger und Luft bekommen, sprießen sie. Und jeder Samen wächst unter unterschiedlichen Bedingungen und zu verschiedenen Zeiten besser als die anderen. So kann es passieren, daß uns ein Verlangen *(râga)* so sehr treibt, daß wir etwas tun, was uns sonst unser Stolz, unser Ego *(asmitâ)* verboten hätte. Oder unsere Geltungssucht *(asmitâ)* macht sich so breit, daß sie zum Beispiel die Angst *(abhinivesha)* verdrängt, weil wir beweisen müssen, welch große Helden wir sind.

Das Ziel von Yoga ist die Verringerung von *avidyâ*

Wir sollten uns also nie selbstzufrieden im Sessel zurücklehnen, wenn es den Anschein hat, wir wären frei von *avidyâ*. Weil die vier Aspekte von *avidyâ* nicht immer an der Oberfläche erscheinen, müssen wir der Tatsache bewußt bleiben, daß ihre Kraft und Intensität sich immer ändern kann. Manchmal ist *avidyâ* in seinen verschiedenen Ausformungen kaum wahrzunehmen, manchmal überwältigt es uns. Weil es so viele Ebenen von *avidyâ* gibt, dürfen wir in unserem Bemühen um seine Verringerung nicht nachlassen und müssen unserem Handeln gegenüber wach und achtsam bleiben. Wenn jemand über Jahre hinweg über einen sehr klaren Geist verfügt, so ist das sicher ein großer Fortschritt. Aber plötzlich kann *avidyâ* hereinbrechen wie ein Erdbeben. Deshalb betonen wir, daß die Yogapraxis, dieses Bemühen um ein tieferes Verstehen, weiter und immer weiter gehen muß, bis *avidyâ* auf ein Minimum reduziert ist.

Ein paar Tage *âsana*-Praxis und Selbstbetrachtung mag für eine kurze Zeit helfen, aber ein so erreichter Erfolg wird niemals von Dauer sein. Praxis setzt einen Stein auf den andern und ist ein allmählicher Prozeß. Wir müssen in einer ständigen Auseinandersetzung mit diesen Dingen bleiben, weil wir vielleicht heute weiter sind als gestern, aber morgen schon wieder einen Schritt zurück machen können. Das verlangt von uns, ununterbrochen in Bewegung zu bleiben, bis der Samen, also *avidyâ*, wirklich verbrannt ist und nicht mehr wachsen kann. Solange der Keim noch da ist, wissen wir nie, ob er noch wächst oder nicht. Die ganze Praxis des Yoga dient dazu, diesen Samen ständig aufs neue am Wachsen zu hindern.

Avidyâ steht in enger Beziehung zu unserem Handeln genauso wie zu unserem Nichthandeln. Selbst das Nichthandeln hat ja in jedem Fall Konsequenzen. Im *Yoga Sutra* wird nun gesagt: Ob unsere Handlungen negative oder positive Auswirkungen haben, richtet sich danach, mit welcher Kraft *avidyâ* bei deren Zustandekommen beteiligt war.[3] Dabei werden zwei Arten von Handlungen unterschieden. Die eine ist das Handeln, das *avidyâ* reduziert und wirkliches Verstehen bringt. Die andere Art ist Handeln, das *avidyâ* vermehrt. Wir können *avidyâ* vermehren, indem wir es füttern oder verringern, indem wir es aushungern; unsere Handlungen können es ermuntern oder entmutigen. Alles, was wir im Yoga tun, sei es *âsana*, *prânâyâma*,

---

[3] *Yoga Sutra*, Kapitel II, Vers 12 und folgende

dhyâna,[4] sei es achtsames Beobachten, sei es Selbsterforschung, sei es das Ergründen einer besonderen Frage: alles hat die Verminderung von *avidyâ* zum Ziel.

Nichts, was wir tun, bleibt ohne Folge

Jede unserer Handlungen kann ihr Ergebnis sofort oder aber erst im Laufe der Zeit zeigen. Jede Handlung hat eine Folge. Das kann auch so aussehen, daß eine Handlung so etwas wie einen "Rückstand" hinterläßt, der wiederum die nächste Handlung beeinflußt. Aus einer Begegnung mit jemandem, in der wir uns freundlich verhalten haben, wird etwas von unserer Zuwendung in die nächste Begegnung getragen werden, die dieser Mensch hat. Es ist ein kontinuierlicher Prozeß: Die eine Handlung beeinflußt die andere und so weiter ad infinitum. Das ist der Grund, warum wir während unserer Handlungen gut daran tun, sehr achtsam zu sein.

Welche Möglichkeiten gibt es nun, Handlungen mit negativen Folgen, Handlungen, die wir vielleicht einmal bereuen, zu verhindern? Eine Möglichkeit wird *dhyâna* genannt. In diesem Kontext meint *dhyâna*: Reflektieren. Reflektion kann zum Beispiel so aussehen, daß wir uns bei einer anstehenden Entscheidung vorstellen, was passieren würde, wenn wir das genaue Gegenteil täten.[5] Wir können versuchen, uns das Ergebnis dieses ganz anderen Verhaltens zu vergegenwärtigen. Egal, was es ist, egal, wie sicher wir uns fühlen: Bevor wir uns in einer wichtigen Sache entscheiden und handeln, sollten wir uns die Möglichkeit geben, alles noch einmal in Offenheit und mit einem gewissen Abstand zu bedenken. Reflektion, *dhyâna* ist eine Art ruhiger und aufmerksamer Betrachtung, Meditation. Wir bemühen uns um einen unbefangenen Blick mit dem Ziel, Handlungen zu vermeiden, die wir später vielleicht bereuen würden, die uns neues *duhkha* schaffen.

Dhyâna bekräftigt einen anderen wichtigen Aspekt des Yoga, den der Selbständigkeit. Yoga macht uns unabhängig. Wir wollen alle unabhängig sein, obwohl viele von uns sehr abhängig sind, sei es von Psychologen, Gurus, Lehrern, Drogen oder anderem. Auch wenn ein Ratschlag und eine Anleitung eine Hilfe sind: Es gibt keinen Zweifel, daß letztendlich wir selbst am besten unsere eigenen Handlungen beurteilen können. Niemand ist mehr an mir interessiert als ich selbst. Mit Hilfe von *dhyâna* finden wir zu unserem eigenen System, unseren eigenen Methoden, richtig zu entscheiden und unser Verhalten besser zu verstehen.

Um den notwendigen Abstand zu unserem Tun zu gewinnen, gibt es natürlich noch andere Möglichkeiten, als darüber nachzudenken, wie es wäre, wenn wir ganz anders als vorgesehen handeln würden. Nehmen Sie zum Beispiel die Art, wie ich über die Einladung hierher nach Hamilton entschieden habe. Es war keine einfache

---

[4] *dhyâna* ist eines der acht Glieder des Yoga, wie sie von Patañjali beschrieben werden (s. Kapitel 13), und meint: Versenkung, Meditation, aber auch Reflektion wie zum Beispiel im Vers 11 des Kapitel II des *Yoga Sutra.*

[5] *Yoga Sutra*, Kapitel II, Vers 33, 34

Sache. Was meine Arbeit, meine Freunde, meine Studien anging, schien es verrückt zu sein, gerade jetzt Madras zu verlassen, um in Hamilton zu arbeiten. Auf der anderen Seite gab es so viele Gründe, die dafür sprachen, diese Vorlesungen zu halten, daß ich mich schon fast entschieden hatte zu gehen. Würde diese Entscheidung richtig sein? In diesem Moment und nach dem vielem Nachdenken hatte ich das Gefühl, es wäre nicht nützlich, weiter Hamilton gegen Madras zu diskutieren. Ich ging statt dessen in ein Konzert. Da war nichts von diesem Konflikt. Und in dieser Umgebung traf ich die Entscheidung, nach Hamilton zu gehen. Wie dieser Vorgang funktioniert? Obwohl ich in einem Konzert sitze oder einen Spaziergang mache oder irgend etwas anderes, das Ruhe in meine Gedanken bringt, - unbewußt arbeitet mein Geist, jetzt aber ohne äußeren Druck. Im Konzert gewinne ich einen Abstand. Wie kurz es auch immer sein mag, es verschafft mir Zeit, noch einmal einen Blick auf die anstehende Entscheidung in ihrer ganzen Tragweite zu werfen. Vielleicht treffe ich dann eine bessere Wahl. Dieses Herausgehen aus einer Situation, um von einem anderen Ort einen besseren Überblick zu haben, hat im Yoga einen Namen. Wir nennen es genauso wie die Erwägung anderer Möglichkeiten des Handelns, von denen ich vorhin sprach, *pratipaksha.*[6] Die Zeit, die wir in *dhyâna* gewinnen, ist extrem wichtig, weil dadurch Reflektion möglich wird und unser Handeln durch diese Reflektion an Qualität gewinnt.

FRAGE: Wie können wir feststellen, ob unser Handeln in *purusha* oder in *avidyâ* wurzelt?
ANTWORT: Wenn wir zum Beispiel spüren, daß wir sehr schnell handeln, wenn wir einen Druck zum Handeln spüren, dann ist sicher immer *avidyâ* beteiligt. Haben wir etwas klar gesehen, dann geschieht dies ohne Hetze. Wo Klarheit herrscht, steht das Handeln unter keinem Druck.

Das Konzept von *duhkha*

Ein anderer Gedanke steht in engem Zusammenhang mit *avidyâ:* das Konzept von *duhkha.* Manchmal werden Begriffe wie "Leiden", "Kummer" oder "Krankheit" gebraucht, um die Bedeutung von *duhkha* zu erläutern. Am besten beschrieben ist es aber als ein Gefühl von E i n g e s c h r ä n k t s e i n . Tief in uns sind wir beunruhigt und fühlen uns eingeschränkt. Diese Einschränkung ist *duhkha. Duhkha* heißt nicht Schmerz. Es ist eine Qualität unseres Geistes, wobei wir das Gefühl haben, - mehr oder weniger - von etwas erdrückt zu werden. Es ist nicht gleichzusetzen mit körperlichem Schmerz. Wenn wir uns in den Finger schneiden, wird uns das nicht sehr bekümmern, denn wir wissen, daß so etwas schnell heilt. Vor zehn Tagen fiel ich hin und verletzte mich am Knie. Es war recht schmerzhaft, und ich konnte mein Bein kaum beugen. Es störte mich aber nicht, weil ich sicher war, es würde wieder in Ord-

---

[6] *Yoga Sutra*, Kapitel II, Vers 33

nung kommen. Andererseits braucht es keinen körperlichen Schmerz zu geben und trotzdem kann großes *duhkha* herrschen. Die Ebene, auf der *duhkha* wirkt, ist die Ebene unseres Geistes, ja *duhkha* ist nichts anderes als ein bestimmter Zustand unseres Geistes, in dem wir erfahren, daß unsere Möglichkeiten zu handeln und zu verstehen eingeschränkt sind. Auch wenn wir dabei unsere Gefühle nicht in Tränen ausdrücken müssen, irgendwie fühlen wir uns tief innen gestört, in einer leidvollen Weise gebunden, unfrei.

Wenn wir dagegen viel an Raum in uns spüren, ein Gefühl von Leichtigkeit und Offenheit haben, so erleben wir das Gegenteil von *duhkha*, nämlich *sukha*.[7]

Zu verschiedenen Zeiten gibt es im Leben eines jeden Menschen *duhkha*. Dieses Konzept spielt nicht nur im Yoga eine wichtige Rolle, sondern auch in den anderen bedeutenden philosophischen Systemen Indiens. Wir haben alle das Ziel, *duhkha* zu beseitigen. Das ist es, was der Buddha lehrte. Das ist, wonach der *Vedânta* [8] verlangt. Das ist es, was Yoga zu erreichen versucht.

Duhkha entsteht aus *avidyâ*

Was ist die Beziehung zwischen *duhkha* und *avidyâ*? Jede Handlung, die aus *avidyâ* entsteht, führt immer zu der einen oder anderen Form von *duhkha*. Es mag sehr häufig vorkommen, daß wir unser *avidyâ* nicht als Selbstsucht, Verlangen, Haß oder Angst sehen, wohl aber deren Auswirkung, nämlich *duhkha*, wahrnehmen können. *Duhkha* kann sich in den verschiedensten Formen ausdrücken; wir können im voraus nicht wissen wie. Manchmal fühlen wir uns, als wäre uns die Kehle zugeschnürt, manchmal bemerken wir es nur an unseren Gedanken und Gefühlen. Einerlei, welche Form es schließlich annimmt, *duhkha* wird sich mit Sicherheit dann irgendwann zeigen, wenn unsere Handlungen aus *avidyâ* entstanden sind. Eine Handlung, die von einem wirklich klaren Geist getragen wird, kann kein *duhkha* in sich bergen. Es gibt also Handlungen, die auf irgendeine Art nie einen negativen Aspekt bekommen, und es gibt andere, von denen wir dachten, sie seien gut, die wir dann aber irgendwann bereuen, weil sie uns *duhkha* bringen.

Duhkha kann uns sogar aus dem Bemühen entstehen, auf dem Yogaweg voranzukommen. Wenn wir etwas sehen, was wir gerne hätten und es schließlich auch besitzen, gibt es erst einmal kein *duhkha*. Können wir es nicht bekommen, ist das der

---

[7] Eine wörtliche Übersetzung kann uns beim Verständnis dieser Begriffe, die im *Yoga Sutra* immer wieder gebraucht werden, helfen: *kha* heißt soviel wie "Raum", *su* läßt sich wiedergeben mit glücklich", "gut". Ein anschauliches Bild für *duhkha* als das Gegenteil von *sukha* wäre in diesem Zusammenhang die Vorstellung von einem "dunklen Raum".

[8] *Vedânta* ist eine der sechs großen philosophischen Richtungen Indiens.

Anfang von *duhkha,* und oft leiden Menschen unter dieser Art von *duhkha* gerade auch, wenn sie dabei sind, ihr Leben zu verbessern. Sie werden so durstig nach richtiger Erkenntnis, daß sie diese neue Qualität des Verstehens und Handelns nicht so schnell erreichen können, wie sie danach verlangen.
In unserer großen indischen Literatur werden uns viele Geschichten von Menschen erzählt, die sich bemühen, besser zu werden, aber in einer solchen Eile sind und dabei so wenig erreichen, daß sie *duhkha* entwickeln und unglücklich sind. Und dies, obwohl sie versucht haben, etwas zum Besseren hin zu ändern.
Von *duhkha* wird auch gesprochen, wenn wir uns in einer neuen Situation nicht zurechtfinden. Zum Beispiel bin ich nicht mit amerikanischen Gebräuchen vertraut und kann die Leute hier manchmal nicht verstehen. Dann fühle ich mich unwohl. Auf ähnliche Weise verursacht es mir *duhkha*, wenn ich etwas haben will, was es aber im Moment einfach nicht geben kann: Ich bin an indisches Essen, so wie es in Madras gekocht wird, gewöhnt. Obwohl die gleichen Mahlzeiten hier von ausgezeichneten Köchen zubereitet werden können, sind sie nicht so gut wie die, die meine Mutter macht. Und ich sitze dann hier und denke: "ach, wie gerne hätte ich ein paar von ihren Iddlis" - das sind feine Klößchen - und eben nur von ihren Iddlis.
Duhkha entsteht auch daraus, daß wir an bestimmte Dinge gewöhnt sind und uns auf diese Gewohnheiten festlegen. Wenn wir dann darin gestört werden, fühlen wir uns unwohl. Diese Form von *duhkha* entsteht aus unseren eigenen Handlungen. Vergangene Handlungen haben uns in ein Gleis gebracht, auf dem wir uns zufrieden und glücklich fühlen. Können wir in dieser Art nicht fortfahren, empfinden wir das als Störung. Es kann aber auch andersherum sein: manchmal ist der Prozeß, ein altes Gleis zu verlassen, von dem wir erkannt haben, daß es nicht gut für uns ist, schmerzhaft und bringt uns *duhkha*. Das ist der Grund, warum es manchmal schwer ist, ein bestimmtes Verhalten, das wir als falsch erkannt haben, tatsächlich abzulegen. Die Trennung von einem gewohnten Muster kann sehr schmerzhaft sein, und es ist dann an uns, herauszufinden warum, damit wir diese Situation überwinden können.[9]

Duhkha* entsteht aus den *guna

Es gibt noch einen letzten Aspekt von *duhkha*. Wir müssen dazu wissen, daß im Yoga unserem Geist drei Qualitäten zugeschrieben werden. Diese drei Qualitäten

---

[9] Die hier aufgeführten verschiedenen Arten von *duhkha* werden auch unterschiedlich bezeichnet:
Aus der Unfähigkeit, eine Veränderung wahrzunehmen oder zu akzeptieren, entsteht *parinâma-duhkha*; aus dem Umstand, daß ein Bedürfnis nicht erfüllt werden kann: *tâpa-duhkha*; aus der Schwierigkeit, Gewohntes nicht aufgeben zu können: *sams-kâra-duhkha*. Diese Aufzählung der verschiedenen Ursachen von *duhkha* findet sich in Vers 15, Kapitel II des *Yoga Sutra*.

nennen wir auch die *guna*. Sie sind *tamas*, *rajas* und *sattva*.[10]
Tamas bezeichnet das Schwere, den Zustand von Schwerfälligkeit im Fühlen und Entscheiden. Nehmen wir an, mich würde gerade dann ein Gefühl von Trägheit überwältigen, wenn ich diese Vorlesung hier halten sollte. Ich hätte plötzlich große Schwierigkeiten, aufmerksam zu bleiben, ich und meine Zuhörer wären unzufrieden, und schließlich würde ich *duhkha* empfinden. Diese Art von Lethargie beschreibt die Qualität von *tamas*.
Ganz anders sieht es aus, wenn es eigentlich Zeit ist, schlafen zu gehen, aber unser Geist sagt: los, raus, ab ins Kino, du mußt unbedingt ins Kino, wie kannst du jetzt schlafen wollen? Diese Qualität unseres Geistes möchte Bewegung, möchte tanzen. Sie wird *rajas* genannt, und auch sie erzeugt *duhkha*.
Die dritte Qualität beschreibt die Abwesenheit der beiden anderen. Es herrscht weder Schwere, Trägheit noch Gehetztsein oder Unruhe, sondern nur Klarheit. Unser Geist ist wirklich klar. Das ist mit *sattva* gemeint, und aus dieser Qualität unseres Geistes allein kann kein *duhkha* entstehen.
Diese drei Qualitäten unterliegen ihren eigenen Zyklen, mal herrscht die eine vor, dann wieder die andere. Eindeutig positiv im Sinne einer Verringerung von *duhkha* ist nur *sattva*, die Klarheit. *Rajas* ebenso wie *tamas* können zu *duhkha* führen. Will ich zum Beispiel schlafen und brauche auch wirklich Schlaf, und mein Geist ist deshalb *tamas*, so ist das gut. Soll ich aber eine Vorlesung halten oder möchte ihr folgen, wird mir ein Zustand, in dem *tamas* überwiegt, ziemliche Schwierigkeiten bereiten.
Ich hatte früher schon darüber gesprochen, daß es neben *rajas* und *tamas* noch andere Gründe für das Entstehen von *duhkha* gibt. Alle aber wirken in uns als Kräfte, die uns Raum und Freiheit nehmen, uns einschränken. Sind wir nur aufmerksam genug, können wir das Spiel dieser Kräfte eigentlich zu jeder Zeit in uns wahrnehmen. Durch unsere Yogapraxis versuchen wir, dieser Bewegungen in uns besser gewahr zu werden, die aus ihnen entstehenden Einschränkungen zu verringern und - jedenfalls für die Zukunft - das Entstehen von *duhkha* zu vermeiden.

FRAGE: Ist es nicht manchmal besser, *duhkha* zu haben? Ich meine, können wir nicht auch an *duhkha* interessiert sein, damit wir vielleicht etwas wahrnehmen, das wir ohne diesen Schmerz nicht bemerkt hätten, oder damit wir motiviert werden, etwas zu ändern? Ich denke an Ihr Beispiel, daß *duhkha* entstehen kann als Folge eines Bemühens um besseres Verstehen, das aber nicht gleich einlösbar ist.
ANTWORT: Ja, wir müssen *duhkha* wahrnehmen, um es zu beseitigen. Aber in

---

[10] Das Konzept der drei *guna* wird im *Yoga Sutra* nicht ausführlich dargelegt, aber immer wieder angesprochen und vorausgesetzt. Ausgeführt ist es in den Texten des *Sâmkhya*, wo die *guna* jene drei Qualitäten bezeichnen, die allem "Stofflichen" (dazu gehört auch unser Denken, unsere Gefühle, unser ganzes geistiges Feld) zu eigen sind, nicht aber *purusha*. Auch die Bewegung der drei *guna* kann Grund für *duhkha* sein *(Yoga Sutra*, Kapitel II, Vers 15).

meinem Beispiel machen sich die Menschen *duhkha* nicht selbst. Sie leiden, weil sie nicht in der Lage sind, die Wahrheit zu sehen, und das trotz ihrer Yogapraxis. Weil sie so schnell voran wollen, lernen sie *duhkha* kennen. Im Yoga ist einer der ersten Schritte zum Erkennen, daß wir uns bewußt werden und verstehen, daß etwas mit uns nicht in Ordnung ist. Das ist die erste Wahrheit, die wir verstehen müssen, weil sich *duhkha* oft unbemerkt abspielt: wir leiden unter *duhkha*.[11] Wenn wir das bemerken, sind wir aufgefordert, etwas dagegen zu unternehmen.[12] Deshalb gibt es keinen Grund, *duhkha* zusätzlich anzufachen. Es ist schon längst da, unserer Wahrnehmung fehlt aber oft die nötige Qualität, dies zu sehen. Wir sollten uns also besser mehr darum bemühen, dasjenige *duhkha* aufspüren, das bereits vorhanden ist.

Ich möchte hier noch einmal daran erinnern, daß Sie das Wort *duhkha* nicht im Sinne von Schmerz verstehen sollten. Denken Sie eher an jene Dinge, die in uns verborgen liegen, uns aber erfahren lassen, daß da etwas ist, das stört, etwas, das uns nur schwer aus dem Kopf geht. D a s ist *duhkha*. Es ist Störung, Ver-Störung tief in uns, in unserem Geist. Wenn wir ein Verlangen nach etwas verspüren, das unerreichbar ist, wo ist da der Schmerz? Können wir ihn am Körper zeigen? Vielleicht werden wir manchmal tatsächlich Symptome von körperlichem Schmerz zeigen. Aber dieser physische Schmerz ist meist unbedeutend, verglichen mit dem *duhkha*, das in unserem Geist herrscht. Auch wenn *duhkha* Folgen auf der körperlichen Ebene haben mag, es ist in erster Linie etwas, das unseren Geist ergriffen hat. Und weiter: wir müssen es nicht extra auf die körperliche Ebene bringen, weil es sich selbst auf natürliche Art zeigen wird, wenn wir die Fähigkeit unserer Wahrnehmung nur genügend verbessern.

FRAGE: Wenn *duhkha* immer anwesend ist und es einer gewissen Klarheit bedarf, dies zu bemerken, ist es dann diese Klarheit, die *duhkha* an die Oberfläche bringt?

ANTWORT: Ja, genau so sieht es der Yoga und mehr noch: Wenn wir *duhkha* wahrnehmen und sehen, daß es wichtig ist, uns darum zu kümmern, dann sind wir auch in der Lage, einen Weg zu finden, wie wir es los werden. Deshalb ist das Wahrnehmen von *duhkha* der erste Schritt, der uns hilft, uns schließlich davon zu befreien.

FRAGE: Angesichts einer Realität, in der alles im Fluß ist, einer Welt, die sich fortwährend verändert, verlangen wir nach etwas, was da ist und uns immer bleiben wird. Ist es dieser ständige Wandel der Dinge, der uns *duhkha* entstehen läßt?

ANTWORT: Wenn wir glauben, es gäbe etwas in unserem Leben, das sich nie verändern wird, dann aber allmählich doch bemerken müssen, daß sich auch diese Dinge verändern, dann kann es gut sein, daß wir in *duhkha* geraten. Auch in einer genau entgegengesetzten Situation ist das möglich: Manche haben das Gefühl, alles in ihrem Leben befindet sich in ständigen Wandel und finden in nichts, das sie tun, die nötige Ausdauer und Kontinuität. Sicher wird dies auch irgendwann zu *duhkha* führen.

---

[11] *Yoga Sutra*, Kapitel II, Vers 15

[12] *Yoga Sutra*, Kapitel II, Vers 16: “Es gilt, zukünftiges *duhkha* zu vermeiden”.

Yoga vertritt die Vorstellung, daß wir alle Dinge unterschiedlich bewerten und uns auf unterschiedliche Weise auf sie beziehen sollten. Wir müssen beweglich sein. Die Dinge ändern sich und deshalb ist es besser, beweglich zu sein. Nichts bleibt, wie es ist, aber alle Dinge sind Realität. Wenn wir sagen, daß sich alle Dinge ändern, meint das nicht, daß dieser Tisch hier morgen anders aussehen wird, obwohl ja auch das passieren könnte. Wie uns etwas erscheint, ändert sich nicht nur, wenn sich die physische Form verändert, sondern auch wenn sich unsere Beziehung dazu verändert.[13]

Yoga geht noch weiter. Er sagt, daß für uns Menschen ein Zustand existiert, der *kaivalya* genannt wird. Das heißt, jemand ist frei. Frei sein in diesem Sinne meint, daß äußere Dinge nicht mehr solch starke Beunruhigungen in uns bewirken können wie zuvor.[14] Nehmen wir an, ich habe ein Radio, das mir viel bedeutet. Eines Tages macht es mein Sohn kaputt. Ich bin entsetzt und wütend auf ihn, selbst wenn er es nicht mit Absicht getan hat. Tatsächlich hätte ich nicht wütend werden sollen, - es ist nur einfach das Radio kaputtgegangen. Während ich einerseits meinen Sohn nicht bestärken sollte, Dinge kaputtzumachen, muß ich doch flexibel genug sein, um sehen zu können, was wirklich geschehen ist. Ein wenig Flexibilität vermindert immer *duhkha*.

FRAGE: Kann dies zum Gegenstand einer Praxis werden? Sie sagten, man müsse damit beginnen, wahrzunehmen, wo wir stehen. Ist das verbunden mit einem Bewußtwerden von *duhkha*?

ANTWORT: Ja. Nehmen wir an, Sie haben eine bestimmte Vorstellung und Idee von *âsana*; warum Sie *âsana* üben, wo Sie beginnen, wie lange Sie praktizieren sollten usw. Zu Beginn der Praxis prüfen Sie dann, wie ihr Atem fließt, wie sich ihr Körper anfühlt. Nehmen wir an, dabei bemerken Sie jetzt, daß ihr Ausgangspunkt ein anderer geworden ist als der, mit dem Sie ihr ursprüngliches Konzept festgelegt hatten. Dann müssen Sie ihre Pläne wie Ihre Praxis ändern, und indem Sie das tun, verringern Sie zukünftiges *duhkha*.

Es gibt so viele Bücher über *âsana*, und manche zeigen sehr schwierige Haltungen. Wir können uns eines dieser Bücher anschauen und denken, wir müßten die aufgeführten Positionen alle wirklich praktizieren. Wenn wir aber so einfache Dinge wie zum Beispiel den Zustand unserer Hüften, Beine, unseres Rückens usw. nicht kennen, wenn wir also zu wenig Klarheit über unsere Ausgangsposition haben und dann versuchen, diese Art von *âsana* nachzumachen, enden wir schnell in Schwierigkeiten. Das geschieht sehr häufig. In anderen Büchern wird gesagt, wie *prânâyâma* gemacht wird. Da steht dann, das beste *prânâyâma* sei, durch eine Nasenöffnung einzuatmen und durch die andere auszuatmen. Uns wird weiter gesagt, wir sollen ein

---

[13] Diese und weitere Vorstellungen über die Beziehung zwischen jener Instanz in uns, die wahr-nimmt, und dem, was sie da sieht und erfährt: der sichtbaren und fühlbaren Welt, sind Thema der Verse 17-27 im II. Kapitel des *Yoga Sutra*.

[14] Vers 25 des II. Kapitels des *Yoga Sutra*. Der Begriff *kaivalya* steht für ein zentrales Anliegen des Yoga: Das letzte, das IV. Kapitel der *Yoga Sutra* trägt den Titel: *kaivalya*, Freiheit.

Verhältnis von "1" für die Einatmung, "4" für das Anhalten des Atems, "2" für die Ausatmung und "1" für das Anhalten des Atems wählen. Zum Beispiel: Einatmen = 6 Einheiten; dann Atemanhalten = 24; dann Ausatmen = 12; dann Atemanhalten = 6. Und wenn wir es gar fertigbringen, mit "16" einzuatmen, mit "64" den Atem zu halten, mit "32" auszuatmen und mit "16" den Atem anzuhalten, sind wir, so wird geschrieben, frei wie ein Vogel. Unglücklicherweise versuchen das wirklich viele und enden nicht nur mit Schmerzen im Brustkorb, sondern leiden schließlich manchmal auch noch unter anderen merkwürdigen und unangenehmen Empfindungen und Gefühlen.

Die Tatsache, daß wir in den neueren Bücher so viele Interpretationen über Yoga finden können und daß wir so vielen Vorstellungen ausgesetzt sind, macht eine ernsthafte und kontinuierliche Selbst-Erforschung und Selbst-Überprüfung noch wichtiger. Wir müssen herausfinden können, wo wir sind, - sei es nun für die *âsana*, den Atem oder das Studium des gesamten Yoga-Konzeptes. Andernfalls wird *duhkha* leichtes Spiel haben. Dabei kann ein Lehrer eine große Hilfe sein.

FRAGE: Was ist der Grund für *duhkha*?

ANTWORT: Die Ursache für *duhkha* ist *avidyâ*.

7

Handeln hinterläßt Spuren: *duhkha* und *samskâra*

Ich habe mich schon mit dem Begriff *avidyâ* befaßt, insbesondere damit, wie sich dieses "falsche Wissen" auf unser Handeln auswirkt. Manchmal sehen wir etwas nicht so, wie es ist, und handeln dann aus diesem falschen Verstehen heraus. Das zeigt sich oftmals nicht unmitte!bar negativ, aber irgendwann hat es doch Auswirkungen, unter denen wir leiden. Eine Handlung, die aus einem solchen falschen Verstehen entspringt, kann die nächste so beeinflussen, daß wir dann tatsächlich in unserem Handeln immer unfreier werden. Wir fahren einfach auf der gleichen alten Schiene fort, und das Resultat ist *duhkha*. *Duhkha* ist ein Gefühl von "Eingeschränktsein", ein Gefühl von Unfreiheit. An anderer Stelle habe ich die verschiedenen Arten von *duhkha* genannt: *duhkha* kann auftreten, wenn wir nicht das bekommen, was wir wollen, es entsteht aus Verlangen. Oder wir fühlen uns unwohl, weil wir eine angenehme Situation wiederholen wollen, die sich aber nicht wiederholen läßt, weil die Situation sich geändert hat. Noch eine andere Form von Leiden, von Einschränkung, lernen wir kennen, wenn wir uns daran gewöhnt hatten, über etwas verfügen zu können, und wir haben es plötzlich nicht mehr. Hier entsteht *duhkha*, weil wir Gewohntes aufgeben müssen.

duhkha, das Los der Suchenden

Das *Yoga Sutra* stellt fest, daß *duhkha* nicht ständig und nicht von allen Menschen wahrgenommen wird, obwohl es überall zu finden ist. Mehr noch: gerade diejenigen, die auf der Suche nach Klarheit sind, spüren *duhkha* oft besonders stark. Im

Vyâsa-Kommentar zum *Yoga Sutra* gibt es ein wunderschönes Beispiel dafür.[1] Es sagt, daß Staub, der auf die Haut fliegt, harmlos ist. Wenn aber nur ein winziges Partikelchen davon ins Auge gelangt, so ist das sehr schmerzhaft. In anderen Worten: wer nach Klarheit sucht, wird empfindlich, weil die Augen offen sein müssen, auch wenn das, was wir sehen, manchmal oder oft unangenehm ist. Wer sucht, der fühlt oder sieht etwas lange vor den anderen. Es handelt sich dabei um eine ganz besondere Ein-sicht, eine besondere Empfindsamkeit. Aber dies sollten wir vor allem von seinem positiven Aspekt für uns her sehen: Diese Einsicht, diese Empfindsamkeit kann uns genau so nützlich sein wie das gelbe Ampellicht vor dem roten: Sie warnt uns davor, daß etwas Störendes ins Haus steht, und wir erhalten die Gelegenheit, uns vorzusehen. Deshalb sieht ein Mensch, der auf der Suche nach Klarheit ist, immer mehr Leiden als einer, der das nicht ist. Dieses Empfinden von Leiden ergibt sich einfach aus einer größeren Sensibilität.
Auch darüber haben wir schon gesprochen: Noch etwas anderes läßt *duhkha* entstehen, nämlich die Bewegung der drei Eigenschaften unseres Geistes, der drei *guna*, die wir *rajas, tamas* und *sattva* genannt haben. *Rajas* ist die Aktivität, das Feurige, das, was uns zum Handeln bringt. Manchmal ist unser Geist dadurch einem Zwang ausgesetzt, der ihn ständig herumwirbeln läßt, - wir können nicht still sein: das ist die Rastlosigkeit, die Unruhe. *Tamas* bezeichnet das Feste, das Gefügte, das Verhaftende, das Dumpfe, das, was *rajas* entgegensteht. *Sattva* dagegen ist die Eigenschaft des Erkennbaren, als Farbe das Weiße, das Klare, Durchsichtige. Sie ist gleichbedeutend damit, daß keine der beiden anderen vorherrscht.
Je nachdem, wie sich die beiden ersten Eigenschaften, *rajas* und *tamas,* miteinander verbinden, sehen die verschiedenen Arten von *duhkha* dann aus.

FRAGE: Sie sagten, daß das Gefühl von Eingeschränktheit und von Schwergängigkeit aus *rajas* und aus *tamas* folgt. Was ist mit der dritten Eigenschaft des Geistes?
ANTWORT: Ein Geist, der weder schwer noch rastlos ist, ist ein Geist im *sattva-guna*. *Sattva* meint Klarheit, so etwas wie einen sauberen Spiegel. Unser Ziel ist, die beiden gegensätzlichen *guna* zu verringern; erst dann können wir den Geist *sattva* nennen.
Schauen wir uns die Ursprünge von *duhkha* noch einmal an. Unser Geist hat drei Eigenschaften: das Schwere *(tamas)*, die Beunruhigung *(rajas)* und *sattva-guna*, Klarheit. *Duhkha* kann nun also entweder aus den beiden erstgenannten Eigenschaften unseres Geistes entstehen, oder es kann daher kommen, daß der Geist durch *avidyâ*, falsches Wissen um etwas, konditioniert ist.
FRAGE: Ich verstehe nicht, wie *duhkha* für eine Person so wichtig wird, wenn sie doch gerade Klarheit sucht?
ANTWORT: Es ist eine Warnung. Es gibt einem Menschen Zeit, nachzudenken. Je mehr wir nach Klarheit streben, desto empfindlicher werden wir. Deshalb beobach-

---

[1] Die Kommentierungen des *Yoga Sutra.* werden in Kapitel 19 erläutert.

ten wir mehr und sehen mehr, und zwar Positives wie Negatives. Auf der anderen Seite: Der Mensch, der nicht auf der Suche nach Klarheit ist, weiß noch nicht einmal darum, was ihm Glück, was ihm Leid bringt.
FRAGE: Ist die Suche nach Klarheit gleichbedeutend mit dem Versuch, *duhkha* zu erkennen?
ANTWORT: Es ist der erste Schritt, den Yoga beschreibt. Erkennen als einen Prozeß, der sich in sieben Schritten vollzieht. All diese Schritte sind kompliziert, mit Ausnahme des ersten.[2] Der erste ist, daß man versteht, was man vermeiden sollte. Wir fühlen zum Beispiel, daß irgend etwas mit uns nicht stimmt, daß wir irgend etwas tun müssen, daß etwas geschehen muß. Vielleicht wissen wir gar nicht was: aber wir nehmen das Problem zumindest wahr. Das ist der erste der sieben Schritte, und ein Mensch, der Verstehen sucht, ist diesem Gefühl, daß etwas nicht in Ordnung ist, viel stärker ausgesetzt als andere.

Es gibt fünf Aktivitäten des Geistes

Ich möchte nun in der Darlegung einiger Konzepte aus dem *Yoga Sutra* fortfahren. Nach dem *Yoga Sutra* besitzt unser Geist fünf Fähigkeiten.[3] Wir nennen sie *vrtti*, Bewegungen, Aktivitäten. *Pramâna* ist die direkte Wahrnehmung mittels unserer Sinne. *Viparyaya*, das falsche Verstehen, ist die nächste mögliche Aktivität unseres Geistes. Sie vermittelt uns ein falsches Bild dessen, was wir wahrnehmen. Was diese Geistesaktivität wahrnimmt, bestätigt sich später nicht. *Vikalpa*, die dritte, ist die Kraft der Vorstellung. Sie bezeichnet Wissen oder Verstehen, das sich ausschließlich auf Worte oder Ideen gründet, die in diesem Moment oder überhaupt der Substanz, der Realität entbehren. Die vierte ist *nidrâ*, der traumlose Schlaf, die fünfte *smrti*, die Erinnerung. *Smrti* ist diejenige Aktivität unseres Geistes, die uns die Erfahrung einer Beobachtung erhalten kann.
Diese fünf Geistestätigkeiten wirken in der Regel immer zusammen. In jeder Sekunde haben wir eine Mischung daraus, *nidrâ* ausgenommen. Nicht jede dieser Aktivitäten oder ihre Kombination mit anderen birgt notwendigerweise eine Form von *duhkha*, aber sie können Einfluß darauf haben, wie groß *duhkha* wird. Träume zum Beispiel entstehen aus einer Kombination der verschiedenen Aktivitäten. Ob ein Traum uns *duhkha* bringt oder nicht, hängt von seinen Wirkungen ab. Die Auswirkungen eines Traumes können gut oder schlecht sein, - es hängt eben davon ab, was wir mit ihm tun oder was er mit uns macht.

---

[2] Der Kommentar von Vyâsa beschäftigt sich anläßlich des Verses 18 im II. Kapitel des *Yoga Sutra* ausführlich mit diesen sieben Schritten des Erkennens.
[3] Diese fünf Aktivitäten des Geistes werden in Kapitel I.Vers 6 bis 11 des *Yoga Sutra* dargestellt und ausgeführt

purusha sieht vermittels unseres Geistes

Wie hängt nun *citta*, der Geist, zusammen mit *purusha*, jener Instanz in uns, die "sieht"? Das *Yoga Sutra* sagt: *Purusha* "sieht", erkennt vermittels des Geistes und kann dies darüber hinaus nur auf diese Weise tun. Ist der Geist gefärbt, so bleibt auch das Bild gefärbt, das auf *purusha* trifft; ist der Geist klar, so ist die Beobachtung optimal. Da *purusha* nur durch und mit Hilfe unseres Geistes beobachten kann, hängt die Qualität dieser Beobachtung ausschließlich von der Qualität des Geistes ab. Unser Geist ist für *purusha* das Instrument, mit dessen Hilfe es wahrnehmen kann. Die Energie und Kraft, die unser Geist braucht, um sehen zu können, erhält er andererseits jedoch ausschließlich durch *purusha*. Umgekehrt aber hängt der Eindruck, den *purusha* aufnimmt, von der Qualität unseres Geistes ab. Deshalb arbeiten wir im Yoga am Geist. An *purusha* können wir nicht arbeiten. Im gleichen Maß, wie wir aber den Geist nach und nach durchsichtiger, klarer machen, wird *purusha* klarer beobachten können und uns dieses besondere "Sehen" zugänglicher werden.

FRAGE: Wenn die Energie für das Sehen von *purusha* kommt, die Qualität des Sehens aber durch den Zustand des Geistes festgelegt ist, ist es dann der Geist, der entscheidet, worauf die Aufmerksamkeit gerichtet wird?

ANTWORT: Sehr oft ist es unser Geist, der diese Entscheidung trifft. Obgleich er es eigentlich nicht tun sollte, tut er es dennoch, denn so ist er konditioniert worden. Diese Konditioniertheit unseres Geistes, die ihn immer wieder die gleiche Richtung nehmen läßt, nennen wir *samskâra*. Ein Grund für unsere Yogaübungen liegt hier: Wenn wir zum Beispiel *âsana* üben, führen wir Bewegungsabläufe aus, die nicht so stark wie sonst von unseren üblichen geistigen Abläufen und Mustern bestimmt sind und dennoch nicht außerhalb unserer Fähigkeiten liegen. Wir planen also eine Übungsreihe, und während wir sie ausführen, klärt sich unser Geist ein wenig. Wenn das passiert, können wir vielleicht sogar herausfinden, daß wir unseren ursprünglichen Übungsplan umstellen sollten. Wir haben besser verstanden, was uns guttut. Die Bedeutung der Umorientierung wird im Sanskrit in der Begrifflichkeit des Wortes *parivrtti* vermittelt.[4] Stellen Sie sich einmal vor, Sie fahren Auto, und genau vor Ihnen taucht plötzlich ein Baum auf. Im Geist nehmen Sie vorweg, was passiert, wenn Sie weiter in diese Richtung fahren: Sie würden auf den Baum aufprallen. Und schon lenken Sie Ihr Fahrzeug in eine andere Richtung. *Parivrtti* meint dieses Voraussehen und die daraus folgende Neuorientierung. Anstatt daß unser Geist sich immer tiefer in eine Richtung einfrißt, üben wir *âsana*, oder wir befassen uns mit etwas anderem, das uns klarer sehen läßt. Dann können wir vielleicht auch erkennen, daß wir nicht auf dem richtigen Weg waren. Klappt diese Umorientierung nicht, so wird weiterhin der Geist und nicht *purusha* unser Handeln bestimmen. Einige Philosophen haben diese Tatsache gut beschrieben, indem sie sagten, der Geist sei treu als Diener, aber äußerst grausam als Herr. Der Geist ist nicht der Herr, aber er spielt sich

---

[4] *Vrtti* ist die Bewegung. *pari* meint soviel wie "um, herum"

oft dazu auf. Deshalb ist es immer von Vorteil für uns, etwas zu tun, das dem *purusha* die Chance gibt, seine Bestimmung zu erfüllen, nämlich zu s e h e n . Wenn wir immer nur in bekannten Fahrwassern dahingleiten, übernimmt der Geist das Ruder und *purusha* kann tatsächlich nicht wirksam werden.

FRAGE: Wenn wir also klar sehen, heißt das, daß der Geist nicht mehr da ist, sondern nur noch *purusha?*

ANTWORT: Klarheit heißt: zu sehen, wie der Geist funktioniert. Darüber hinaus impliziert es die Fähigkeit, mit ihm umgehen zu können. Nie geht es darum, den Geist zu zerstören. Das ist unmöglich. Klarheit meint Kontrolle über den Geist: Wir kennen unsere Schwächen und Stärken. Wir wissen, was uns mehr oder was uns weniger Leiden bringt. Das bedeutet Klarheit. Deshalb benutzen wir ja auch das Wort *viveka*, um Klarheit zu beschreiben. *Viveka* heißt: beide Seiten sehen. Fähig sein, zu sehen, was wir sind und was wir nicht sind, heißt unterscheiden können. Als wir das Wort *asmitâ* benutzten, haben wir es als Selbstbezogenheit definiert. *Asmitâ* ist aber gleichermaßen beschreibbar als ein Zustand, in dem *purusha* mit *citta* verwechselt wird, so daß beide f ü r u n s oft eine Einheit bilden, obwohl sie es nicht sein können. Diese Verwechslung ist der Grund dafür, warum es so viele verschiedene Interpretationen von *purusha* und *citta* gibt. Wenn uns aber der Unterschied zwischen *purusha* und *citta* deutlich ist, dann liegt *viveka* vor, die Fähigkeit der Unterscheidung, die uns beide Seiten sehen läßt.

Aber was soll nun mit *duhkha* geschehen? Das *Yoga Sutra* unterbreitet dazu ein wichtiges Konzept: Dinge, die schon geschehen sind oder gerade passieren, müssen wir annehmen. Nur das *duhkha* von morgen können wir verhindern.[5] Wir können den Prozeß erkennen, aus dem es zu entstehen beginnt, und geeignete Maßnahmen dagegen treffen. Dieses Vorgehen ist sehr wichtig und die einzige Möglichkeit, wie wir wirklich das Leid-Empfinden im Leben verhindern können. Der ganze Yoga ist gleichbedeutend mit dem Versuch, eben dies zu tun. Wir wissen, daß *duhkha* immer so lange wieder auftaucht, wie das falsche Wissen um die Dinge, *avidyâ*, überwiegt, denn der einzige Grund für *duhkha* liegt in *avidyâ*.

Alles frühere Handeln prägt sich ein und wirkt weiter fort - *samskâra*

FRAGE: Läßt sich *duhkha* über das Verstehen der eigenen, persönlichen Geschichte erklären, wie zum Beispiel in der Psychotherapie?

ANTWORT: Nehmen Sie einmal einen Menschen, der merkt, daß er feststeckt. Dieses Gleis, auf dem er da läuft, ist das, was wir *samskâra* nennen. Alles Tun zusammengenommen, das uns in eine bestimmte Richtung festlegt, ist *samskâra*. *Kâra* kommt von der Sanskritwurzel *kr*, was soviel bedeutet wie: tun, handeln. *Sam* heißt: vollständig, angesammelt. Also: Handeln, was sich angesammelt hat. *Samskâra* kann positiv wie negativ sein. Was wir im Yoga versuchen ist, neues, positives

---

5 "Zukünftiges Leiden gilt es, zu verhindern", heißt es in dem berühmten Vers des *Yoga Sutra*, Kapitel II,Vers 16.

samskâra zu schaffen und das alte, das uns einschränkt, nicht zu verstärken. Wer merkt, daß er feststeckt, sollte versuchen, da herauszukommen.

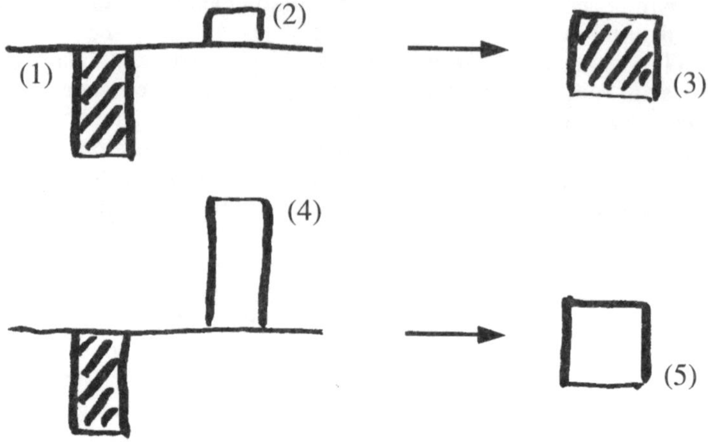

Abb. 43:
Überwiegt unser altes negatives *samskâra* (1) gegenüber einem neuen, positiven (2), welches wir uns zum Beispiel durch Yoga erarbeiten können, so ist das Ergebnis, daß wir weiterhin *avidyâ* (3) zur Basis unseres Handelns machen.
In dem Maße, in dem wir neue, offene Wahrnehmungsmuster entwickeln können und einem wirklichen Erkennen näherkommen, wird unser positiveres *samskâra* stärker (4), mit dem Ergebnis, daß unser Handeln uns weniger *duhkha* (5) bringt.

FRAGE: Müssen wir erst alle Aspekte von altem *samskâra* kennen, bevor wir neues schaffen können?
ANTWORT: Ein Problem überhaupt erst einmal w a h r z u n e h m e n , ist der erste Schritt. Der zweite ist das Verstehen, w a r u m wir in den Zustand geraten, wo wir leiden: Was ist der Grund für unser *duhkha?* Erfahren können wir das nur Schritt für Schritt, aber wenn wir es dann wissen, können wir es überwinden. Dann gilt es, neues *samskâra* zu schaffen, positives *samskâra* . Wenn dieses neue *samskâra* stark ist, Kraft besitzt, dann wird das alte, das Leiden auslöst, nicht mehr wirken können. In gewisser Weise beginnen wir in diesem Bereich dann ein ganz neues Leben. Wenn die neuen Verhaltensweisen stärker werden, werden die alten unwirksam.
FRAGE: Ist es denn wichtig, die Gründe für unser altes negatives *samskâra* zu verstehen?
ANTWORT: Manchmal kann das hilfreich sein, denn es gibt viele und unterschiedlich starke *samskâra*. Es sind nur die starken, die sehr einflußreichen, die uns wirk-

lich Probleme machen. Die schwächeren unterstützen sie dabei vielleicht, aber wirklich Schwierigkeiten machen uns die starken, großen *samskâra*. Darüber hinaus handeln wir manchmal in dem guten Glauben, wir machten alles richtig, und dennoch stürzt uns unser Handeln ins Unglück. Dann hilft uns ein ruhiger Geist, herauszubekommen, warum das passiert ist. Die Überprüfung dieser Situation läßt uns das nächste Mal aufmerksamer sein. Auch der Weg des *pratipaksha,* über den ich an früherer Stelle schon einmal gesprochen habe, kann in einem solchen Augenblick von Nutzen sein: Wenn wir in einer Situation sind, die uns zum Handeln zwingt, ist es gut, kurz innezuhalten und das, was getan werden muß, noch einmal neu anzuschauen. In diesem Sinn also kann das Verstehen des *samskâra* helfen.

FRAGE: Sie sagten, Yoga sei der Versuch, positives *samskâra* aufzubauen und das alte loszuwerden. Müssen wir uns aber nicht letztendlich auch des positiven *samskâra* entledigen?

ANTWORT: Das ist der nächste Schritt, und er kommt mit der Zeit. Das *Yoga Sutra* sagt uns, daß wir mächtiges neues *samskâra* schaffen sollen, d a m i t das alte verschwindet.[6] Dann, so sagt uns Patañjali, bleib nicht dabei stehen, sondern mach weiter, bis es überhaupt kein *samskâra* mehr gibt. Wir sollten uns aber erst mal nur mit dem ersten Schritt beschäftigen.

FRAGE: Ist es möglich, daß neues *samskâra* auch neues falsches Wissen, *avidyâ*, mit sich bringt?

ANTWORT: Ist das neue *samskâra* negativ, so ist das gleichbedeutend mit *avidyâ*. Ein gutes *samskâra* bedeutet immer, daß *avidyâ* nicht vorkommt. Durch die Yoga-Praxis ist es möglich, nach und nach einige alte ungute *samskâra* abzubauen. Aber gesetzt den Fall, wir stellen das Üben nun ein, und die alten *samskâra* übernehmen wieder das Ruder, so heißt das, daß die neuen noch nicht stark genug waren, um die alten aus der Welt zu schaffen. Ein Grund dafür könnte sein, daß wir beim Bemühen um starkes neues *samskâra* mit Hindernissen zu kämpfen hatten, wie zum Beispiel Krankheit, Trägheit, Zweifel, oder daß wir zu voreilig waren.

Es gibt noch ein weiteres Problem: Wenn wir Yoga üben, wird unsere Wahrnehmung oft besser und feiner, was aber andererseits auch heißen kann, daß wir mehr abgelenkt werden können. Ich erzähle Ihnen ein Beispiel dazu: Auf dem Weg in ein Konzert treffe ich eine alte Freundin. Wir haben uns lange nicht gesehen und viel zu erzählen. Während ich zuhöre, nehme ich wahr, daß und wie sie sich verändert hat. Darüber will ich natürlich ein bißchen mehr wissen. Irgendwann merke ich dann, daß das Konzert schon lange angefangen haben muß und es sich leider nicht mehr lohnt, hinzugehen.

Etwas ähnliches kann uns durchaus auch im Yogaüben passieren: Wie ich schon sagte, entwickeln wir dabei eine größere Sensibilität. Aber wenn uns diese Sensibilität plötzlich ganz in Anspruch nimmt, können wir damit unser *avidyâ* vergrößern. Einige Leute, die Yoga praktizieren, kommen dabei in einen solch guten körperlichen Zustand, daß der Körper zu ihrer einzigen Beschäftigung wird. Wenn wir aber

---

[6] *Yoga Sutra*, Kapitel III, Verse 9 bis 12

unser gesamtes Tun nur aufmerksam genug beobachten, werden wir solche Schwierigkeiten nicht bekommen.

samyoga - ein Grund mehr für *avidyâ*

Ich möchte noch einen Gedanken, der mit der Existenz von *avidyâ* verbunden ist und den wir schon besprochen haben, in der Sprache des *Yoga Sutra* ausführen. Im *Yoga Sutra* wird in diesem Zusammenhang ein besonderer Begriff benutzt, der jene Instanz bezeichnet, welche "sieht", also das *purusha*, das wir bereits kennengelernt haben, und ein anderer, der das beschreibt, was von *purusha* "gesehen wird". Patañjali nennt *purusha* das "Sehende", *drashtr*, das andere das "Gesehene",*drshya*.[7] Zu *avidyâ* kommt es, so sagt er, wenn man diese beiden miteinander verwechselt. Dieses Verwechseln nennt sich *samyoga*. *Samyoga* heißt soviel wie: zwei Dinge sind so eng miteinander verbunden, daß wir sie nicht auseinanderhalten können. Im Moment des *samyoga* ist die Saat für Leiden also schon gelegt.

FRAGE: Gibt es einen Unterschied zwischen *samyoga* und *asmitâ*, dem Ich-Gefühl?

ANTWORT: Ja, *asmitâ* ist nur der Ausdruck von *samyoga*. Von *asmitâ* sprechen wir, wenn das, was sieht *(purusha)*, und unser Geist *(citta)*, zwei analoge Begriffe für das oben genannte *drashtr* und *drshya*, verflochten und vermengt sind und in einer untrennbaren Vorstellung von Ich - heit zusammengehalten werden. Unser Geist ist wesentlich ein Wahrnehmungsinstrument, und *purusha (drashtr)* ist das, was wahrnimmt. Unser Geist hat die Eigentümlichkeit, sich zu verändern, während *purusha (drashtr)* das nicht tut. Die angesprochene Verquickung dieser beiden Instanzen führt oft zu Problemen.

FRAGE: Meine Frage geht in die gleiche Richtung wie die vorige. Was ist der Unterschied zwischen *samyoga* und *avidyâ?*

ANTWORT: Keiner. Es ist so, als schaue man aus zwei verschiedenen Blickwinkeln auf das gleiche. Es gibt einen Vers im *Yoga Sutra*, der sagt: Wenn man Gutes für Schlechtes hält und umgekehrt; wenn man Veränderliches für ewig nimmt und Ewiges als veränderlich ansieht, - das ist *avidyâ*.[8] Genau das ist auch *samyoga*, nur anders ausgedrückt.

FRAGE: Würden Sie sagen, daß jemand, der nicht nach Klarheit sucht, *duhkha* überhaupt erfahren kann?

ANTWORT: *Duhkha* erfährt jede und jeder, selbst wenn sie nicht nach Klarheit suchen.

FRAGE: Was ist mit jemandem, der immer meint, er läge ganz richtig, der immer sagt: "Mich stört nichts"?

ANTWORT: Wenn jemand sagt: "Das stört mich nicht", so ist er im Grunde schon

---

[7] *Yoga Sutra*, Kapitel II, Vers 6 sowie Kapitel II, Verse 17 bis 24 zum Thema, wie die Verwechslung dieser beiden Instanzen zu Leiden und falschem Wissen von etwas führt.

[8] *Yoga Sutra*, Kapitel II, Vers 5

beunruhigt. Je mehr wir versuchen, etwas zu verstehen, um so mehr können wir dabei lernen, *duhkha* vorauszusehen. Ohne das sind wir in *duhkha* gefangen - ein sehr bedauernswerter Zustand.

FRAGE: Sie sagten: Wenn wir uns des Leidens entledigen wollen, so müssen wir *avidyâ* in seiner Substanz angehen. Das klingt so einfach. Können Sie etwas mehr darüber sagen oder es weiter ausführen?

ANTWORT: Wollen wir *duhkha* vermeiden, muß unser Bewußtsein auf einem anderen Niveau sein als es normalerweise ist. Darum legt Yoga so viel Gewicht auf das Bewußtsein. Es gibt Hunderte von Yoga-Definitionen, aber die wichtigste ist die, die sagt: Yoga bewirkt eine Veränderung der Eigenschaften unseres Geistes. Yoga verändert die Art, wie sich unser Geist verhält, wie er funktioniert, wie er wahrnimmt. Yoga versucht, diese Veränderungen herbeizuführen, damit wir etwas schon weit im voraus erkennen können. Das nennen wir Ein-sicht. Sehen wir das gelbe Warnlicht, so haben wir auch Zeit, Lösungen zu finden. Es geht also darum, eine Situation zu schaffen, in der unser Geist ein gutes Stück weit voraussehen kann. Mehr noch: diese Klarheit im Geist kann uns sagen, ob wir in dem, was wir gerade tun, fortfahren sollen oder ob es besser ist, etwas daran zu ändern, innezuhalten oder abzuwarten. Auf diese Art läßt sich *duhkha* vermeiden. Die Erfahrung kann uns lehren, *duhkha* zu erkennen und zu verstehen. Wissen wir einmal, was es ist, so sind wir auch in der Lage, es zu antizipieren, im Geist vorwegzunehmen, und können dann eben auch versuchen, es zu vermeiden. W i e es sich vermeiden oder abschwächen läßt, hängt von den jeweiligen besonderen Umständen ab. Es gibt keine fertigen Lösungen dafür. Statt dessen sollten wir eher versuchen, ein Bewußtsein zu entwickeln, aus dem heraus sich passende Antworten finden lassen. Je klarer unser Geist ist, um so mehr scheinen die noch unformulierten Antworten nach und nach auf. Ein klarer Geist ist wie ein blanker Spiegel: selbst wenn wenig Licht darauf scheint, reflektiert er es noch. Ist der Spiegel jedoch stumpf, so kann noch soviel Licht ihn nicht dazu bringen, ein Bild zu reflektieren und uns etwas darin erkennen lassen. Der Schmutz auf dem Spiegel in unserem Beispiel ist also das, was wir ändern können, *avidyâ*.

FRAGE: Sie sagten, Erkennen sei das Resultat eines klaren Geistes. Wenn *avidyâ* mit all seinen Auswirkungen nun nicht ständig da ist, - erfahren wir denn nicht alle hin und wieder, was Erkennen bedeutet?

ANTWORT: Sicher. Selbst wenn wir unser ganzes Leben lang nichts getan haben, was klares Erkennen begünstigt hätte, so kann es doch manchmal einfach aufkommen. Wir können das göttliche Gnade nennen, manche sagen Zufall dazu. Wichtig ist immer nur, daß wir es erkennen, wenn es aufscheint und daß wir danach suchen. Yoga kennt viele Wege dahin.

FRAGE: Oft wissen wir, daß wir uns mit dem, was wir gerade tun, *duhkha* einhandeln, und trotzdem ist es schwerer, damit aufzuhören als damit weiterzumachen. Warum ist das so?

ANTWORT: Selbst Gutes bringen wir manchmal beim besten Willen nicht fertig, auch nicht mit größter Anstrengung. Manche Leute versuchen mit Gewalt, bestimmte Dinge nicht zu tun. Das k a n n nicht funktionieren, denn das Zwingen, das

Ablehnen, das Kämpfen wird dabei selbst zum ablenkenden Moment. Wir verstricken uns so in dieses negative Tun, daß wir keine Fortschritte machen. Ein Beispiel: Alle Leute wissen, daß Rauchen schädlich ist, und das nicht nur, weil der Hausarzt es gesagt hat. Manch einer, der sechzig Zigaretten am Tag raucht, weiß intellektuell sehr wohl, daß er damit aufhören sollte, - aber er kann es nicht. Niemand raucht, weil er den Gedanken so schön findet, Teer und Nikotin zu inhalieren. Es gibt da andere Gründe: Angewohnheit natürlich, Nervosität vielleicht. Wenn so jemand das Rauchen einstellt, leidet er vermutlich mehr, als wenn er weitergeraucht hätte. Statt dessen muß so einem Menschen irgend etwas zustoßen, was ihm zeigt: "Schau an, ich komme auch ohne Zigaretten aus"

Idealerweise treten wir mit der Yogapraxis in einen Prozeß ein, der dem, was uns schadet, Einhalt gebietet. Dieses Einhalt-Gebieten geschieht nicht absichtlich: Es sind nicht wir, die Einhalt gebieten, sondern etwas hört von selbst auf, weil wir uns auf etwas Positiveres ausgerichtet haben.

8

Die Welt ist da, um erkannt zu werden: *purusha* und *prakrti*

Die beiden Konzepte *purusha* und *prakrti* wurden schon eingeführt. Der Yoga folgt darin den Lehren des *Sâmkhya*, der die Welt und das ganze Universum in zwei Kategorien teilt: *Purusha* und *prakrti*. *Purusha* ist jene Instanz in uns, der allein wirkliches Erkennen, wahres "Sehen" möglich ist. Sie ist keinem Wandel unterworfen, ganz anders als *prakrti: Prakrti* unterliegt ständiger Veränderung und umfaßt alle Materie, aber auch unseren Geist, seine Gedanken, Gefühle und Erinnerungen. Alles *prakrti* kann von *purusha* gesehen und erkannt werden.[1] Alle Dinge, die in den Bereich des *prakrti* fallen, haben eine gemeinsame Quelle, einen gleichen gemeinsamen Ursprung. Diese gemeinsame Quelle nennen wir *pradhâna*. *Pradhâna* bezeichnet die "Urmaterie", die Quelle oder Grundlage, auf der Leben und Werden beruht. Anfänglich existierte keine Verbindung zwischen *pradhâna* und *purusha*. Dann aber kamen sie zusammen, und es war, als keimte eine Saat auf. Dieser Keim ist *prakrti*. Die ganze Welt des Materiellen entfaltete sich aus ihm; als erstes kam *mahat*, das "große Prinzip". Daraus dann *ahamkâra*, die "Empfindung des Ich", und aus *ahamkâra* die sogenannten *tanmâtra* und die *indrya*. Die *tanmâtra* bezeichnen Klang, Berührung, Erscheinungsform, Geschmack und Geruch des Materiellen. Die *indrya*, die Sinne, umfassen neben dem Feld unserer geistigen Aktivitäten die Sinne im Bereich der Wahrnehmung und die "aktiven Sinne" im Bereich des Handelns. Die

[1] So wird im *Yoga Sutra* auch für den Begriff *purusha* das Wort *drashtr*, "das Sehende", und für *prakrti* das Wort *drshya*, "das Gesehene" benutzt.

Wahrnehmungssinne sind die des Hörens, Fühlens, Sehens, Schmeckens und Riechens. Die aktiven Sinne bilden die Stimme, schaffen mit Hilfe der Hände, bewegen uns und bewerkstelligen die Ausscheidung ebenso wie die Fortpflanzung. Aus den oben erwähnten *tanmâtra* wiederum entfalteten sich die Elemente, die *bhûta*: Raum, Luft, Licht, Wasser und Erde. Somit existieren also elf Sinne und fünf Elemente. Was ich eben beschrieben habe, ist eine kurze und unvollständige Zusammenfassung der Evolutionstheorie, wie sie das Yoga-System darlegt. Die Welt, so wie wir sie sehen, ist eine enge Verbindung all dieser Dinge, die sich auseinander, eines das andere, hervorbringen. Alles, was in dieser äußeren Welt geschieht, beeinflußt uns, und was i n uns geschieht, hat wiederum Einfluß auf unsere Beziehung mit der äußeren Welt. Ein Beispiel soll uns das erläutern. Es gibt Menschen, die bei Vollmond nicht schlafen können, andere geraten bei einer Sonnenfinsternis durcheinander. Das ganze Konzept der Astrologie geht davon aus, daß eine Verbindung zwischen allen Dingen besteht, weil sie gleichen Ursprungs sind.
Wir können im Yoga keine Quelle finden, die sich darüber äußert, ob *pradhâna* oder *purusha* von Gott her stammen oder ob sie einfach da waren. Es gibt keine andere Beschreibung des *purusha*, als die, daß es s i e h t . Ganz wesentlich ist dabei aber die damit verbundene Vorstellung, daß *purusha* nur m i t H i l f e u n s e r e s G e i s t e s sehen kann.
Im Yoga zielt unsere Praxis also darauf, eine Veränderung der Eigenschaften unseres Geistes zu bewirken, denn im Gegensatz zu *purusha* ist e r veränderlich und veränderbar. Unser Geist ist ja Teil von *prakrti*. Yoga versucht unseren Geistes so zu beeinflussen, daß er es *purusha* möglich macht, ungehindert zu wirken, und das heißt: Sehen und Erkennen. Normalerweise ist unser Geist von diesem Zustand, Mittel für das Wirken von *purusha* zu sein, weit entfernt. In ihm herrscht eher *avidyâ* vor, das sich wie ein Schleier über *purusha* und seine Möglichkeiten zieht. Gerade die Tatsache, daß unser Geist normalerweise meint, nicht *purusha*, sondern er selbst sehe, ist ein Ursprung von *avidyâ* überhaupt. Genau dies ist der Anfang unser aller Leidensgeschichte. So beginnt *duhkha*.

Purusha ist aktiver Zeuge und braucht einen klaren Geist, um sehen zu können

FRAGE: Heißt das, daß *purusha* keine von unserem Geist unabhängige Existenz hat? Wenn das Gehirn ernstlich zerstört ist, - ist *purusha* dann noch da?
ANTWORT: Wir können uns *purusha* am einfachsten vorstellen als das, was in einem toten Körper fehlt. Im Tod verschwindet das *purusha*. Wohin es entschwindet - dazu macht das *Yoga Sutra* keine Aussage. Der Körper, das Gehirn, die Sinnesorgane sind immer noch da, aber sie sind ohne Leben, eben weil *purusha* fehlt. Man kann *purusha* nicht anders beschreiben. Unser Geist kann es nicht sehen. Nur, weil wir manchmal über klare Momente verfügen, wissen wir, daß es *purusha* gibt. Es ist der bleibende Zeuge all unseres Handelns. Das grundlegende Konzept ist, daß *purusha* ein a k t i v e r Z e u g e ist, der aber nicht beeinflußt wird von dem, was er sieht. Da *purusha* nur mit Hilfe unseres Geistes sieht, kann es nur sehen, wenn

unser Geist klar ist. Es fällt schwer, uns vorzustellen, daß *purusha* und *prakrti* unabhängig voneinander existieren. Im Menschen sind die beiden immer aufeinander bezogen. Weshalb verwechseln wir *purusha* und *prakrti?* Nach den Aussagen des Yoga durchzieht diese Verwechslung, das *samyoga*, schon immer das menschliche Leben. Gleichzeitig aber können auch die, die nach Klarheit suchen, den Unterschied zwischen richtigem und unrichtigem Verstehen lernen. In diesem Sinne ist der Yoga optimistisch: Durch das erkennende Wahrnehmen von Problemen und Verwirrungen bewegen wir uns in unserer Suche in Richtung Klarheit.

Jedes *purusha* wohnt "in seiner eigenen Stadt"

Aber die Tatsache, daß einige unter uns Lösungen für Probleme suchen und dabei einen gewissen Grad an Klarheit erreichen können, heißt eben noch lange nicht, daß dadurch auch das *purusha* der a n d e r e n sehen könnte. Das beweist, daß es viele verschiedene *purusha* gibt, jedes (wie der Name sagt) "in seiner eigenen Stadt residierend". Andere philosophische Systeme sehen es so, daß es nur e i n *purusha* gäbe; aber wenn e i n Mensch seiner Probleme ledig wird, so heißt das nicht, daß alle Menschen keine mehr hätten. Also gibt es verschiedene *purusha*, aber es gibt nur e i n *prakrti*. Es gibt nur e i n gemeinsames Universum für uns alle. Es ist die Beziehung des einzelnen *purusha* auf e i n *prakrti*, das besonders ist. Aus diesem Grund allein unterscheiden sich unsere Sichtweisen, unsere Körper, unsere Sinne und unsere Muster voneinander.

Beobachtung kann aber nur stattfinden, wenn *purusha* die Energie und die Neigung hat, gleichsam aus unseren Inneren herauszutreten und bei der Rückkehr Eindrücke mitzubringen. Hier liegt ein großer Unterschied zu modernen physikalischen Vorstellungen, wo man Licht braucht, wenn das Bild eines Gegenstandes sich im Auge abbilden muß. Selbst wenn Licht vorhanden ist und auch ein Gegenstand, der im Auge abgebildet werden kann, so muß uns dennoch etwas zum Sehen, zum Denken, zum Zuhören herausfordern. Der Impuls dazu kommt von *purusha*, von innen, nicht von draußen. Oft fordern uns äußere Gegenstände doch heraus und dennoch reagieren wir nicht darauf! Das zeigt uns, daß alles Handeln von *purusha* kommen muß. Mehr noch: Die Menschen können ohne *purusha* nicht existieren.

Es existieren unterschiedliche Meinungen dazu, wie es zu der Beziehung von *purusha* und *prakrti* kam. Einige sagen, es sei *lîlâ*, göttliches Spiel. Andere glauben, daß es zu Anfang nur Eines gegeben hat, ein Einziges, das zu sich sagte: "Ich möge zu Vielen werden". Eine dritte Meinung nennt es Zufall. Jeder Standpunkt, den wir zu diesem Thema einnehmen, muß notwendigerweise spekulativ bleiben. Es ist etwas, was genauso schwer zu erklären ist wie der Tod. Wie können wir es wissen? Wir entwickeln so viele Theorien, weil wir über einen weitschweifenden Intellekt verfügen. Wer kann den Anfang der Welt e r f a h r e n ? Wir sprechen über den Tod, während wir doch leben!

FRAGE: Kann *purusha* solche Dinge wie das Geschehen nach dem Tod erklären ?

ANTWORT: Für das *purusha* gibt es den Tod nicht. Für *purusha* existiert Veränderung nicht, - und was ist Tod anderes als Wandel, als Veränderung? *Purusha* ist todlos; so würde ihm sicher, selbst wenn es zu uns sprechen könnte, wohl die Möglichkeit fehlen, den Tod zu erklären. Die Instanz, die erklärt, ist unsere Intelligenz, die sich dabei auf unser Gedächtnis stützt. Jede Erklärung für Handlungen, die wir geben, stammt aus unserem Geist. Dort entstehen Worte. Worte nehmen ihren Ausgang nicht von *purusha*.

FRAGE: Handelt *purusha* ?

ANTWORT: Sein Handeln besteht im Sehen. Vergleichen Sie es mit einer Batterie. Eine Batterie verfügt über potentielle Energie, die sie abgibt, wenn man sie richtig plaziert. Das Handeln des *purusha* besteht darin, Energie für Handlung abzugeben. Es "handelt" also nicht in dem Sinne, wie wir handeln verstehen, zum Beispiel gehen oder reden. Alles Handeln, was wir wahrnehmen können, stammt von *prakrti*, aber die Quelle, aus der die Energie dafür fließt, stammt von *purusha* her.

FRAGE: Meine Frage betrifft den Entscheidungsprozeß, der vor unserem eigentlichen Handeln stattfindet. Vollzieht er sich in unserem Geist? Ist *purusha* dabei eher eine beobachtende Instanz?

ANTWORT: Ja. Mit jeder Veränderung meines Geistes verändert sich auch mein Handeln. *Purusha* bleibt immer gleich. Veränderungen in unserem Handeln entstehen aus Veränderungen unserer Geistesverfassung. Ich kann mich mit jemandem streiten und am nächsten Tag sehr traurig darüber sein. Ich bin die gleiche Person, - nur mein Bewußtseinszustand hat sich geändert.

FRAGE: Begibt sich *purusha* in eine andere Form, wenn wir sterben?

ANTWORT: Auch darüber gibt es zahlreiche Theorien. Menschen, die an etwas glauben, das höher ist als wir Menschen, an Gott, sagen, daß die verschiedenen *purusha* wie verschiedene Flüsse seien, die alle dem Meer zustreben. Sie haben ihren eigenen Flußlauf, ihre eigene Richtung, ihre eigene Qualität; aber im Meer fließen sie alle zusammen. Was geschieht dem Fluß? Alles wird zum Ozean.

Andere, die die Metapher des großen Ozeans benutzen, um Gott darzustellen, sagen, *purusha* sei ein Fluß. Wenn wir von unserem Körper befreit sind, ist es, als seien wir im Meer aufgegangen. Da man auch hier sagt, dies geschehe erst nach dem Tod, fällt es mir schwer, die eine oder andere Aussage zu bestätigen. Es muß weitgehend Spekulation bleiben.

Wieder andere sagen, es gäbe nur ein *purusha*. Sie sagen, daß die Unterschiede, die wir wahrnehmen, nur wie Kratzer auf einer Glasscherbe sind. Sterben wir, so verschwindet der "Kratzer", unsere individuelle Identität hat aufgehört zu existieren. Was wir für unsere verschiedenen *purusha* gehalten haben, waren nur "Kratzer" auf dem großen *purusha*. Es gibt eine ganze Menge Theorien zu dieser Frage. Nehmen Sie die an, die sie mögen.

FRAGE: Gibt es eine Erklärung auf die Frage, wie der Geist Veränderungen in sich selbst bewirken kann?

ANTWORT: Wenn wir immer wieder auf die gleiche Art und Weise denken und handeln, haben wir die Tendenz, das weiter und weiter zu tun. Die Frage ist also: Wie können wir uns jemals ändern? Ich kann nicht einfach sagen, ich hätte mich geändert, nur weil ich Yoga, Zen oder irgendein anderes Übungssystem praktiziert habe. Es gibt Menschen, die sich aufgrund einer Übungspraxis verändern, und solche, die sich nicht ändern, was auch immer sie praktizieren mögen. In anderen Worten: Veränderung ist nicht direktes oder unmittelbares Ergebnis von Yoga oder irgendeiner anderen Praxis. Wir können uns nicht darauf verlassen. Was wir aber erfahren können, ist, daß auf irgendeine Art und Weise das Schwere und das Unstete unseres Geistes verschwinden kann. Manche Leute bestehen darauf, daß wir uns nur aufgrund und durch göttliche Gnade verändern. Ich weiß es nicht. Vielleicht ist es nur die Qualität unseres Geistes, oder es ist eben göttliche Gnade. Jedenfalls muß im richtigen Augenblick etwas für uns ganz persönlich Grundsätzliches geschehen, und es muß uns so nahe kommen, daß wir auf einmal wirklich innehalten, nachdenken und den Ablauf unseres Tuns verändern wollen. Wenn das geschehen ist, kommen wir Schritt für Schritt vorwärts. Die Qualität unseres Handelns beginnt sich zu verändern. Das neue positive *samskâra* wird stärker und unser Geist bleibt klar.

Im klaren Verstehen herrscht friedliche Stille

FRAGE: Klarheit ist also ein Geisteszustand oder eine Qualität unseres Geistes. Ich verstehe die Notwendigkeit für das *purusha*-Konzept noch nicht.
ANTWORT: Ihre Frage ist also: Wenn der Geist doch klar ist, - warum muß es dann *purusha* geben? Eine Gegenfrage: Wer soll denn wissen, ob Klarheit herrscht oder nicht? Wir brauchen ein Element a u ß e r h a l b unseres Geistes, einen Z e u g e n für die Klarheit. Deshalb ist *purusha* wichtig. Es ist, als wären wir Teil eines dahinströmenden Flusses. Manchmal ist die Strömung schnell, manchmal langsam. Wenn wir nicht etwas in uns haben, was die Geschwindigkeit der Bewegung fühlen kann, können wir noch nicht einmal sagen, ob der Fluß fließt oder nicht.
FRAGE: Der Geist kann sich also nicht selbst beobachten?
ANTWORT: Der Geist kann seine eigenen Veränderungen nicht beobachten. Etwas anderes beobachtet diese Veränderungen.
FRAGE: Und *purusha* arbeitet immer nur mit Hilfe unseres Geistes?
ANTWORT: Ja. Aus genau diesem Grund beschreiben wir *purusha* sowohl als Zeugen als auch als Quelle unseres Handelns. Als Quelle von Handeln wirkt *purusha* wie der Impulsgeber Ihrer elektrischen Garagentür hier in Chapel House. Was sich aber bewegt, ist die Garagentür. Wir brauchen *purusha* also als Quelle für unser Handeln. Wir brauchen *purusha* aber auch als Zeugen, als beständigen Beobachter der Funktionen unseres Geistes. Schließlich kann wohl Klarheit im Geist herrschen, aber das erfahrende Verstehen geschieht nur durch *purusha*. So herrscht dann im klaren Verstehen friedliche Stille.
Jemand fragte mich vorhin, wie wir denn wissen könnten, ob die Klarheit wirklich von *purusha* herstammt oder aus unserem Geist. Wenn wirklich Klarheit da ist, ist Stille, ist Frieden in uns. Existiert nur intellektuelle Klarheit, so mögen für einen Moment glücklich sein, aber dieses Gefühl ist nicht von Dauer.
Unser Ziel ist Freiheit von *duhkha*, von Leid. Dazu müssen wir *duhkha* erkennen, wir müssen wissen, daß es aus *avidyâ* entsteht, dem falschen Verstehen, wir müssen wissen, daß wir es vermeiden können und daß dies letztendlich - so hoffe ich - durch die Yoga-Praxis geschieht, sei es durch *âsana, prânâyâma* oder durch *dhyâna*.

9

Der Mensch in der Welt: *yama* und *niyama* Über die Acht Glieder des Yoga

Duhkha - das leidvolle Gefühl von Eingeschränktsein - entsteht aus *avidyâ* - einer Täuschung über die wirkliche Natur von Dingen, Gedanken und Gefühlen, die uns begegnen. *Duhkha* nimmt nur ab, wenn wir etwas tun, uns aktiv dorthin bewegen, wo weniger *duhkha* herrscht. Yoga kann uns nicht diesen oder jenen Gewinn garantieren, wenn wir nur fleißig üben. Ich möchte fast sagen: im Gegenteil. Wenn etwas im Yoga ein unmittelbares Ergebnis bringt, so ist das eher die Ausnahme und nicht die Regel. Yoga ist kein Freifahrtschein zu weniger Leiden. Aber es kann uns Hilfen anbieten, unsere inneren Haltung so zu ändern, daß *avidyâ* geringer wird und wir damit weniger *duhkha* haben. Die gesamte Yogapraxis können wir verstehen als eine Auseinandersetzung, einen besonderen Umgang mit unseren gewohnten Haltungen, unserem Verhalten und seinen Folgen.

Yama und *niyama* - Verhalten nach außen und innen

Welche Vorschläge macht Yoga zum Umgehen mit anderen, also unserem Verhalten nach außen und zum Umgehen mit uns selbst, mit unserer Haltung uns selbst gegenüber?
Die Haltung, die wir gegenüber dem "Außen" einnehmen, heißt im Yoga *yama*, und wie wir uns nach "innen" hin orientieren, nennt Yoga *niyama*. *Yama* und *niyama* sind

die beiden ersten von acht Gliedern, acht Teilen des Weges, die der Yoga kennt.[1] Die beiden Worte haben vielfältige Bedeutungen. *Yama* kann Disziplin heißen, Beschränkung oder Ähnliches. Aber Haltung oder Verhalten ist eine Definition, die ich solchen Worten vorziehe. Allerdings kann sich eine bestimmte Haltung natürlich auch in Disziplin ausdrücken, die dann eben unser Verhalten bestimmt.
Patañjalis *Yoga Sutra* erwähnt fünf verschiedene *yama*, also Verhaltensweisen oder Beziehungen zwischen dem Individuum und dem "Außen".[2]

Ahimsâ

Das erste ist *ahimsâ*. Das Wort *himsâ* meint soviel wie Ungerechtigkeit, Grausamkeit usw., aber das Wort *ahimsâ* ist mehr als nur Abwesenheit von *himsâ* , wie der Buchstabe *a* davor andeuten könnte, ist mehr als einfache Gewaltlosigkeit. Es meint Freundlichkeit, Zugewandtheit, Rücksicht. Wir könnten *ahimsâ* die "wohlüberlegte Rücksichtnahme auf Menschen und Dinge" nennen.
Haben wir mit *ahimsâ* zu tun, so gilt es - wie immer - abzuwägen. *Ahimsâ* impliziert nicht notwendigerweise, daß wir kein Fleisch essen und keine Fische fangen sollten oder uns nicht verteidigen dürften. Wenn es zu einer Situation kommt, in der so etwas Thema wird, müssen wir immer die Umstände berücksichtigen, ja *ahimsâ* könnten wir in diesem Zusammenhang sogar mit "Rücksichtnahme" übersetzen. Aufmerksam und rücksichtsvoll müssen wir uns in diesem Sinne verhalten. *Ahimsâ* bezeichnet nicht nur Freundlichkeit nach außen hin, sondern natürlich auch Freundlichkeit uns selbst gegenüber. Sollten wir als Vegetarier in einer Umgebung, wo es nur Fleisch zu essen gibt, uns eher zu Tode hungern als das zu essen, was wir bekommen können? Wenn wir in diesem Leben noch etwas zu tun haben, etwa Verpflichtungen unserer Familie gegenüber, so sollten wir alles unterlassen, was uns Schaden zufügen und uns so von unseren Verpflichtungen abhalten könnte. Die Antwort ist also klar. Es wäre ein Mangel an Rücksichtnahme und Überlegtheit, wenn wir nur Prinzipienreiter sein wollen. *Ahimsâ* hat also auch etwas mit unseren Pflichten, unseren Verpflichtungen zu tun. Das kann so weit gehen, daß wir kämpfen müssen, wenn unser Leben in Gefahr ist.
In jeder Situation sollten wir eine abwägende und zugewandte Haltung einnehmen. Das meint *ahimsâ* .

---

[1] *Yoga Sutra*, Vers 29 im II.Kapitel: "Die acht Glieder, *anga*, sind: *yama, niyama, âsana, prânâyâma, pratyâhâra, dhâranâ, dhyâna, samâdhi*".
[2] Die *yama* und *niyama* werden im Yoga Sutra in den Versen II.29 bis II.45 beschrieben.

Satya

Das nächste *yama*, das Patañjali nennt, ist die Wahrheit, die Wahrhaftigkeit, *satya*. *Satya* meint: wahrhaftig sein, die Wahrheit sprechen. Nun ist es nicht immer erstrebenswert, die Wahrheit zu sagen, komme, was da wolle, denn sie könnte jemanden unnötig verletzen. Wir müssen bedenken, w a s wir sagen, w i e wir es sagen und auf welche Weise es den anderen Menschen treffen kann. Hat das Aussprechen der Wahrheit für jemand anderen schlimme Konsequenzen, so ist es vielleicht besser, den Mund zu halten. *Satya* sollte niemals in Konflikt mit unserem Bemühen um *ahimsâ* kommen. Das Mahâbhârata, das große indischen Epos, sagt sogar: "Sprich Wahrheit aus, die angenehm ist. Sage nie unangenehme Wahrheiten. Lüge nicht, selbst wenn es sich gut anhört. Das ist das ewige Gesetz, das *dharma*".

Asteya

Asteya ist das dritte *yama*. *Steya* heißt stehlen, *asteya* ist das Gegenteil davon: Nichts nehmen, was nicht mir gehört. Das beinhaltet auch, daß ich in einer Situation, in der mir jemand etwas anvertraut, diesen Menschen nicht hintergehen sollte.

Brahmacarya

Das nächste *yama* ist *brahmacarya*. Das Wort setzt sich zusammen aus der Wortwurzel *car*, was soviel heißt wie: "bewegen", und dem Wort *brahma*, "die Wahrheit", das Eine Wahre, das Wesentliche. Wir können *brahmacarya* also verstehen als eine Bewegung auf das Wesentliche hin. Meist wird es aber benutzt im Sinne von Enthaltsamkeit, enger noch, sexueller Enthaltsamkeit. Genaugenommen ist damit aber gemeint, daß wir unsere Beziehungen zu anderen Menschen und zu Dingen so gestalten sollen, daß sie unserem Streben nach und unserem Verständnis der höchsten Wahrheiten förderlich sind. Wenn uns dabei sinnliches Vergnügen unterkommt, so sollten wir darauf achten, daß wir unsere Richtung behalten und uns nicht dort verlieren. Auf dem Weg des ernsten und steten Bemühens um Wahrheit entstehen gewisse Kontrollmöglichkeiten über die zehn Wahrnehmungs- und Tätigkeitssinne,[3] also auch den der Zeugung, der Sexualität. Diese Kontrolle ist aber nicht identisch mit vollständiger Abstinenz. Mehr noch: Indien hat den größten Respekt vor dem familiären Leben. Gemäß der indischen Tradition hat alles seine Zeit im Leben, und der Lebensweg wird entsprechend in vier Abschnitte unterteilt: Der erste ist das Stadium des heranwachsenden Kindes, der zweite das des Schülers, der lernt, sich um besseres Verstehen bemüht, auf der Suche nach Wahrheit ist. Im dritten steht die Gründung und Erhaltung der Familie im Mittelpunkt, und das vierte

[3] Das System des *Sâmkhya* nennt zehn Sinne, die sich auf die Wahrnehmung und das Tun beziehen, sie sind im Kapitel 8 aufgezählt.

Stadium ist schließlich jenes, in dem der Mensch sich ganz dem Streben widmen kann, Freiheit von allen Bindungen zu erlangen, die letzte Wahrheit zu finden. Das also erst, n a c h d e m die familiären Verpflichtungen erfüllt sind.
In diesem vierten Stadium des Lebens kann jede und jeder zu einem *sannyâsin*, einem Mönch oder einer Nonne werden. Aber solch ein Mensch muß dann um Essen betteln, das er von Menschen, die im Leben stehen, von Familien bekommt. Die *Upanishad* - Texte weisen den Schüler an, zu heiraten und eine Familie zu gründen, sobald er seine Studien beendet hat. Deshalb läßt *brahmacarya* als Verhalten betrachtet, nicht auf die Notwendigkeit sexueller Enthaltsamkeit schließen. Es meint viel eher verantwortungsvolles Verhalten im Hinblick auf unser Ziel, nämlich uns der Wahrheit anzunähern.

Aparigraha

Das letzte *yama* ist *aparigraha*. Das Wort sagt soviel wie: "Hände weg", "ergreife die Gelegenheit n i c h t ". *Parigraha* heißt "nehmen", "zugreifen". *A-parigraha*, "Nicht-Zugreifen", bedeutet also: genau nur das annehmen, was angemessen ist, keine Gelegenheiten ausnutzen. Ich hatte einmal einen Schüler, der eine Zeitlang mit mir arbeitete. Jeden Monat bezahlte er mich für meinen Unterricht. Aber darüber hinaus bot er mir am Ende unseres Kurses noch ein Geschenk an. Warum hätte ich das annehmen sollen, wo ich doch schon für meine Arbeit angemessen bezahlt worden war? Wir sollten nur das annehmen, was wir verdient haben, sonst nutzen wir schnell jemanden aus. Daneben tendieren unverdiente Belohnungen dazu, dem Beschenkten Verpflichtungen und Bindungen zu schaffen, die viele Probleme in sich bergen.

Die Entwicklung der *yama* kann bemerkenswerte Folgen haben

Das *Yoga Sutra* beschreibt, was geschieht, wenn diese fünf bisher beschriebenen Verhaltensweisen fester Teil einer Person werden:
Je mehr Freundlichkeit und Rücksicht, *ahimsâ*, wir entwickeln, um so mehr Freundlichkeit und freundschaftliche Gefühle ruft unsere bloße Gegenwart bei anderen hervor.
Satya heißt: dann die Wahrheit sagen, wenn sie jemandem hilft, und nur dann. Wenn wir diesem Gedanken immer treu bleiben, wird alles, was wir sagen, wahr. Im *Ramayâna* [4] gibt es eine wunderschöne Geschichte zu diesem Thema. Der Affe Hanuman, Diener des Prinzen Rama, macht sich auf, Sita, die Frau seines Herrn, zu suchen. Dazu reist er nach Sri Lanka, wo sie versteckt gehalten wird. Gegen Ende seines Aufenthaltes wird er von den Entführern der Frau gefangengenommen, und man legt Feuer an seinen langen Affenschwanz. Als Sita sieht, welche Schmerzen er

---

[4] Indisches Epos, das die Geschichte des Königssohns Rama beschreibt.

leidet, ruft sie die Worte: “Möge das Feuer abkühlen!”. Hanuman ist augenblicklich gerettet: “Was ist geschehen, warum brennt mich das Feuer nicht mehr?” Nur weil Sita immer die Wahrheit sprach, hatten ihre Worte diese ungeheure Macht, das Feuer zu löschen. Für die, die immer wahrhaftig sind, gibt es keinen Unterschied mehr zwischen ihrem Tun und Reden. Was sie sagen, wird wahr.

Es heißt im *Yoga Sutra* weiter, daß einem Menschen, der fest im *asteya* verankert ist, alle Juwelen dieser Welt zukommen werden. Ein solcher Mensch mag sich gar nichts aus Reichtümern machen; gleichwohl wird er Zugang zu den wertvollsten Dingen im Leben haben.

Je mehr wir die Bedeutung der Suche nach dem Wahren, dem Wesentlichen erkennen, um so weniger werden wir uns von anderen Dingen ablenken lassen. Sicher braucht es große Kraft, einen solchen Weg zu gehen. Das Wort, welches das *Yoga Sutra* benutzt, um diese Kraft zu beschreiben, ist *vîrya*. Es steht in enger Verbindung zu einem anderen Begriff, *shraddhâ* ,[5] tiefem Zutrauen, liebevollem Vertrauen. Das *Yoga Sutra* sagt, daß uns um so mehr Energie zur Verfügung steht, je mehr Glauben wir in etwas haben. Damit haben wir natürlich auch mehr Kraft, unser Ziel zu verfolgen. Je mehr wir also im Sinne von *brahmacarya* die Wahrheit suchen, um so mehr Kraft haben wir dafür zur Verfügung.

Parigraha ist die zunehmende Orientierung am Materiellen. Verringern wir *parigraha*, entwickeln wir also *aparigraha*, so richten wir uns immer mehr nach innen aus. Je weniger Zeit wir für unseren Besitz aufbringen, um so mehr können wir uns an die Erforschung all dessen machen, was Yoga ist. Vielleicht erhalten wir so schneller Antworten auf unsere Fragen.

Nach dem *Yoga Sutra* ist es also Bemerkenswertes, was geschehen kann, wenn wir diese fünf Verhaltensweisen, die sich “nach außen” richten, entwickeln.

Die Bedeutung des Begriffes *anga*

Auf etwas Wichtiges möchte ich noch eingehen. Wir können an Yoga nicht so herangehen, daß wir zuerst *ahimsâ* üben, dann, wenn wir das meistern, *satya* praktizieren usw. Verhalten entwickelt sich in dem Maße, wie wir langsam auf unserem Weg vorankommen, einem Weg, der bestimmt wird von dem Wunsch, uns mit allen Mitteln zum Besseren hin zu verändern. In diesem Zusammenhang hat das Wort *anga*, Glied, eine sehr wichtige Bedeutung. Das *Yoga Sutra* benutzt diesen Begriff, um die verschieden Glieder des Yoga zu bezeichnen, und spricht von acht Gliedern des Yogaweges. Das Wort *anga* bezeichnet genaugenommen das Glied eines Körpers. Von Geburt an können wir sehen, daß alle Glieder des Körpers m i t e i n a n d e r wachsen, nicht etwa zuerst ein Arm, dann ein Bein usw. Genau diesem Wachstum ver-

---

[5] Im Kapitel I,Vers 20 des *Yoga Sutra* nennt Patañjali, was gewöhnliche Sterbliche brauchen, um ans Ziel, um zum Erkennen der Wahrheit, zu gelangen: Glaube und Vertrauen, Kraft und Energie und ein Immer-Wieder-Sich-vor-Augen-Rufen des Ziels.

gleichbar entwickeln sich, wenn wir auf dem Yogaweg sind, alle acht Aspekte, die Patañjali als *ashtânga* zusammenfaßt, miteinander und sich gegenseitig bedingend.

Wie verhalte ich mich mir selbst gegenüber - *niyama*

Niyama sind ebenso wie die fünf *yama* keine Übungen oder Handlungen, die einfach einzustudieren wären; sie stellen vielmehr eine innere Haltung dar. Die *niyama* sind, verglichen mit den *yama*, intimer, persönlicher. Sie meinen die Haltung, die wir uns selbst gegenüber einnehmen.

Shauca

Das erste von ihnen ist die Sauberkeit, das "Geklärte", *shauca*, und es hat einen inneren und einen äußeren Aspekt. Äußerliches *shauca*, Reinlichkeit, meint einfach: halte dich sauber. Das innere *shauca* hat genauso viel mit der gesunden, von keinen Unreinheiten blockierten Funktion unseres Körpers zu tun wie mit der Klarheit unseres Geistes. Die Praxis der *âsana* oder auch *prânâyâma* sind wesentliche Mittel, die diese innere Reinheit bewirken.

Samtosha

Genügsamkeit, Bescheidenheit, Zufriedenheit mit dem, was wir haben, *samtosha*, ist ein weiteres *niyama*. Da wir bei unserem Handeln zu oft die erwünschten Ergebnisse schon vor Augen haben, werden wir auch oft enttäuscht. Das ist kein Anlaß zu verzweifeln. Wir sollten vielmehr a n n e h m e n , was sich da ergeben hat. Das ist es eigentlich, was *samtosha* meint: sich bescheiden. In einem Kommentar zum *Yoga Sutra* heißt es: "Zufriedenheit zählt mehr als alle sechzehn Himmel zusammen". Anstatt über Mißerfolge zu jammern, können wir annehmen, was geschehen ist, und daraus lernen. *Samtosha* kann sich auf geistige Aktivitäten, Lernen zum Beispiel beziehen, auf körperliche Anstrengungen und selbst darauf, wie wir unseren Lebensunterhalt verdienen. Es meint u n s s e l b s t , was wir haben, und wie unser Gefühl ist zu dem, was Gott uns gegeben hat.

Tapas

Das nächste *niyama* ist *tapas*, ein Begriff, den wir schon miteinander besprochen haben. *Tapas* heißt: den Körper fit halten, wörtlich: ihn "erhitzen" und ihn damit zu reinigen. In der Vorstellung von *tapas* steckt der Gedanke, daß wir uns des "Abfalls" in unserem Körpers entledigen können. An früherer Stelle nannte ich *âsana* und *prânâyâma* als Mittel, um uns gesund zu halten. Achtsamkeit gegenüber dem, was wir essen, ist eine andere Form von *tapas*. Essen wir, ohne hungrig zu sein, so ist das das Gegenteil von *tapas*. Aufmerksames Üben auf der Ebene des Körpers, Achtsamkeit bezüglich unserer Eßgewohnheiten, sorgfältiger Umgang mit dem Atem, das alles sind *tapas*, eine Hilfe gegen Ablagerung von Schlacke in unserem Körper.

"Schlacke" meint durchaus auch Dinge wie Übergewicht und Atemknappheit. *Tapas* macht unseren Organismus fit.

Svâdhyâya

Selbsterforschung, *svâdhyâya* ist das vierte *niyama*. So wie wir an früherer Stelle schon einmal darüber gesprochen haben, bedeutet *sva* "selbst", "zu mir gehörig". *Adhyâya* heißt Untersuchung, Erforschung. Wörtlich genommen bedeutet es: "an etwas nahe herangehen". In diesem Sinne heißt *svâdhyâya*: "nähere dich dir selbst, studiere dich". Alles Lernen, jede Überlegung, jeder Kontakt, der dir hilft, mehr über dich selbst zu erfahren, ist *svâdhyâya*. Im Kontext der *niyama* finden wir den Begriff auch oft übersetzt im Sinne von "Studium der alten Texte". Ja, Yoga fordert uns auch auf, alte Texte zu lesen. Warum? Wir können uns nicht einfach immer nur hinsetzten und nachdenken. Wir brauchen Bezugspunkte. Für manche ist ein solcher Bezugspunkt die Bibel oder ein persönlich wichtiges Buch, für andere mag es das *Yoga Sutra* sein. Das *Yoga Sutra* zum Beispiel sagt, daß wir in dem Maße, in dem wir mit unserer Selbsterforschung vorankommen, immer mehr mit den göttlichen Gesetzen in Verbindung treten und mit den Weisen, die sie gelehrt haben. Da dazu auch oft *mantra* [6] rezitiert werden, finden wir *svâdhyâya* manchmal auch als "Mantren-Rezitation" übersetzt.

Ishvarapranidhâna

Auch das letzte *niyama* ist schon in anderem Zusammenhang erwähnt worden. *Ishvarapranidhâna* heißt: "Lege dein ganzes Handeln Gott zu Füßen". Da oft *avidyâ* die Basis unseres Handelns ist, kommt häufig Falsches heraus. Hier liegt auch der Grund, warum Bescheidenheit, *samtosha* , so wichtig ist: Es soll uns genügen, zu wissen, daß wir unser Bestes getan haben. Dann können wir den Rest getrost einem Höheren überlassen. Über *îshvara* werden wir aber später noch ausführlicher sprechen. Im Kontext der *niyama* können wir mit *îshvarapranidhâna* die Haltung eines Menschen beschreiben, der in der Regelmäßigkeit seines täglichen Gebetes dieses Loslassen zum Ausdruck bringt.

FRAGE: Wie ist das Verhältnis von *kriyâ* - Übungen und *shauca?*
ANTWORT: Das *Yoga Sutra*, das über die verschiedenen *niyama* spricht, erwähnt das *kriyâ* - Konzept überhaupt nicht. Das Wort *kriyâ* bedeutet eigentlich Handeln, Tun. Im Kontext ihrer Frage meint es aber Reinigung. Etwas von "außen" wird benutzt, um das "Innere" zu reinigen. Zum Beispiel können wir eine verstopfte Nase

---

[6] Ein *mantra* ist ein Wort oder eine Silbe, die traditionellerweise dem Schüler vom Lehrer gegeben wurde. Die Wiederholung eines solchen *mantra* nennt man *japa*. *Japa* ist eine von vielen Meditationstechniken des Yoga.

mit einer leichten Salzlösung spülen oder eine Atembehinderung, die von schlechter Luft herrührt, durch eine Atemtechnik lindern. In diesem Sinne sind die *kriyâ* sicher eine Teil des *shauca*-Gedankens.

FRAGE: Ich habe *tapas* oft als "selbstgewählte Entbehrung" oder sogar als "Selbstkasteiung" übersetzt gesehen?

ANTWORT: Wenn dabei selbstgewählte Entbehrung zum Beispiel Fasten nur um des Fasten willens bedeutet oder das Einhalten eines strengen und ungewöhnlichen Lebensstils nur um seiner selbst willen, so hat das nichts mit *tapas* zu tun. Ähnlich wie bei *satya*, beim Umgehen mit der Wahrheit, muß alles *tapas* uns weiterhelfen. Wir können in ganz gewaltige Schwierigkeiten kommen, wenn wir beispielsweise einfach "nur so" zwanzig Tage lang fasten. Wenn wir mit Strenge oder Entbehrung eine vernünftige und begründete Strenge meinen, eine, die Sinn gibt für uns, die uns wirklich einen Schritt weiterbringt, so ist das schon *tapas*. *Tapas* darf kein Leiden verursachen. Das ist ein sehr wichtiger Gesichtspunkt.

FRAGE: Können uns die *yama* und *niyama* helfen, zwischen einem Moment von echter Klarheit und einem Moment von Selbsttäuschung zu unterscheiden?

ANTWORT: Um ein Moment von Selbsttäuschung zu erkennen, können die Beziehungen helfen, die wir nach außen hin, zu anderen Menschen oder Dingen haben. Hier werden die *yama* und die *niyama* wieder wichtig. Wenn wir aufrichtig und respektvoll mit anderen umgehen, können wir leicht erfahren, ob wir uns selbst täuschen oder nicht. Ich kann denken, ich sei der größte *Yogi*, aber aus dem, was andere über mich denken, wie sie sich auf mich beziehen und wie ich mit ihnen umgehe, erfahre ich sehr genau, ob mein Selbstbild stimmt. Aus diesem Grund ist es so wichtig, in der Welt und mit Menschen zu leben, zu schauen, welche Kommunikation zwischen uns herrscht. Es ist nämlich sehr leicht, sich selbst zu täuschen.

FRAGE: Mir ist klar, daß *yama* und *niyama* als gleichsam bewußte Anstrengung unseres Willens *avidyâ* und all seine Auswirkungen verringern können. Ist das die Methode, durch die wir endgültig Verwirrungen zurückdrängen können, wie Gier und Haß?

ANTWORT: Wir müssen immer gut unterscheiden, was Ursache und was Wirkung ist. Wir verwechseln sie zu oft. Meistens folgen wir in unserem Leben einem bestimmten Verhaltensmuster, weil wir definierte Erwartungen und Ziele haben. Sehr oft aber kommt es auf der anderen Seite nicht dazu, daß wir diese Ziele auch wirklich erreichen. Im Laufe des Lebens, durch persönliche Entwicklungen, geschieht es jedoch häufig, daß Dinge auftauchen und sich entwickeln, mit denen wir gar nicht gerechnet haben. *Yama* und *niyama* können also sowohl Ursache als auch Wirkung sein. Heute kann ich Ihnen vielleicht hundert dicke Lügen erzählen und ganz glücklich dabei sein, morgen schon kann es mir widerstreben, auch nur eine einzige Lüge auszusprechen. So nimmt *yama* zu. Sicherheiten und Regeln gibt es dabei nicht. Wir können nie mit Sicherheit voraussagen, was geschehen wird. Nur in dem, was geschehen ist, was Vergangenheit ist, können wir zarte Hinweise finden, auf das, was kommen wird.

FRAGE: Wir können also immer nur beobachten, wie zum Beispiel Haß oder Gier auftauchen und dann versuchen, ihnen Einhalt zu gebieten?

ANTWORT: Als erstes müssen wir immer beobachten. Wie wir wissen, besteht die erste Weisheit immer darin, zu sagen: "Schau her, das und das passiert, also sollte ich vorsichtig sein". Wir nehmen nicht einfach die Autobahn und fahren drauflos, sondern wir müssen ständig aufmerksam schauen.
FRAGE: Ist das nicht einfacher für jemanden, der an einem stillen Ort wie Chapel House lebt, als für jemanden, der inmitten seiner Familie lebt und arbeitet?
ANTWORT: Beides kann uns helfen. Ein Freund von mir kam nach Indien und dachte, es würde ihm guttun, wenn er für zwei oder drei Jahre allein im Himalaya bliebe. Er fand einen guten Ort und verbrachte dort drei Jahre lang ganz allein. Er hatte ein paar Bücher dabei und machte das, was wir Inder *sâdhana* nennen, das heißt, er praktizierte sehr intensiv. Dann kam er eines Tages zu mir, um mit mir an ein paar *âsana* zu arbeiten und das *Yoga Sutra* zu studieren. Als er in Madras ankam, sagte er mir, er habe das Gefühl, daß viel mit ihm passiert sei. Er schien sehr glücklich, er benutzte komplizierte Begriffe wie *sabîja samâdhi*, wenn er über seine Entwicklung im Himalaya sprach. Er fand dann ein kleines, einfaches Zimmerchen zum Wohnen auf dem Gelände der Theosophischen Gesellschaft in Madras, einem sehr ruhigen Ort, wo man nicht gestört wird, mit vielen Bäumen, einer ausgezeichneten Bibliothek usw. Nach zwei Tagen kam er und erklärte mir, er habe jetzt seine Meinung geändert und suche einen geräumigeren Ort zum Leben. Ich war ein bißchen überrascht und fragte ihn, warum er denn nun plötzlich ein großes Haus suche? "Wissen Sie", erklärte er mir, "ich habe eine Frau kennengelernt. Mein ganzes Leben hat sich jetzt verändert". Ich möchte diese Sinneswandlung nicht verurteilen, im Gegenteil. Ich will nur darauf hinweisen, daß er das, was er von sich dachte, nicht war.
So kann also auch Chapel House eine Hilfe sein, aber der echte Test für die Erfahrung von Chapel House wäre Madras, die Sechs-Millionen-Stadt mit dem tosenden Leben. Und der wirkliche Test für jemanden aus Madras wäre, zu schauen, wie es sich in Chapel House lebt. Ich bin sicher, daß es Leute gibt, die es in dieser Stille hier nicht länger als einen Tag aushalten würden. Jemand, der sich seiner selbst nicht sicher ist, kann ebensowenig lange in Madras leben. Veränderung hilft. Wir müssen beides anschauen, das Feuer und das Wasser, wenn wir erfahren wollen, wie wir reagieren werden. Deshalb ist *yama* so wichtig, denn es beinhaltet unsere Beziehungen mit und zu verschiedenen Menschen zu verschiedenen Zeiten. So können wir erfahren, was wir sind.
FRAGE: Ein Umfeld, das sich verändert, ist also wichtig für Yoga?
ANTWORT: Ja, ein bißchen Wechsel ist sehr wichtig. Der Geist gewöhnt sich so sehr an Dinge, daß unser Tun schnell zu echten Gewohnheiten wird, zu *samskâra*. Wir können nie unsere wirkliche Natur erfahren, wenn wir uns nicht Veränderungen aussetzten. Deshalb müssen wir uns testen, das Ganz Andere machen. Wenn jemand nicht mit anderen Menschen klarkommt, - wie kann er sagen, er verstehe sich selbst? Einmal traf ich einen Freund in Europa. Er glaubte, sein ganzes Leben habe sich durch Yoga verändert. Er hatte das Fleischessen aufgegeben, das Rauchen, den Haschisch und vieles mehr. Eines Morgens besuchte er mich und sah, wie ich eine Tasse Tee trank. Er war schockiert. Er konnte den Gedanken nicht ertragen, daß sein

Lehrer Tee trank, eine Droge. Er sagte: “Wie können Sie nur Tee trinken?” Ich fragte ihn, warum ihn das so bestürze, was denn los sei. Er war weit mehr von den Wirkungen des Tees betroffen als ich.

FRAGE: Ich verstehe, wie wir es lassen können, einen Wunsch auszuleben, den wir als schlecht erkannt haben. Wo sollte jetzt der Schwerpunkt unserer Arbeit liegen: sich um das Lassen bemühen oder darum, dahin zu kommen, daß dieser Wunsch gar nicht erst auftaucht? Also: ich ärgere mich darüber, daß der Wunsch aufgetaucht ist. Und dann bekümmert es mich, daß ich mich so ärgere usw. Es läuft alles im Kreis ab.

ANTWORT: Wir müssen erst einmal verstehen, ob das, was wir für ein Problem halten, wirklich eines ist. Überlegen Sie mal, was es wirklich heißt, wenn Sie sagen: “Das macht mir aber zu schaffen”. Um herauszubekommen, ob ein echtes Problem vorliegt, ist es oft hilfreich, die Umgebung zu wechseln und von einer neuen Perspektive aus zu schauen, wie die gleiche Situation jetzt erscheinen mag. Ein Beispiel: Sie haben die Gelegenheit zu lügen. Im Augenblick erscheint es in Ordnung, sie wollen sogar lügen. Später bekümmert es Sie. Sie denken: “Wie konnte ich nur lügen! Es wäre besser gewesen, die Wahrheit zu sagen oder den Mund zu halten”. Was war richtig? Wir können es herausbekommen, wenn wir mit jemand anderem sozusagen abstrakt darüber reden und die Reaktion dieser Person beobachten. Es mag “weiße Lügen” geben, die schwierige menschliche Interaktionen vermeiden können. Es mag auch Lügen geben, die verhindern, daß wir zuviel unserer Zeit mit dem Zerpflücken jeder einzelnen Situation verbringen. Oder die Lüge kann folgenlos sein. Viele Möglichkeiten, die eine einzige Lüge betreffen können. Um die Lüge zu verstehen, können wir also entweder mit jemandem darüber reden, wie ich schon sagte, oder wir können die Umgebung wechseln, uns in eine neue Situation begeben und von da aus die ganze Sache noch einmal neu anschauen. Darin liegt die große Gelegenheit, alles noch einmal neu zu überdenken. Das *Yoga Sutra* sagt: Wenn Dir etwas zu schaffen macht, so stelle Dir einmal das Gegenteil davon vor.[7] Es geht also darum, eine neue Situation zu finden, die eine neue Einstellung in uns entstehen lassen kann. Das mag heißen, ein Buch zu lesen, mit einer vertrauten Freundin zu sprechen oder sogar ins Kino zu gehen und einen Film anzugucken. Vielleicht finden wir dabei ja sogar heraus, daß das, was uns beschäftigt, gar nicht die Ursache unserer Sorgen ist. Wenn wir gerade nicht wissen, w i e wir uns verhalten sollen, wenn wir unklar sind, sollten wir auch nicht gleich handeln.

---

[7] Im Kapitel II, Vers 33 macht Patañjali einen Vorschlag, wie wir in einem inneren Konflikt oder in einer unklaren Situation weiterkommen können: die Visualisierung der verschiedenen möglichen Alternativen (auch des Gegenteils dessen, was wir gerade tun) kann uns helfen, das Richtige herauszufinden. “Offen Sein” ist die Idee.

FRAGE: Im Moment, wo wir zweifeln, sollten wir also nicht handeln?
ANTWORT: Wenn Zeit ist: nicht handeln. Wenn keine Zeit ist, so verschaffen Sie sich wenigstens ein bißchen Luft, ein bißchen Spielraum. Wer im Zweifel ist, hält am besten inne. Ich bin sicher, daß wenig Dinge so eilig sind, daß es sich nicht ein bißchen innehalten läßt.

Im Yoga ist es wichtig, daß man wächst

FRAGE: Es erscheint mir so, als sei es gerade in einer Situation, wo man zweifelt, unmöglich, innezuhalten, besonders wenn man gerade für jemand anders die Verantwortung hat. Echte Lebenssituationen, die Zeiten also, wo das Zweifeln, die Unsicherheit, am größten ist, zeichnen sich meiner Erfahrung nach gerade dadurch aus, daß man keine Verschnaufpause einlegen kann. Wäre es anders, so wäre der Streß, unter dem wir leben, nicht so groß. Was also tun, wenn Zweifel aufkommen: Sollten wir uns einem anderen Gegenstand zuwenden, sollten wir uns mit den Zweifeln konfrontieren, sollten wir sie vielleicht ignorieren?
ANTWORT: Oft reicht es nicht aus, nur eine Gelegenheit zum Nachdenken zu finden. Irgendwie müssen wir es schaffen, uns das Problem von einer anderen, einer *höheren* Warte aus anzuschauen. Die Veränderung unserer Warte, wenn sie uns gelingt, ist Ausdruck einer Weiterentwicklung. Vielleicht geht es Ihnen heute etwas besser als gestern, wenn Sie Yoga machen, und schon läßt sich das gleiche Problem mit anderen Augen betrachten. Wir machen oft keine Fortschritte in der Bewältigung unserer Probleme, wenn wir sie nur aus einer anderen Ecke betrachten oder mit irgend jemandem darüber sprechen. Manchmal ist eben mehr nötig.
Im Yoga ist es wichtig, daß man wächst. Wir müssen uns entwickeln. Das, was Zweifel war, darf nicht immer Zweifel bleiben. Mein ganz persönlicher Wechsel vom Ingenieur-Leben zum Yoga, 1964, war eine große Entscheidung und mit schwerwiegenden Problemen verbunden. Ich hatte mit vielen Leuten darüber diskutiert, aber die Probleme blieben für mich bestehen. Aber eines Tages war es dann kein Problem mehr. Irgendwie konnte ich mir das Ganze von einer anderen, einer höheren Warte aus anschauen, und plötzlich war es nicht mehr da. Natürlich stimmt es auch manchmal, daß ein Problem immer größer wird, je mehr wir versuchen, es zu klären. Wichtig ist, daß wir immer versuchen, es ein bißchen besser zu machen. Geht es dann ein bißchen besser, verschwinden die Zweifel auch leichter. Der ganze Yoga hat das Ziel, uns ein bißchen besser werden zu lassen als wir vordem waren. Besser werden wir, indem wir uns gleichzeitig bemühen und in Geduld üben. Dann werden wir uns auch nicht mehr so vielen Problemen ausgesetzt sehen wie zuvor. Unser Bemühen mag in seiner Intensität wechseln. Aber über einen langen Zeitraum gesehen führt jedes Bemühen zu einem Fortschritt. Jede Gelegenheit, die uns hilft, voranzukommen, müssen wir aktiv ergreifen.

10

âsana und *prânâyâma*
Über die Acht Glieder des Yoga

Das dritte *anga* des Yoga ist *âsana*. Sie erinnern sich sicherlich, daß in der Theorie über die *âsana*-Praxis zwei Begriffe vorkamen, die ein *âsana* charakterisierten: *sthira* und *sukha*. Im *âsana* müssen wir uns bequem und leicht fühlen *(sukha)* und gleichzeitig müssen wir fest und wachsam sein *(sthira)*. Yoga schlägt zwei Möglichkeiten vor, wie ich diese Qualitäten eines *âsana* erreichen kann. Die eine ist: die Verspannungen und Widerstände im Körper lokalisieren und sie auflösen. Das geht nur Schritt für Schritt *(krama)*, indem wir uns an das früher erwähnte Konzept des *vinyâsa krama* halten, also die Wichtigkeit einer richtigen Vorbereitung und eines sorgfältigen Ausgleichs in der Praxis ernst nehmen. Die Mittel, die wir benutzten, um Blockaden und Widerstände zu lösen, dürfen sich nicht g e g e n unseren Körper richten. Wir müssen sorgfältig vorgehen; denn tun wir unserem Körper Zwang an, so wird er mit Schmerzen oder anderen unangenehmen Gefühlen reagieren, und die Probleme werden auf lange Sicht größer und nicht kleiner. Der Körper nimmt ein *âsana* nur schrittweise an, und nur so werden wir uns auch leicht darin fühlen, werden fähig sein zu atmen und die Position wirklich zu spüren.
Die zweite Möglichkeit, die Yoga vorschlägt, um das Konzept *sthirasukha* zu realisieren, besteht darin, das Bild des *âsana* in seiner ganzen Vollkommenheit vor dem inneren Auge zu haben. Es ist jenes Bild von *ananta*, dem König der Schlangen, einer Kobra, die das ganze Universum auf ihrem Kopf trägt und zur gleichen Zeit als Bett für den Gott Vishnu dient. Die Kobra muß ganz entspannt sein, um dem Gott ein weiches Bett sein zu können. Hier ist die *sukha*-Idee. Dennoch kann die Schlange nicht untätig und schwach sein, denn sie trägt das Universum. Das ist der *sthira*-

Gedanke. Diese beiden Qualitäten können uns die Vorstellung und das Gefühl eines perfekten *âsana* vermitteln.

Frage: Ich habe den Begriff *ananta* oft mit "Unendlichkeit" übersetzt gelesen, und dann heißt der Vers im *Yoga Sutra*, man soll bei der Praxis eines *âsana* auf die Unendlichkeit meditieren.

Antwort: Das Wort *ananta* heißt, wörtlich übersetzt, tatsächlich "unendlich": *anta* ist "das Ende", und *an-anta* bedeutet "ohne Ende".

Gleichzeitig ist *ananta* aber auch ein Name für jenen Schlangengott, dessen Bild ich Ihnen erläutert habe. Die Benutzung dieses Namens ist sehr gebräuchlich, und er wird so auch in einem Kommentar zum *Yoga Sutra* erwähnt.[1] Wenn *ananta* , wie es oft getan wird, mit "Unendlichkeit" übersetzt wird, wie könnte diese Vorstellung bezogen werden auf die Definition von *âsana*, nämlich fest und leicht, *sthirasukha* zu sein? "Unendlichkeit" macht in dem Zusammenhang keinen Sinn.

Eine andere mögliche Bedeutung des Begriffes *ananta*, in unserem Kontext viel naheliegender, ist übrigens: "Atem". In den alten Schriften wird *ananta* gern als Metapher für den Atem genommen, der "ohne Ende" unser Leben begleitet. *Ananta* als "Atem" würde hier auf die Bedeutung hinweisen, die der Atem hat, wenn wir ein *âsana* wirklich ausfüllen wollen.

Es ist überhaupt ein Mißverständnis, wenn davon gesprochen wird, daß *âsana* nur Meditationshaltungen seien. Schauen wir uns zum Beispiel den Kommentar von *Vyâsa* zum *Yoga Sutra* an, so sehen wir, daß die meisten der *âsana*, die er aufzählt, so kompliziert sind, daß wir in ihnen beim besten Willen nicht in einem Zustand von *dhyâna* sein können. Wir können mit diesen Haltungen arbeiten, sie erspüren und Erfahrungen mit ihnen machen, aber wir können nicht lange in diesen *âsana* bleiben. Es ist sehr klar, daß keineswegs alle der hier aufgezählten *âsana* Haltungen sind, die für die Meditation gedacht sind. Viele der *âsana*, mit denen im Yoga gearbeitet wird und die in den verschiedenen Texten auch in ihrer Wirkung beschrieben werden, sind von ganz anderer Qualität: Sie sind von großem Wert, um uns in die Lage zu versetzen, für eine lange Zeit aufrecht sitzen zu können, gut und mit Ausdauer stehen zu können und die vielen Anforderungen, die das Leben an uns stellt, auf gute Art bewältigen zu können.

Im *Yoga Sutra* selbst wird noch etwas sehr Interessantes über die W i r k u n g der *âsana* gesagt. Es heißt da: Wenn wir *âsana* wirklich gut beherrschen, so werden wir in der Lage sein, mit Gegensätzen umzugehen. Ein Gegensatz ist zum Beispiel Madras im Mai, wo es wirklich sehr heiß ist, und Moskau im Winter. Mit Gegensätzen umgehen können, soll nun nicht heißen, daß wir bei kaltem Wetter mit freiem Oberkörper herumlaufen oder warme Wollsachen im Hochsommer tragen sollten. Wir werden vielmehr empfindsamer, lernen, uns anzupassen, weil wir unseren Körper besser kennen, auf ihn hören können und wissen, wie er sich in unterschiedlichen

---

[1] Im *Yogavârttika* kommentiert *Vijnânabhikshu* den Vers 47, Kapitel II des *Yoga Sutra*. Zu diesen Texten finden sich Hinweise im Kapitel 19.

Situationen verhält.
Praktisch gesehen: Wenn wir ein paar Minuten lang stehen müssen, sollten wir dazu auch in der Lage sein; wenn wir längere Zeit sitzen müssen oder wollen, sollten wir das können. Ein Vorteil der *âsana*-Praxis ist, daß sie uns hilft, uns an unterschiedliche Dinge zu gewöhnen, unterschiedlichen Anforderungen gewachsen zu sein. Wollen wir zum Beispiel *prânâyâma* üben, so müssen wir in der Lage sein, für einige Zeit bequem und aufrecht zu sitzen. *Asana* helfen uns zum Beispiel, den Atem und nicht den Körper in den Mittelpunkt einer *prânâyâma*-Übung zu stellen: Das unbewegte und aufgerichtete Sitzen macht uns keine Mühe, und nichts lenkt uns ab von der Konzentration auf den Atem.

Prânâyâma, die Atemübungen des Yoga

Das Wort *prânâyâma* besteht aus zwei Teilen: *prâna* und *ayâma*. *Ayâma* heißt soviel wie "strecken, ausdehnen" und beschreibt den aktiven Teil im *prânâyâma*. *Prâna* bezeichnet das, "was ununterbrochen überall ist". Es wird, bezogen auf uns Menschen, manchmal beschrieben als etwas, das in einem kontinuierlichen Strom irgendwo aus unserer Mitte kommt und uns ausfüllt und am Leben hält; es ist Lebensenergie. Das *prâna* strahlt nach diesem Bild gleichsam vom dieser Mitte aus durch den ganzen Körper hindurch und sogar noch etwas über ihn hinaus.

Was im Geist geschieht, beeinflußt den Atem, was im Atem geschieht, den Geist

Ein alter Text wie die *Yoga Yâjnavalkya* [2] sagt uns nun, daß ein unausgeglichener, unruhiger Mensch, jemand, der verwirrt ist, mehr *prâna* a u ß e r h a l b als innerhalb seines Körpers hat. Das Ausmaß von *prâna* jenseits des Körpers ist größer, wenn wir uns unwohl fühlen und die Qualität des *prâna*, seine Dichte innerhalb unseres Organismus nimmt ab. Je ruhiger und ausgeglichener wir aber sind, um so weniger von unserem *prâna* zerstreut sich außerhalb des Körpers. Wenn *prâna* nur ungenügend Raum in unserem Körper findet, so gibt es dafür nur eine Ursache: Dort wird es von etwas verdrängt, das eigentlich nicht dorthin gehört, lassen Sie uns Schlacke dazu sagen. Was wir in der Praxis des *prânâyâma* versuchen, ist nun nichts anderes, als diese Schlacke zu reduzieren und gleichzeitig mehr und mehr *prâna* innerhalb unseres Körpers zu konzentrieren.

---

[2] Erläuterungen zu diesem Text finden sich im Kapitel 19.

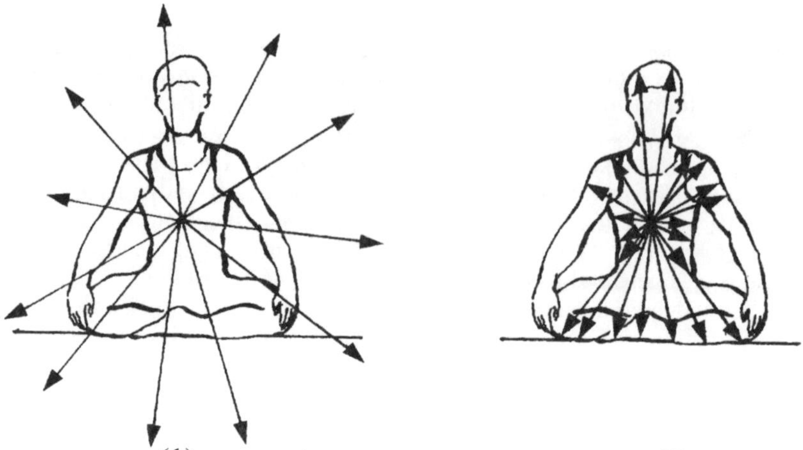

(1) (2)

Abb. 44: Die Verteilung von *prâna* und der Zustand unseres Geistes
Ein kranker oder unruhiger Mensch zerstreut sein *prâna* außerhalb des Körpers (1), weil Blockaden den Fluß des *prâna* innerhalb seines Körpers behindern. Eine ruhige, gesammelte und gesunde Person kann mehr *prâna* im Körper halten (2).
Über die Bewegung des Atems können wir den Fluß von *prâna* beeinflussen. Auch ist der Zustand unseres Geistes mit der Qualität von *prâna* in uns eng miteinander verbunden: Die Qualität unseres Atems beeinflußt die unseres Geistes und umgekehrt. Im Yoga versuchen wir diese Verbindungen so zu nutzen, daß sich *prâna* in uns konzentriert und dort frei fließen kann.

Verschiedene Quellen nennen *prâna* den Freund des *purusha* und sehen im Fluß des *prâna* nichts anderes als das Wirken von *purusha*, so wie es unserem jeweiligen Zustand entspricht. Wenn wir uns erinnern, wie das Ausmaß, das die Klarheit schaffende Kraft von *purusha* in uns einnimmt, unmittelbar mit dem Zustand unseres Geistes verbunden ist, wird eine enge Beziehung zwischen unserem Geist und *prâna* deutlich.

Prâna kann also als Ausdruck von *purusha* verstanden werden, kann sich aber sowohl innerhalb des Körpers als auch außerhalb von ihm befinden. Je zufriedener ein Mensch ist, je wohler er sich fühlt, um so mehr *prâna* ist in ihm. Je gestörter ein Mensch ist, um so mehr *prâna* wird vergeudet und verstreut. Wir wollen im *prânâyâma* die Menge von *prâna*, die sich außerhalb des Körpers befindet, auf Null reduzieren. Tatsächlich gibt es auch eine Definition des Wortes *yogi*, die sagt: *Yogi* ist jemand dann, wenn sich sein oder ihr *prâna* im Körper befindet. All diese Gedanken wollen uns in anschaulichen Bildern erklären, was *prâna* ist und was es mit unserem Befinden zu tun hat.

Um Einfluß auf *prâna* zu bekommen, müssen wir Einfluß auf unseren Geist nehmen. Im Leben stört unser Handeln oft den Geist und vergrößert somit den Teil des *prâna* außerhalb des Körpers. Durch tägliche *prânâyâma*-Praxis kehren wir diesen Prozeß um. Was auch immer in meinem Geist geschieht, es beeinflußt meinen Atem. Deshalb wird der Atem schneller, wenn ich aufgeregt bin, und auf der anderen Seite wird mein Atem tiefer und ruhiger, wenn ich mich entspanne. Umgekehrt wird eine Veränderung des Atems meinen Geist beeinflussen. Die Verbindung von Geist und Atem ist ja für uns alle eine sinnfällige Tatsache.

Das *Yoga Sutra* sagt: Wenn wir *prânâyâma* üben, wird mehr und mehr der Schleier vom Geist gezogen, und Klarheit kommt auf, der Geist wird fähig für *dhyâna*, der engen Verbindung mit dem Gegenstand seiner Betrachtung, fähig zur Versenkung.[3]

Ein klarer und freier Geist drückt aus, daß sich mehr *prâna* im Körper befindet, als wenn wir uns verstört oder dumpf fühlen.

Die Idee des *prânâyâma* ist, m e h r R a u m für dieses *prâna* in uns zu schaffen und dafür zu sorgen, dieses *prâna* auch in uns h a l t e n zu können.

Prânâyâma ist Atembewußtheit

Folgen wir dem *Yoga Sutra*, können wir sagen: *prânâyâma* ist zunächst Atembewußtheit: Ich bin mir bewußt, d a ß ich atme, nehme meine Einatmung wahr, meine Ausatmung, vielleicht auch die Pausen, die zwischen den Atembewegungen natürlicherweise entstehen. Der nächste Schritt ist dann die Klärung der Frage: Wie b l e i b e ich mir meines Atems bewußt?

Im *prânâyâma* atmen wir nicht mehr so, wie wir es normalerweise tun, also unbewußt, sondern wir fokussieren unsere Aufmerksamkeit auf den Atem. In der Praxis des *prânâyâma* ist es also sehr wichtig, den Geist wachzuhalten, denn die Prozesse, die dabei angesprochen werden, sind sehr fein. Keine Körperbewegung ist zu sehen, wie etwa im *âsana*; wir müssen sehr genau spüren und fühlen. Das einzig Dynamische ist der Atem.

Patañjali macht einige sehr praktische Vorschläge, die uns helfen, unsere Aufmerksamkeit beim Atem zu halten. Wir können uns zum Beispiel einen Ort, einen Bereich im Körper suchen, wo wir unseren Atem gut fühlen oder hören. Oder wir versuchen, der Bewegung des Atems im Körper zu folgen: Wir erspüren die Einatmung von der Schlüsselbeingrube an über den Brustkorb bis hinunter zum Zwerchfell und verfolgen bei der Ausatmung den Atem in der entgegengesetzten Richtung vom Bauch nach oben. Auch über die bewußte Beeinflussung der Qualität der Ein- und Ausatmung mit bestimmten Techniken, die wir später besprechen werden, läßt sich unsere Aufmerksamkeit beim Atem halten.

Eine andere von vielen Möglichkeiten im *prânâyâma* ist, den Atem nur dort zu erspüren, wo er den Körper betritt und verläßt. Wir konzentrieren uns also auf das

---

[3] *Yoga Sutra,* Kapitel II, Vers 52

Erspüren des Atems an der Nasenöffnung. Auf vergleichbare Weise ist es möglich, den Atem über das Hören und Spüren eines leisen Tones zu verfolgen, der entsteht, wenn wir beim Atmen die Stimmbänder leicht kontrahieren.[4]

Solche Vorschläge helfen uns, mit der Aufmerksamkeit beim Atem zu bleiben, und können ein bloß mechanisches Üben verhindern. Es geht im *prânâyâma* also nicht im wesentlichen darum, Ein- und Ausatmung in ein ganz bestimmtes Verhältnis zueinander zu setzten oder die Atemdauer so oder so festzusetzen. Wenn so etwas dabei hilft, uns auf unser *prânâyâma* zu konzentrieren - wunderbar. Das Ziel der verschiedenen Techniken und Atemverhältnisse im *prânâyâma* ist aber zuerst einmal, uns eine Vielfalt von Möglichkeiten an die Hand zu geben, wie wir dem Atem folgen können. Wenn wir den Atem verfolgen, wird unser Geist mehr und mehr in die Aktivität des Atmens einbezogen. So bereitet uns *prânâyâma* auf *dhyâna* vor.

FRAGE: Sie sagten, ein *Yogi* sei jemand, dessen ganzes *prâna* sich innerhalb seines Körpers befinde. Warum ist das so wünschenswert? Und: wie weiß der *Yogi*, daß das *prâna* innerhalb seines Körpers ist und nicht außen?

ANTWORT: Wenn es außen ist, so läßt sich das an vielen Zeichen erkennen, die mir signalisieren, daß etwas nicht stimmt. Das *Yoga Sutra* erwähnt in diesem Zusammenhang einige Symptome. Zu wenig *prâna* im Körper kann sich unterschiedlich äußern: zum Beispiel in einem Gefühl von Feststecken, Eingeschränktsein. Dabei wissen wir manchmal noch nicht, was mit uns nicht stimmt, haben aber das klare Gefühl, daß etwas nicht in Ordnung ist. Ein anderer Ausdruck von zerstreutem *prâna*: Es fehlt jeder Antrieb, irgend etwas zu tun, wir sind lustlos, ja depressiv. Oder wir leiden an körperlichen Störungen. Schließlich nennt das *Yoga Sutra* noch die Störungen im Atem, deren Bild sehr verschieden sein kann.[5] Befindet sich alles *prâna* im Körper, sind wir frei von jedem dieser Symptome. Deshalb ist das Ideal für einen *Yogi*, alles *prâna* im Körper zu haben. Das ist aber nur möglich, wenn keine Schlacke, kein Unrat, nichts Negatives den Platz von *prâna* einnimmt. Ist dies nicht der Fall, leiden wir irgendwann an einem der oben genannten Probleme: *prâna* befindet sich nicht ausreichend in unserem Körper.

Der Gedanke, der in dem Konzept von "*prâna* innerhalb oder außerhalb des Körpers" steckt, kann auch als Symbol für den Zustand unseres Geistes aufgefaßt werden. In dem Zustand, in dem unser Geist so klar ist wie durchsichtiges Glas, gibt es nichts, was den Körper stören könnte; es liegt kein Unrat herum. Bemerken wir andererseits aber zum Beispiel Zögerlichkeit, Angst, etwas zu tun, weil es ja falsch sein könnte, Unzufriedenheit, so können wir davon ausgehen, daß sich Schlacke in unserem System abgelagert hat. Denn Schlacke lagert sich nicht nur auf der körperlichen Ebene ab, sondern mehr noch auf der geistigen, der des Bewußtseins. Jede Art

---

[4] Eine *prânâyâma*-Technik, die *ujjâyi* genannt wird.

[5] Im Vers 31, Kapitel I des Yoga *Sutra* benennt Patañjali diese Symptome für einen gestörten Geist: *duhkha* (Leidempfindung), *daurmanasya* (negative Haltung), *angamejayatva* (körperliche Störungen) und *shvâsaprashvâsa* (Störungen des Atems).

von Unrat, auf den wir in uns treffen, rührt von *avidyâ* her, von "falschem Wissen". Die Aussage, daß ein *Yogi* ein Mensch ist, der alles *prâna* in sich trägt, drückt also auf dem Hintergrund dieses besonderen Konzeptes aus, daß er sein eigener Meister ist.

Der Atem steht zwar in Beziehung zum Geist und damit zu *prâna*, aber wir dürfen uns das nicht so vorstellen, daß mit der Einatmung einfach *prâna* in unseren Organismus fließt. So passiert das nicht. *Prâna* betritt den Körper in dem Augenblick, wo sich eine positive Veränderung in uns, in unserem Geist vollzieht. Und selbstverständlich ändert sich der Zustand unseres Geistes nicht mit jeder Ein- und Ausatmung. Eine Veränderung erstreckt sich über einen längeren Zeitraum. Wenn wir nun *prânâyâma* üben, und wir merken, daß es eine Veränderung unseres Geistes bewirkt, dann hat *prâna* schon lange unseren Körper betreten. Wahrzunehmen sind diese Veränderungen vor allem auch an unserer Beziehung zu anderen Menschen. Dort können wir überprüfen, ob wir uns selbst besser verstehen. Das ist, glaube ich, der wirkliche Test.

FRAGE: Wenn man ausatmet, geht *prâna* dann aus dem Körper hinaus oder bleibt es in einem?

ANTWORT: Ohne *prâna* gibt es kein Leben. Die Ein- und Ausatmung können wir uns so vorstellen, daß beim Einatmen *prâna* in uns hineinfließt. *Prâna* ist aber auch die Kraft, die hinter der Ausatmung steht. Dazu müssen wir wissen, daß sich *prâna* im Körper in unterschiedliche Aspekte und Kräfte wandelt und auch an Vorgängen beteiligt ist, die dafür sorgen, daß wir loswerden, was wir nicht mehr brauchen. Das bezieht sich nicht nur auf körperliche Ausscheidungsvorgänge. Es ist ebenso die Kraft des *prâna*, die zum Beispiel unseren Geist von Hindernissen befreien kann und ihn zu mehr Klarheit führt. Die Ausatmung, also selbst ein Teil der *prâna*-Kraft, erfüllt genau diese Aufgabe: Sie läßt los, was überflüssig geworden ist, nimmt weg, was sonst Hindernis würde.

Prâna erscheint im Körper in unterschiedlichen Aspekten

Es werden gewöhnlich fünf *prâna*, Lebenskräfte, unterschieden.[6] Wir wollen uns hier mit den beiden grundlegenden *prâna* beschäftigen, es sind dies das *prâna-vâyu* und das *apâna-vâyu*. *Prâna-vâyu* konzentriert sich in der Brust, *apâna-vâyu* ist für das Ausscheiden zuständig. Gleichzeitig aber steht der Begriff *apâna* oft für jenen Raum, in dem nach dem Körperverständnis des Yoga sich Schlacke sammelt, nämlich dem unteren Bauchraum. Manchmal wird auch das, was den Körper betritt,

---

[6] Entsprechend ihrer Zuordnung zu den Körperfunktionen tragen sie unterschiedliche Namen: *prâna-vâyu:* der Brustbereich, *udâna-vâyu:* der Hals -und Kehlbereich mit der Sprache als Funktion, *vyâna-vâyu*: die Verteilung der Energie in alle Bereiche des Körpers hinein, *apâna-vâyu*: der Bereich des Unterbauches und *sâmana-vâyu*: der Bereich der Körpermitte mit der Verdauungsfunktion, das, was das Verdauungsfeuer zum Brennen bringt.

prâna, und das, was ihn verläßt, *apâna* genannt. Deshalb gibt es viel Verwirrung um das Wort *apâna*.
FRAGE: Ist also *apâna* und "Schlacke" dasselbe?
ANTWORT: *Apâna* bezieht sich auf die Gegend des Unterbauchs und die gesamte Aktivität dort. Es bezeichnet einerseits denjenigen Teil des *prâna*, der die Aufgabe der Ausscheidung hat und die Energie dafür bereitstellt. Gleichzeitig meint *apâna* aber auch das, was liegenbleibt, wenn diese Kraft nicht im Gleichgewicht ist: Ist ein Mensch schwerfällig, so wird bisweilen gesagt: er hat zuviel *apâna*. *Apâna* im Sinne einer Energie, die ja selbst Teil ist von *prâna*, brauchen wir; *apâna* als etwas, das übrigbleibt vom Prozeß, den diese Energie bewirkt, hindert dagegen das *prâna* an seiner Entfaltung. Vielleicht ist es das einfachste, zu sagen: Das *apâna* sollte im Gleichgewicht sein mit allen anderen Erscheinungsformen des *prâna* im Körper. Es gibt ja, wie ich schon erwähnte, in anderen Körperbereichen auch noch andere *prâna*-Arten. Zum Beispiel hat ein anderer Teil von *prâna* - er heißt *udâna-vâyu* - seinen Sitz im Kehlbereich. Dieses *prâna* ist für die Sprache zuständig. Wenn unser *udâna-vâyu* nicht ausgeglichen ist, ist unsere Sprache beeinträchtigt. So sind alle *prâna*-Arten notwendig, aber sie müssen im Bezug aufeinander ausgewogen sein. Hat ein Mensch Schlacke im Bereich des Unterbauches angehäuft, so verbraucht er dort zuviel Energie. Er hat zuviel *apâna*, und er sollte dieses Ungleichgewicht aufheben. Der Gedanke ist, *apâna* auf ein Minimum zu reduzieren - auf ein leistungsfähiges Minimum.
FRAGE: Wenn wir den Atem im *âsana* kontrollieren, - passiert das Gleiche, wie wenn wir *prânâyâma* üben?
ANTWORT: Bis zu einem gewissen Grade, ja. Im *âsana* teilt sich die Aufmerksamkeit jedoch zwischen Atem und Körperbewegung auf. Im *âsana* benutzen wir den Atem als Medium für die Bewegung und wollen damit den Körper erreichen. Da unsere Aufmerksamkeit sich zwischen Atem und Körper aufteilt, ist die Wirkung auf *prâna* sicher nicht so groß wie im *prânâyâma*.

Lassen Sie uns in unseren Überlegungen zu *prâna* und *apâna* fortfahren.
Apâna im Sinne von "Unrat, Verunreinigung", sammelt sich im Leben an aufgrund vieler Faktoren. Manche liegen im Bereich unserer Kontrolle, manche außerhalb davon. Die Praxis des Yoga soll diese "Verunreinigungen" verringern. Einen Menschen, der kurzatmig ist, der den Atem nicht verhalten oder nicht langsam ausatmen kann, würden wir als jemanden mit mehr *apâna* ansehen. Wer über eine gute, leichte Atemkontrolle verfügt, ist jemand mit weniger *apâna*. Je mehr *apâna* wir haben, desto mehr Probleme haben wir in allen möglichen Bereichen unseres Körpers. Es geht nun darum, das *apâna* zu verringern, damit wir mehr *prâna* in den Körper bringen können. Was die Einatmung betrifft, so soll mit ihrer Hilfe *prâna*, das sich außerhalb des Körpers befindet, in den Körper hineingebracht werden. Während der Einatmung trifft *prâna* auf *apâna*. Während der Ausatmung bewegt das *apâna*, das sich innerhalb des Körpers befindet, auf *prâna* zu.
Prânâyâma ist die Bewegung des *prâna* hin zum *apâna* und die Bewegung des *apâna* zum *prâna* hin. Eine Atemverhaltung nach Einatmung bewegt sich das *prâna*

hin zum *apâna* und hält es dort. Atemverhaltungen nach der Ausatmung tun das Gegenteil.

Das Feuer des Lebens: *agni*

Lassen Sie uns als nächstes überlegen, was innerhalb dieser Bewegung von *prâna* und *apâna* passiert. Eines der Yoga-Konzepte sagt, daß wir ein Feuer, *agni*, in unserem Körper haben, das irgendwo zwischen *prâna* und *apâna* lokalisiert ist. Der Sitz des Feuers ist in der Nähe des Nabels, aber die Flamme selbst wechselt ständig die Richtung: Mit der Einatmung bewegt sich der Atem abwärts, und diese Abwärtsbewegung des Atems bewirkt einen Zug wie in einem Kamin, der die Flamme nach unten richtet. Diese Flamme ist es, die den Unrat im Körper verbrennt, der sich unter ihr angesammelt hat. Während der Ausatmung wirkt der Zug in die andere Richtung und bringt die vorher verbrannte Schlacke heraus.
Alles, was wir tun, um die Schlacke im Körper abzubauen, ist ein Schritt in die richtige Richtung. So ist das Konzept, das hinter einem Atemtypus steht, in dem die Ausatmung etwa doppelt so lang ist wie die Einatmung, darauf ausgerichtet, mehr Zeit während der Ausatmung zu gewinnen, um den Körper von Abfällen zu befreien. Während der Ausatmung bewegt sich das verbrannte *apâna* oder die Schlacke in Richtung *prâna* und dann aus dem Körper hinaus. Das ist die Arbeit des *prânâyâma*.

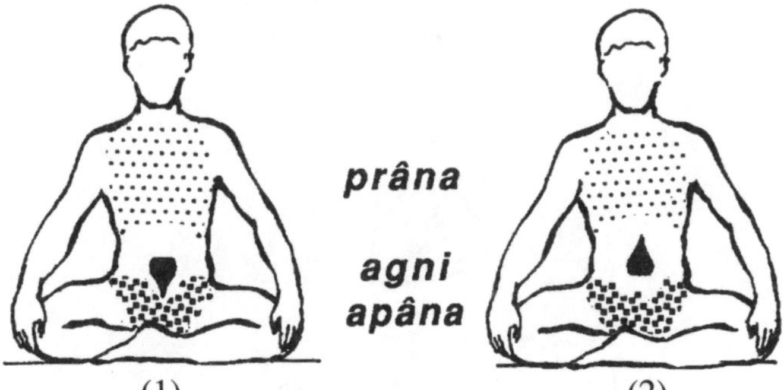

Abb. 45: Atem und die Richtung von *agni*, dem inneren Feuer
Die bewußte Einatmung richtet die Flamme (*agni*) zum *apâna* hin aus (1), die bewußte Ausatmung läßt die Flamme nach oben hin, in Richtung *prâna*, brennen (2) und entfernt die verbrannte Schlacke aus dem Körper.

FRAGE: Wäre in Anbetracht dessen, was Sie sagen, eine lange Einatmung nicht einer langen Ausatmung vorzuziehen?
ANTWORT: Auch wenn es tatsächlich so ist, daß die Verbrennung von Schlacke

während der Einatmung und auch in der Atemverhaltung danach stattfindet: Der Ausatmung wird deshalb so viel Bedeutung gegeben, weil sie dafür sorgt, die verbrannte Schlacke auch wirklich herauszubringen. Es genügt nicht, den "Unrat" zu verbrennen; wir müssen ihn aus dem Körper eliminieren. Auf eine verlängerte Ausatmung wird deshalb so viel Wert gelegt, weil dadurch die Schlacke jede Möglichkeit bekommt, den Körper zu verlassen. Mit der nächsten Einatmung können wir die Flamme dann wieder zum "Unrat" zurückbringen. Es ist aber äußerst wichtig, daß vorher alle verbrannte Schlacke den Körper verläßt. Anderenfalls wird die Flamme an Kraft verlieren.

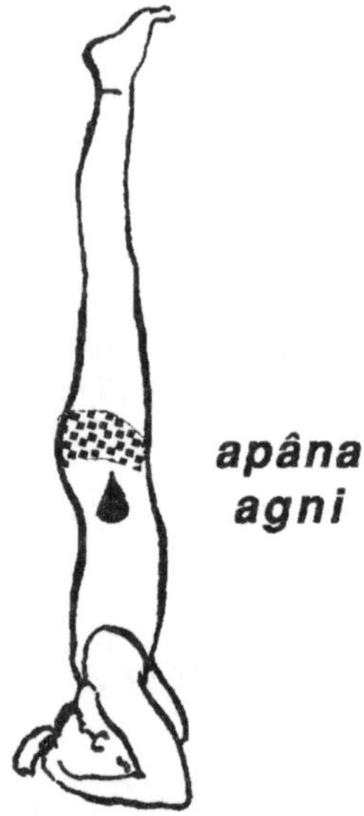

Abb. 46: Die Wirkungen der Umkehrhaltungen auf *apâna* und *agni*
Bestimmte Körperhaltungen unterstützen das Zusammenkommen von Feuer und Schlacke. In allen Umkehrhaltungen, wie zum Beispiel hier im Kopfstand, richtet sich die Flamme (*agni*) in Richtung *apâna* aus. Das ist auch der Grund, warum den Umkehrpositionen im Yoga so viel Bedeutung als Reinigungsübungen beigemessen wird. Ihre reinigende Wirkung vergrößern wir noch, wenn wir die Umkehrhaltungen mit *prânâyâma*-Techniken verbinden.

FRAGE: Ich verstehe das jetzt so, daß die Verhaltung des Atems nach der Einatmung der Flamme mehr Zeit gibt, Schlacken zu verbrennen. Was ist dann der Grund für die Verhaltung nach der Ausatmung?
ANTWORT: Die Flamme zur Schlacke hinzubringen, ist nicht genug. Es ist genauso notwendig, die Schlacke in Richtung der Flamme zu bewegen. Um bei unserem Bild zu bleiben: Mit der Ausatmung bringen wir den "Unrat" zur Flamme und lassen ihn dort während der Verhaltung. So kann während der nächsten Einatmung die Wirkung des Feuers verstärkt werden. Darüber hinaus können wir diese Wirkung noch durch Kontraktionen bestimmter Körperbereiche, die sogenannten " Verschlüsse", *bandha*,[7] intensivieren. Dazu werde ich später noch ausführlich kommen.

Alle Teile des *prânâyâma* wirken zusammen, um *apâna* wegzuschaffen, damit *prâna* Platz findet im Körper. Im Augenblick, wo keine Schlacke mehr herumliegt und stört, geht das *prâna* dahin, wo es eigentlich hingehört.
Dies ist ein sehr wichtiger Gedanke innerhalb des Konzeptes, das hinter den Übungen des *prânâyâma* steht: Niemand kann *prâna* d i r e k t kontrollieren; es hat seine ihm eigene Bewegung. Was wir tun können, ist nur, B e d i n g u n g e n zu schaffen, unter denen *prâna* immer wieder in den Körper zurückkehrt und sich darin ausbreiten kann.
Ein schönes Bild, das im *Yoga Sutra* in anderem Zusammenhang benutzt wird, kann uns das verdeutlichen.[8] Hat ein Bauer terrassierte Felder und will er das Wasser nach unten leiten, so muß er nur den obersten Damm öffnen. Er muß nicht das Wasser Eimer für Eimer auf die verschiedenen Teile der Felder tragen. Hat er seine Terrassen gut angelegt und stört nichts den Lauf des Wassers, wird es auch noch das letzte Feld und den entferntesten Grashalm erreichen, ohne daß der Bauer dafür noch etwas tun müßte. Im *prânâyâma* entfernen wir lediglich die Hindernisse, und das *prâna* fließt von allein in den freigewordenen Raum. *Prâna* selbst zu bewegen, liegt jenseits der Möglichkeiten unserer Praxis. Worauf wir aber bewußt einwirken können, ist der Atem, dem das *prâna* folgt, und so benutzen wir eben den Atem, um die Bewegung des *prâna* möglich zu machen.

FRAGE: Was ist dieses Feuer im Körper, von dem Sie sprachen?
ANTWORT: Gemeint sind die gesamten Körperfunktionen, die für die Erzeugung von Körperwärme zuständig sind. Mit dem Bild des Feuers erklären wir ganz wesentlich den Prozeß der Nahrungsassimilation. Manche Leute sagen, das Feuer befinde sich im Magen. Ich würde sagen, es bezieht den gesamten Bereich zwischen Zwerchfell und Nabel mit ein. Das Feuer ist Teil des gesamten menschlichen Organismus, der zuständig ist für das "Kochen", wie die indische Heilkunde es nennt, und

---

[7] *bandha* : binden, verschließen
[8] *Yoga Sutra,* Kapitel IV, Vers 3

für die Hitzeerzeugung. Wenn wir zum Beispiel beim Essen schwitzen, so deshalb, weil während des Essens dieses Feuer angeregt wird.

FRAGE: Ich denke gerade an so etwas wie ein Magengeschwür. Ist das Feuer in einem solchen Fall zu stark? Können wir das Feuer über das *prânâyâma* dämpfen?

ANTWORT: Wir können das Feuer kontrollieren, indem wir unser Atemmuster verändern. Ein Atemverhältnis, in der die Ein- und die Ausatmung gleich lang sind, bewirkt ein kräftigeres Feuer als eines, in dem die Ausatmung länger ist als die Einatmung. Es gibt Menschen, die immer das Gefühl von Hitze im Körper haben. Für sie schlagen wir oft ein ganz bestimmtes *prânâyâma* vor, das sogenannte *shîtalî*.[9] Ich gehe später noch einmal darauf ein. Bei einem Hitzegefühl sollte man nie lange Verhaltungen nach der Einatmung machen; Hitze verringern wir durch eine Verkürzung der Ein- und eine Verlängerung der Ausatmung.

FRAGE: Brennt das Feuer nur während der Einatmung?

ANTWORT: Das Feuer ist beständig da. Bewußte Einatmung verstärkt das Feuer und richtet es zur Basis des Rumpfes hin. Wenn wir also einatmen und den Atem für einige Zeit verhalten, so kann das Feuer auf die Schlacke einwirken und uns dadurch die Möglichkeit verschaffen, die Schlacke mit der Ausatmung auszuscheiden. Aber Vorsicht: solch ein Modell und solche Bilder haben ihre Grenzen.

FRAGE: Sagten Sie, daß wir auf *prâna* nicht unmittelbar durch bewußtes Handeln einwirken können?

ANTWORT: Da wir *prâna* als Ausdruck von *purusha* verstehen, haben wir genauso wenig die Möglichkeit direkt auf *prâna* einzuwirken, wie wir *purusha* beeinflussen können. Wir müssen den Weg über den Atem und den Geist nehmen. Das einzige, was wir tun können, ist, gute Bedingen zu schaffen, unter denen *prâna* überall fließen kann.

FRAGE: Sie sagten, *prâna* sei der Ausdruck von *purusha*. Wäre denn auch das *prâna* an seinem richtigen Platz innerhalb des Körpers, wenn unser Geist nicht dazwischenfunken würde?

ANTWORT: Genau so sieht es der Yoga.

---

[9] *shît:* kühl. *Shîtalî* wird auch "kühlende Atmung" genannt.

11

Praktische Aspekte des *prânâyâma*

Von der Praxis des *prânâyâma* bestehen häufig falsche Vorstellungen. So wird oft gefragt, ob die *prânâyâma*-Praxis gefährlich sei: Aber ich kann Ihnen versichern, daß wir genauso gut *prânâyâma* üben können wie irgendetwas anderes, *âsana* zum Beispiel. Im *prânâyâma* tun wir erst einmal nichts anderes als atmen, und solange wir dabei die Reaktion unseres Körpers auf den Atem aufmerksam beachten, haben wir nichts zu befürchten.

Prânâyâma geht mit dem natürlichen Atem um

Probleme tauchen allerdings dann auf, wenn wir beginnen, in den Atem einzugreifen und dabei der Reaktion unseres Körpers darauf keine Aufmerksamkeit schenken. Wenn jemand versucht, tief und gleichmäßig zu atmen, dazu aber noch nicht in der Lage ist, wird sich dies im Atem sofort zeigen: Es entsteht das Bedürfnis, während dieses langsamen Ein- und Ausatmens einmal schneller zwischenzuatmen. Wenn das passiert, müssen wir daran denken, daß wir von unseren alten Lehrern immer wieder davor gewarnt werden, ein solches Bedürfnis zu unterdrücken. Eine sehr wichtige Lehre, die aus der indischen Heilkunde, dem Ayurveda, stammt, sagt: “Unterdrücke nie das Bedürfnis des Körpers, bestimmte Dinge zu tun”. Der Atem ist eines dieser Bedürfnisse, die der Ayurveda *vega* nennt, aber nicht das einzige. Wenn ich weinen will, sollte ich mir erlauben zu weinen; wenn ich husten will, muß ich husten dürfen. Wenn ich zur Toilette gehen muß, sollte ich diesen Drang nicht unterdrücken. Es gibt viele solcher *vega*, und um was es im wesentlichen geht, ist, daß die natürlichen Bedürfnisse des Körpers nicht unterdrückt werden sollen. Der Atem

gehört dazu. Und es heißt dort weiter: Wenn wir eines dieser Bedürfnisse unterdrücken, kann dies der Grund für die unterschiedlichsten Krankheiten sein. Der Ayurveda zählt viele Symptome auf, die ihre Ursache in der Unterdrückung von *vega* haben können. Zum Beispiel Brustschmerzen, wenn wir dem Bedürfnis nach Atemholen nicht nachgeben; Kopfschmerzen, wenn Tränen oder Niesen unterdrückt werden; Bauchschmerzen, Nierensteine, wenn der Drang zur Toilette unterdrückt wird. So ist dem Yoga die Frage nach der Natürlichkeit körperlicher Prozesse vertraut, und er respektiert sie in hohem Maße.
Patañjali sagt es im *Yoga Sutra*, wir können es im *Yoga Rahasya* [1] des Nathamuni nachlesen: Atemregulierung im Sinne des *prânâyâma* sollte nicht versucht werden, wenn eine Person dafür nicht bereit ist, etwa unter kurzem Atem leidet oder anderes den Atem stört. Selbst während der *prânâyâma*-Praxis gilt: Wenn es das Verlangen gibt, zwischendurch Atem zu holen, so sollte das geschehen dürfen.
Gleichzeitig haben aber die Menschen in den alten Zeiten die enge Beziehung zwischen dem Atem und unserem Geist erkannt. So wie die Aktivitäten unseres Geistes den Atem beeinflussen, so beeinflußt der Atem den Zustand unseres Geistes. Das ist der Grund, warum es in jeder religiösen Praxis irgendeine Art von Atemtechnik gibt, und zwar als Vorbereitung auf die Meditation. Schauen wir nach Vietnam, nach China, nach Tibet oder nach Japan: irgendeine Technik finden wir immer. Wir Inder sind nicht die einzigen in der Welt, die über den Atem nachgedacht haben. Unsere Absicht im Umgang mit dem Atem ist es, diesen Atem - sofern es möglich ist - zu regulieren, um unseren Geist darauf vorzubereiten, eine höhere Stufe zu erreichen, nämlich die Meditation. Das ist *prânâyâma*. Wir unterdrücken nicht etwa das Bedürfnis des Atmens, sondern ziehen Vorteil aus der Fähigkeit des Körpers, den Atem feiner und feiner werden zu lassen.
Wir praktizieren *prânâyâma* also ganz sicher nicht, um dem menschlichen System seine vitalen Bedürfnisse zu entziehen, sondern um unseren Geist in einen höheren Zustand zu bringen. Aber auch ich möchte warnen: *Prânâyâma* sollte nur von einer Person geübt werden, die den Atem tatsächlich auch regulieren kann.

Der wichtigste Teil von *prânâyâma* ist die Ausatmung

Im *prânâyâma* unterscheiden wir die verschiedenen Phasen unseres Atems, und die Betonung der einen oder anderen Phase unseres Atems ist Gegenstand der *prânâyâma*-Praxis.
Zunächst einmal die Ausatmung. Sie heißt *recaka*. Sprechen wir von *recaka-prânâyâma*, so ist damit ein *prânâyâma* gemeint, in dem die Ausatmung verlängert wird, die Länge der Einatmung aber frei bleibt.
Die nächste Art der Atemführung betont die Einatmung; wir nennen sie *pûraka-prânâyâma*. *Pûraka* heißt soviel wie "einfüllen", und in diesem *prânâyâma* wird die Einatmung verlängert.

---

[1] Erläuterungen zu diesem Text finden sich in Kapitel 19.

Schließlich kennen wir noch das *kumbhaka-prânâyâma*, das die Atemverhaltungen in den Mittelpunkt stellt. *Kumbhaka* bedeutet, den Atem zu verhalten, und wir können dies entweder nach der Ein- als auch nach der Ausatmung, oder wir tun sogar beides.

Welche Technik wir auch wählen, der wichtigste Teil des *prânâyâma* ist zuerst einmal die Ausatmung. Ist die Qualität der Ausatmung nicht gut, dann ist die Qualität des *prânâyâma* insgesamt nicht gut. Ist jemand nicht in der Lage, ruhig und langsam auszuatmen, bedeutet dies, daß diese Person - sei es auf der mentalen oder anderen Ebenen - nicht bereit ist für *prânâyâma*. Tatsächlich warnen einige Texte sogar: Wenn die Einatmung sehr rauh ist, muß uns dies weniger sorgen; ist aber die Ausatmung ungleichmäßig, drückt sich darin Krankheit aus, oder Krankheit wird dadurch entstehen. Warum diese Betonung der Ausatmung?

Das wesentliche Interesse im Yoga ist, etwas zu eliminieren. Die Praxis des Yoga ist: eliminieren, loswerden. Eliminieren meint reduzieren. Reduzieren meint: *avidyâ* reduzieren, *râga* reduzieren, *klesha* reduzieren, Unreinheiten reduzieren. Durch das Eliminieren allein geschieht schon Positives. Es ist, wie wenn der Abfluß der Toilette blockiert ist: Ist die Blockade entfernt, so m u ß das Wasser fließen. Wenn etwas eine Änderung verhindert, müssen wir es nur entfernen, und die Veränderung kann stattfinden. Die Ausatmung repäsentiert dieses Konzept, und deshalb ist die Ausatmung so wichtig. Ich möchte das Problem nicht auf der psychologischen Ebene diskutieren, die auch von Bedeutung ist, sondern nur auf der philosophischen und spirituellen. Der wichtigste Teil von *prânâyâma* ist die Ausatmung. Nicht *kumbhaka*, das ist am wenigsten wichtig. Zuerst ist die Ausatmung wichtig, dann die Einatmung und schließlich auch *kumbhaka*.

FRAGE: Aber wenn über *prânâyâma* gesprochen wird, wird oft sehr viel Betonung auf die Atemverhaltung, das *kumbhaka*, gelegt und gesagt, die alten Texte hielten *kumbhaka* für das wichtigste im *prânâyâma*.

ANTWORT: Alte Texte sprechen über den ganzen Atem, nicht einfach nur über *kumbhaka*, die Atemverhaltung. Zum Beispiel spricht das *Yoga Sutra* über den Atem in dieser Reihenfolge: *bâhya vrtti*: die Ausatmung, *abhyântara vrtti*: die Einatmung, *stambha vrtti*: das Verhalten des Atems.[2] Alle drei sind Teil von *prânâyâma*. Lassen Sie sich nicht nur vom Anhalten des Atems faszinieren. Manche Leute denken, daß sie mit der Technik der Atemverhaltung schnell auf dem Yogaweg weiterkommen, aber tatsächlich entstehen aus einer solchen Einstellung vor allem Probleme.

Die Technik des *kumbhaka*, der Atemverhaltung kann von großem Nutzen sein, aber das wichtigste ist: Nur wenn du dich leer gemacht hast, kannst du den Atem neu aufnehmen. Nur wenn du den Atem in dich aufnehmen kannst, kannst du ihn auch halten. Kannst du das nicht, wie sollst du den Atem verhalten können? Atemverhaltungen sollten so gemacht werden können, daß sie niemals auf Kosten der Ein- oder Ausatmung gehen. Haben wir einmal die Ebene erreicht, wo wir unsere Fähigkeit

---

[2] *Yoga Sutra*, Kapitel II, Vers 50

zur Einatmung, zur Ausatmung und zur Verhaltung verbessert haben, dann wird die Atemverhaltung wichtig, weil in der Verhaltung der Atem zur Ruhe kommt, und so hoffentlich auch unser Geist zur Ruhe kommt. Auf dieser Ebene, nicht aber vorher. Und noch etwas: Ein wichtiges Hindernis, *klesha*, im Yoga ist *abhinivesha. Abhinivesha* ist eng verbunden mit dem Drang nach Leben, von dem nicht einmal die Weisen frei sind, wie das *Yoga Sutra* erklärt.[3]

Der Körper wird alles machen, um herauszukommen aus der Angst vor dem Tod und der Angst, das Leben zu verlieren. Wenn Atemverhaltung Symptome erzeugt, die denen des Erstickens ähneln, wird der Körper darauf heftig reagieren.

Prânâyâma heißt: in ständiger Verbindung mit dem Atem sein, und das während der ganzen Zeit der Atemübung. Deshalb wird es *prânâyâma* genannt. Die Verbindung von unserem Geist mit dem Atem, ohne Unterbrechung, das ist *prânâyâma.*

Vorbedingungen: es geht um den Atem, nicht um *âsana*

Es ist nicht nötig, im Lotossitz oder einer anderen besonderen Position zu sitzen, wenn wir *prânâyâma* üben wollen. Wichtig ist jedoch, daß wir uns eine Sitzhaltung aussuchen, in der wir für einen längeren Zeitraum bleiben und auch wieder herauskommen können, ohne uns steif und erstarrt zu fühlen. Manche Leute finden das Knien sehr bequem; andere können leicht im Lotossitz mit verschränkten Beinen sitzen; es ist selbst in Ordnung, auf einem Stuhl zu sitzen. Wesentlich ist nur, daß der Rücken aufrecht ist. Manchmal fordern wir die Leute sogar auf, sich für ihre Atemübungen in einem Sessel zurückzulehnen. Leute, die an Herzkrankheiten leiden zum Beispiel, brauchen so etwas manchmal. Das wichtige Prinzip ist, daß der Körper den Atem nicht beeinträchtigen soll, denn im *prânâyâma* haben wir es mit dem Atem zu tun. Im *âsana* befassen wir uns an erster Stelle mit dem Körper. Während wir im *âsana* den Atem im Hinblick auf den Körper einsetzen, nehmen wir für das *prânâyâma* eine Körperhaltung ein und achten dann nur noch wenig auf den Körper. Das einzige, was vom Körper verlangt wird, ist, daß wir uns in ihm wohlfühlen und daß wir den Rücken aufrecht halten.

Yoga kennt viele Atemtechniken: *ujjâyi*

Im *prânâyâma* benutzen wir verschiedene Atemtechniken. Eine davon ist die Kehlatmung, bei der wir während der Ein- als auch der Ausatmung unsere Aufmerksamkeit im Kehlbereich halten. Dabei wird durch ein bewußtes leichtes Zusammenziehen im Kehlkopfbereich die Passage für den Atemstrom verengt und ein leiser Ton in der Kehle erzeugt. Diese Atemart heißt *ujjâyî*, "das, was die Kehle klärt und den Brustbereich meistert".

---

[3] *Yoga Sutra*, Kapitel II, Vers 9

Ob diese oder eine der anderen Atemarten angebracht ist, und wie eine Technik für Sie aussehen muß, sollten Sie unbedingt mit Hilfe eines Lehrers, einer Lehrerin, entscheiden.
Die *ujjâyî*-Atmung hat viele Varianten. Zum Beispiel können wir über die Kehle einatmen, dann eine Nasenöffnung vollständig schließen und durch die andere, nur zum Teil geschlossene Nasenöffnung ausatmen. Diese Technik heißt *anuloma ujjâyî.*[4] Gleichermaßen gibt es eine Technik namens *viloma ujjâyî prânâyâma*, in der die Einatmung über die Nasenöffnung kontrolliert wird und die Ausatmung mit der Kehlkontrolle geschieht. Die letztgenannte Technik kann benutzt werden, wenn die Einatmung verlängert werden soll. Eines aber ist dabei immer wichtig: kontrollieren wir den Atem über die Nasenöffnung, so benutzen wir n i e gleichzeitig die Kehlkontrolle.

Nâdî shodhana

Liegt es uns daran, sowohl die Aus- als auch die Einatmung länger werden zu lassen, so gibt es dafür eine Technik, in der die Nasenatmung alternierend durchgeführt wird. Die Kehlatmung kommt dabei nicht vor. Wir atmen durch die teilweise verschlossene linke Nasenöffnung ein, atmen durch die zum Teil verschlossene rechte Nasenöffnung aus, atmen dann wiederum durch das teilweise verschlossene rechte Nasenloch ein und dann durch das linke teilweise verschlossenen aus usw. Die Weite der Nasenöffnung kontrollieren wir mit Hilfe einer besonderen Handhaltung. Der Name dieser Atemtechnik ist *nâdî shodhana*, "das, was die Passagen säubert, durch die der Atem fließt."[5] Ich wiederhole: der Gedanke, der dieser Technik zugrunde liegt, ist, den ganzen Atem zu verlängern, also unsere Ein- als auch unsere Ausatmung.

---

4 *Anuloma* bezeichnet etwas, was dem "normalen" Weg folgt. So wird zum Beispiel im *Veda*, den heiligen Schriften der Inder, ein in der festgelegten Reihenfolge durchgeführtes Ritual *anuloma* genannt. Weil *ujjâyî* in einem der klassischen Texte, der *Hatha Yoga Pradîpikâ* so festgelegt und beschrieben ist, daß nur bei der E i n a t m u n g der Kehlenton erzeugt, aber durch die Nase ausgeatmet wird, nennt man diese Atemart auch *anuloma ujjâyî. Anuloma ujjâyî* folgt also den alten Schriften; *ujjâyî* als Technik bezieht sich dabei nur auf die Einatmung, und in einer Erweiterung dieses Begriffes bedeutet *anuloma* schließlich auch in anderen Atemtechniken d i e Richtung des Atems, die er bei der E i n atmung nimmt. Dagegen meint *viloma* etwas Verschiedenes von der Erklärung, die sich in den Texten findet, das Umgekehrte; in diesem Zusammenhang also die Richtung der A u s atmung. *Pratiloma* bezeichnet beide, *viloma* und *anuloma* zusammen, hier also Ein- u n d Ausatmung.
5 *Nâdî* heißt soviel wie Durchgang, "Ader", Passage, durch die Atem und Energie fließen. *Shodhana* bedeutet Reinigung.

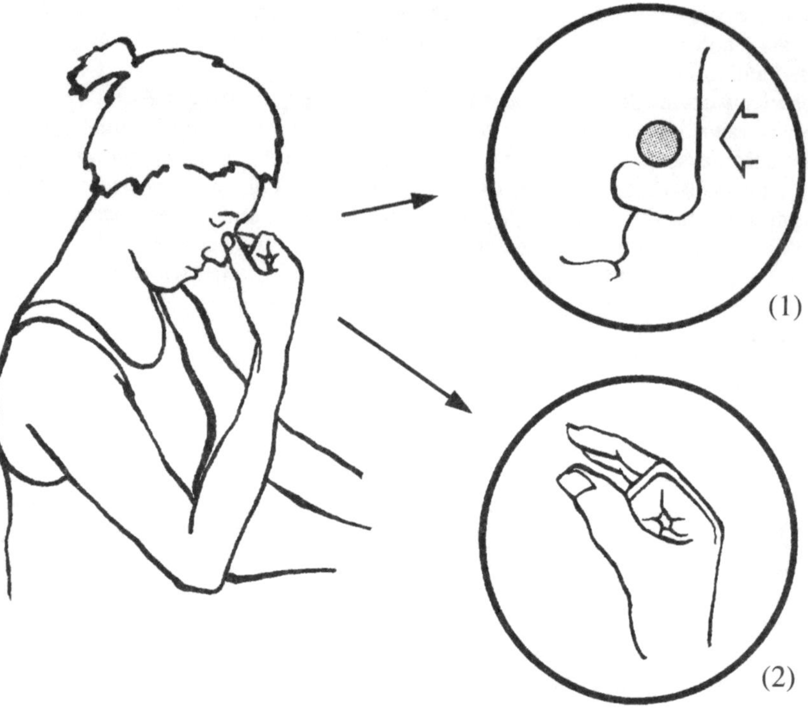

Abb. 47: Die Technik des *nâdî shodhana*
(1) Wo der knöcherne Anteil der Nase endet und der weichere Knorpel beginnt (Pfeil), ist der engste Bereich der Nasenpassage. Dort legen wir Daumen und Finger an, um die Atmung durch sanften Druck zu regulieren.
(2) Dafür benutzen wir eine bestimmte Handhaltung: *mrgi mudrâ*, das "Reh - Mudra". Der Schattenriß der Hand ähnelt in dieser Haltung von der Seite her dem Kopf eines Rehs. Viele Hand-*mudra* werden traditionell mit Tiernamen beschrieben.

Theoretisch können wir jede einzelne Technik mit jedem möglichen Verhältnis der Atemphasen zueinander (Aus, Ein, Verhaltung nach Aus, Verhaltung nach Ein) kombinieren. In der Praxis tun wir dies aber nicht. Atmen wir beispielsweise über die Kehle ein und durch eine Nasenöffnung aus, so haben wir nur eine begrenzte Kontrolle über die Einatmung. Atemverhältnisse mit einer langen Einatmung sind hierbei schwierig. In *nâdî shodhana* hingegen, wo wir sowohl die Ein- als auch die Ausatmung mit Hilfe unserer Fingerhaltung kontrollieren können, haben wir die freie Entscheidung, ob wir lieber eine Atmung mit gleichem oder eine mit ungleich langem Verhältnis der einzelnen Atemphasen wählen wollen.

Es soll noch gesagt sein, daß alternierende Nasenatmung zum Beispiel bei Schnupfen, also mit einer verstopften Nase, nicht gemacht werden soll, während diese Atemtechnik andererseits helfen kann, eine freie Nase zu behalten. Da hilft auch keine Gewalt, die nur zu Komplikationen führt. Im *prânâyâma* gilt in verstärktem Maße, was ich Ihnen schon zur *âsana* - Praxis sagte: Unter keinen Umständen sollte etwas erzwungen werden. Wenn wir also die Nasenöffnungen zur Atemkontrolle benutzen, müssen sie frei sein. Sind sie das nicht, so sollte statt dessen unbedingt die Kehlatmung vorgezogen werden. Normalerweise praktizieren wir ohnedies zuerst *ujjâyî* über eine lange Zeit, bevor wir *nâdî shodhana* einführen.

Shîtalî

Eine weitere sehr nützliche Atemtechnik des *prânâyâma* bezieht die Zunge mit ein. Während der Einatmung wölben wir die beiden Ränder der Zunge leicht nach oben, so daß sie eine Art Röhre bilden. Durch diese Röhre atmen wir ein. Das ist die ganze Technik. Während der Einatmung passiert die Luft dann die feuchte Zunge, kühlt dabei ab und erfrischt die Kehle. Um sicher zu gehen, daß die Zunge auch feucht bleibt, rollen wir sie nach der Einatmung und während der ganzen Ausatmung so weit wie möglich nach hinten gegen den Gaumen, so daß der nächste Atemzug genauso erfrischend ist wie der erste. Die Ausatmung können wir immer entweder über die Kehle oder alternierend durch die Nasenöffnungen vornehmen. Diese Technik heißt *shîtalî-prânâyâma. Shîta* bedeutet kühl.
Manchen Leuten ist es unmöglich, die Zunge so einzurollen. Sie können dann mit einer anderen Technik die gleiche kühlende Wirkung erzielen. Dazu müssen sie bei der Einatmung die Lippen und Zähne leicht öffnen und die Zunge vorsichtig in den Raum zwischen den Zähnen legen. Die Luft streicht dann über die Zunge hinweg. Ausgeatmet wird wieder über die Kehle oder durch jeweils eine Nasenöffnung; wir nennen dies dann *shîtkârî-prânâyâma*.
Ob nun *ujjâyî, nâdî shodhana* oder *shîtalî*, diese Techniken helfen uns, unsere Aufmerksamkeit auf den O r t des Atems zu lenken, und diese Ausrichtung ist es, die uns unseren Geist sammeln hilft und wesentlich an der besonderen Wirkung des jeweiligen *prânâyâma* beteiligt ist.

Kapâlabhâti

Als weiteres Beispiel möchte ich Ihnen eine Atemart nennen, die zur Säuberung benutzt wird. Beim *prânâyâma* geht es uns meistens darum, tief und langsam zu atmen. Wenn wir aber etwa in den Luftwegen stark verschleimt sind oder Spannung und Stauung im Brustkorb spüren, ist oft schnelles Atmen hilfreich. Anstatt den Atem zu verlängern, machen wir ihn absichtlich schneller. Dabei benutzen wir ausschließlich die Bauch(Zwerchfell)- Atmung, keine Brustkorbatmung. In dieser Technik ist der Atem kurz, schnell und kräftig. Wir benutzen die Lungen als Pumpe; das schafft so viel Druck im Herausstoßen der Luft, daß es die ganze Schlacke aus den Luftwegen von der Lunge bis zur Nase heraustreibt. Diese sehr schnelle, kraftvolle Bauchatmung heißt *kapâlabhâti*. *Kapâla* heißt Schädel, *bhâthi*: "das, was Helligkeit bringt". *Kapalabhati* ist eine gute Praxis, wenn uns ein Schweregefühl den Kopf vernebelt. Wenn wir zum Beispiel Probleme mit den Nebenhöhlen haben oder uns etwas schwer um die Augen herum fühlen, etwas benommen sind, kann *kapâlabhâti* helfen, diesen Bereich klar zu bekommen.

Bhastrikâ

Das Wort *bhastrikâ* beschreibt einen Blasebalg. Die Technik trägt den Namen deshalb, weil die Bewegung des Bauches dabei wie die eines Blasebalgs aussieht. Auch hier gibt es wieder Abwandlungen dieser Technik. Ist etwa die eine Nasenöffnung blockiert, so ziehen wir die Luft schnell durch die offene Seite ein und atmen kraftvoll durch die blockierte aus. Die *kapâlabhâti*- und die *bhastrikâ*-Technik werden von den verschiedenen Yogaschulen sehr unterschiedlich beschrieben; das allgemeine Prinzip bleibt jedoch, daß wir mit dem Druck der Atemluft die Nasenpassage säubern.
Allerdings müssen wir mit diesen Techniken sehr vorsichtig sein, weil dabei die Gefahr sehr groß ist, Spannung in den Atem zu bringen. Auch kann es passieren, daß uns beim schnellen Atmen schwindelig wird. Deshalb schließen wir an das *kapâlabhâti* immer gleich eine langsame Atmung an. Außerdem sollten wir nicht zu oft hintereinander schnell atmen, sondern zwischen ein paar schnelle Atemzüge einige langsame einschieben, in denen wir dann vor allem langsam ausatmen.

Prânâyâma ist ein schrittweiser Prozeß

Wenn wir zur *prânâyâma*-Praxis übergehen, so sollten wir das nur schrittweise und alle Schritte gut aufeinander aufbauend tun. Das beginnt damit, daß wir nach Beendigung unserer *âsana*-Praxis vor dem *prânâyâma* für ein paar Minuten ausruhen, weil jetzt etwas Neues beginnt: *prânâyâma* richtet sich auf den Atem, nicht auf den Körper. Die Zeit zwischen der einen und der anderen Praxis ist nicht nur zum Ausruhen des Körpers da, sie hilft auch unserem Geist, den Übergang zwischen beiden zu vollziehen. Ohne Ruhepause kommt es oft zu Spannungen: Wir wollen zwar von der einen zur anderen Praxis wechseln, aber unser Körper kann diesen Übergang nicht ohne weiteres annehmen. Wir müssen also zwischen *âsana*- und *prânâyâma*-Praxis immer ausruhen.

FRAGE: Benutzen Sie die alternierende Nasenatmung gleichzeitig mit der Kehlatmung?
ANTWORT: Nein, niemals. Die Idee beim *nâdî shodhana* ist die Regulierung des Atems an den Nasenöffnungen, nicht in der Kehle. Wenn Sie beim Üben sehr aufmerksam sind, werden Sie auch herausfinden, daß es sehr schwierig ist, einen Ton gleichzeitig an den Nasenöffnungen und in der Kehle zu erzeugen. Der Ton entsteht durch eine Druckveränderung. Verkleinern wir den Raum in Nase oder Kehle durch die eine oder die andere Technik, so fließt die Luft mit größerer Geschwindigkeit.

Wenn die Druckveränderung nun schon in der Kehle stattfindet, kann sie nicht auch noch in den Nasenöffnungen geschehen, auch wenn wir das vielleicht einüben könnten. Die Idee bezüglich dieser beiden angesprochenen Atemtechniken ist jedoch, den Atem entweder an den Nasenöffnungen oder in der Kehle zu regulieren.
FRAGE: Kann man das Zwerchfell während der Atemverhaltungen nach der Ein- oder Ausatmung entspannen?
ANTWORT: Wenn wir richtig einatmen, besteht kein besonderer Anlaß, das Zwerchfell extra zu entspannen. Heben wir aber den Brustkorb zu sehr bei der Einatmung, so werden die Lungen über ihr natürliches Maß hinaus gedehnt, und das Zwerchfell wird quasi nach oben hin angesaugt. Immer dann, wenn nach der Einatmung ein leichtes Engegefühl in der Kehle zu spüren ist, ist das geschehen, und dann müssen wir das Zwerchfell wieder entspannen. Wenn wir bei der Ausatmung andererseits den Bauch zu stark zusammenziehen, strömt die Luft zu schnell aus, und wir können ihren Fluß schlecht kontrollieren. Gleichermaßen kann der Luftfluß einer Einatmung nicht mehr kontrolliert werden, wenn sie auf eine Ausatmung folgt, in der zwar schon vollständig ausgeatmet wurde, der Bauch aber dennoch weiter kontrahiert wird. Hören oder spüren Sie einen "Erstickungston" bei Beginn der Einatmung, so ist das ein sicheres Zeichen dafür, daß Sie den Bauch zu stark kontrahiert haben. All das können Sie in der Kehle fühlen.
FRAGE: Sollte das Zwerchfell nach der Ausatmung entspannt sein?
ANTWORT: Wenn wir, wie ich schon sagte, den Bauch zu stark zusammengezogen haben bei der Ausatmung, dann müssen wir das Zwerchfell noch extra entspannen. Dasselbe trifft auf die Einatmung zu. Jedes Zuviel führt zu Spannungen des Zwerchfells.
FRAGE: Sie sagten, wir könnten mit unserer Konzentration entweder dem Atemfluß folgen oder sie dorthin richten, wo der Atem den Körper betritt. Sollten wir denn nur eine dieser Techniken während einer Übungspraxis konsequent benutzen, oder können wir von einer zur anderen wechseln?
ANTWORT: Das kann unterschiedlich sein. Aber bevor wir das diskutieren, lassen Sie mich noch etwas zu der Anzahl der Atemzüge sagen, die wir in einer bestimmten *prânâyâma*-Sitzung ausführen. Es heißt, wir sollten in einer Übungspraxis mindestens zwölf Atemzüge machen. Die Zwölferzahl bezieht sich auf ein altes indisches Ritual, in dem mit den Fingern gezählt wird.

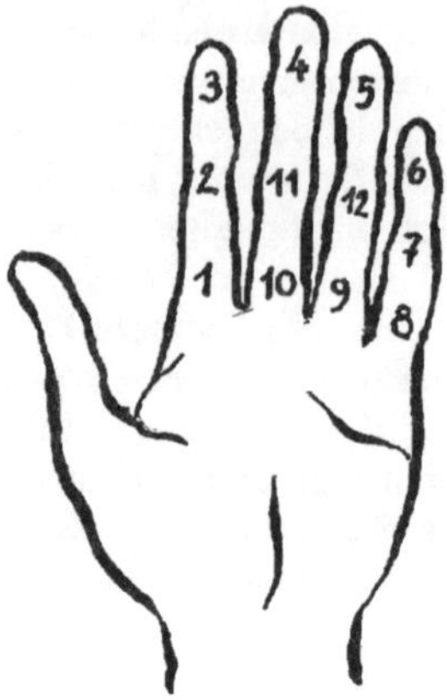

Abb. 48: Eine traditionelle Methode, die Atemzüge im *prânâyâma* zu zählen
Wir zählen zwölf Atemzüge so, daß wir mit jeder neuen Einatmung den Daumen in der hier gezeigten Reihenfolge von einem Fingersegment zum nächsten setzen und damit beim unteren Segment des Zeigefingers beginnen.

Jetzt zu Ihrer Frage. Ich glaube, es ist besser, bei einer einzigen Konzentrationstechnik zu bleiben, also entweder dem Weg des Atems zu folgen oder sich auf den Ton des Atems zu konzentrieren. Es ist viel einfacher, etwas zu entdecken, wenn wir unsere Aufmerksamkeit auf eine Technik hin sammeln, als wenn wir sie zwischen vielen zerstreuen. Wenn wir beispielsweise während zwölf Atemzügen die Atemphasen einmal so und einmal so zueinander wählen, also den Gegenstand unserer Aufmerksamkeit ständig verändern, kann es uns passieren, daß wir ihn schließlich ganz verlieren.
Der Ort, wo unsere Konzentration sein wird, hängt von zwei Dingen ab: von dem Verhältnis der Atemphasen zueinander und von der Atemart. Ich möchte Ihnen das erklären: Wenn wir zum Beispiel länger aus- als einatmen und dann vielleicht den Atem nach der Ausatmung auch noch verhalten, so richtet sich unsere Konzentration auf den Bauch. Auf den Brustbereich richtet sie sich, wenn wir, umgekehrt, länger ein- als ausatmen. Das heißt also: Lassen Sie die Aufmerksamkeit am besten dort, wo das Maximum an Wirkung und Anstrengung gerade ist.
FRAGE: Könnten Sie noch ein bißchen mehr über die Technik sagen, in der man nur der natürlichen Bewegung des Atems folgt?
ANTWORT: Auch wenn es so einfach erscheint, ist es ein sehr schwieriges Unterfangen, einfach der Bewegung des Atems zu folgen. In dem Augenblick, wo wir uns auf den Atem konzentrieren, hat er schon die Tendenz, sich zu verändern. Wir neigen dazu, das natürliche Atemverhältnis zu kontrollieren, es zu stören. Es ist schon etwas Besonderes, einfach nur dem Atem zu folgen. Wenn wir dies tun, tendieren wir in zwei verschiedene Richtungen: Entweder wir b e s c h ä f t i g e n uns mit dem

Fühlen der Atembewegung, oder wir nehmen sie als bloßer Zeuge, als Zuschauerin wahr. Wenn wir nur zuschauen, haben wir mit der Atemaktivität selbst nichts zu tun. Wir sind einem Menschen vergleichbar, der den Lauf eines Flusses betrachtet. Wenn wir dazu in der Lage sind, befinden wir uns fast in einem Zustand von Meditation. Das ist der Grund, warum manchmal geraten wird, den Atem nur zu beobachten: Indem wir es tun, beruhigt sich unser Geist. Es ist nicht einfach, aber es ist wunderbar.

FRAGE: Ich finde es schwierig zu zählen, während ich den Atem verhalte.

ANTWORT: Das ist interessant. Eine Atemverhaltung schenkt uns eigentlich immer einen Augenblick, in dem nichts geschieht, einen Augenblick, in dem es also möglich sein sollte, so etwas zu tun wie das Zählen. Es ist sogar so, daß der beste Moment, um *mantra* einzuführen, nicht die Einatmung ist und auch nicht die Ausatmung, sondern die Atemverhaltung. Einige *mantra* sind sehr lang. Und selbst diese können wir während der Verhaltung genauestens rezitieren, weil wir uns nicht aufs Atmen konzentrieren müssen. Es heißt, ein Augenblick von Atemverhaltung sei ein Augenblick von Meditation, von *dhyâna*.

So überrascht mich also Ihre Beobachtung etwas. Vielleicht sollten Sie die Finger-Zähl-Methode benutzen; sie wirkt manchmal Wunder. Einfach den Daumen auf einen Fingerabschnitt legen, um den Atem zu kennzeichnen, und dann den Daumen auf dem Fingerabschnitt rhythmisch bewegen, einen Schlag pro Sekunde, um die Länge der Verhaltung zu zählen. Manchmal ist das hilfreich.

Das Ziel ist, keine Techniken benutzen zu müssen

FRAGE: Sollten wir eigentlich *prânâyâma* üben können, ohne die Atemzüge oder das Verhältnis zwischen den Atemphasen zu zählen?

ANTWORT: Ja. Was anderes ist *prânâyâma* als "mit dem Atem sein"? Aber gerade das ist sehr schwer, und deshalb haben wir so viele Techniken. Normalerweise hat unser Körper seinen eigenen Rhythmus, und wir sind uns unseres Atems nicht bewußt. Indem wir zählen, beschäftigen wir uns mit unserem Atem. Manche Leute sagen, *prânâyâma* sei langweilig. Sie sagen, einfach dazusitzen und Atemübungen zu machen, sei ziemlich lächerlich. Es scheint mehr Herausforderung in den *âsana* zu liegen: Sie liefern ein sichtbares Resultat im Bezug auf die Form. Wenn wir jedoch vollständig mit unserem *prânâyâma* beschäftigt sind, - wen kümmern dabei dann noch die Zahlen? Zahl und Atemart, Verhältnis und andere Techniken sind Mittel, nicht Ziel. Das Ziel ist, keine Techniken benutzen zu müssen. Wenn wir nur mit dem Atem sein können, aktive Zeugen unseres Atems, so ist das *prânâyâma*, das höchste *prânâyâma*. Aber das ist leichter gesagt als getan.

Welches Atemverhältnis paßt, hängt von vielen Dingen ab

Neben unterschiedlichen Atemtechniken ist das Verhältnis der einzelnen Atemphasen zueinander im *prânâyâma* von großer Bedeutung. Wir hatten schon davon gesprochen, daß die verschiedenen Phasen des Atems unterschiedlich betont werden können. Weiter ist es im *prânâyâma* möglich, das Verhältnis zwischen Einatmung, der Verhaltung danach, Ausatmung und darauf folgender Verhaltung festzulegen. Es gibt viele dieser Verhältnismöglichkeiten, die sich grob in zwei Kategorien aufteilen lassen:

Wenn die Ein - und die Ausatmung gleich lang sind und - falls Atemverhaltungen vorkommen - diese ebenfalls gleich lang sind wie die Ein - oder die Ausatmung, so nennen wir das *samavrtti-prânâyâma* . *Sama* heißt "gleich", *vrtti* heißt "bewegen". Dieses *prânâyâma* hilft zum Beispiel Leuten, die in ihren Atemübungen ein *mantra* benutzen. Wenn sie ein *mantra* haben, können sie damit die Einatmung, die Ausatmung und die Verhaltungen durch die jeweils gleiche Zahl von Wiederholungen dieses *mantra* gleich lang werden lassen.

In der anderen Kategorie sind die einzelnen Atemphasen ungleich lang, und wir nennen Atemtechniken, die diesem Muster folgen, *vishama-vrtti*. Dazu würde zum Beispiel die Anweisung gehören, die Ausatmung doppelt so lang werden zu lassen wie die Einatmung.

Nun ist es in der *prânâyâma* - Praxis eine sehr wichtige Frage, wie ich zu einem richtigen Atemverhältnis für meine individuelle Praxis finde. Wir können nicht immer im gleichen Atemverhältnis atmen. Es mag sein, daß wir ein neues brauchen, um unsere Aufmerksamkeit für die Praxis aufrechtzuerhalten, oder weil wir einem anderen aktuellen Bedürfnis Rechnung tragen müssen. Ist das Atemverhältnis zu einfach, so wird unser *prânâyâma* leicht mechanisch. Ist es zu kompliziert, so kann ein innerer Widerstand dagegen aufkommen und ein Problem daraus entstehen.

Die Wahl eines passenden Atemverhältnisses muß zwei Aspekte berücksichtigen: was möglich ist und was möglich werden soll. Was möglich ist für jemanden, hängt davon ab, wie gut jemand einatmen, den Atem verhalten, wieder ausatmen und nochmal den Atem verhalten kann. Was geschehen sollte, hat zu tun mit der Richtung, in die wir gehen, mit unserem definierten Ziel, mit unserem Bedürfnis. Wir müssen akzeptieren, wo wir uns befinden, und wir müssen uns in die Richtung bewegen, in die wir wollen. Der Gedanke der Bewegung von dem Punkt, an dem wir gerade sind, hin zu einem anderen, den wir erreichen wollen, ist im Yoga immer präsent, ja wir können Yoga genau so definieren.

Was uns gerade möglich ist, können wir leicht feststellen, wenn wir unseren Atem im *âsana* beobachten. Wenn wir beobachten, wie der Atem schwankt, wie der Körper in bestimmten Haltungen auf den Atem anspricht, können wir eine gute Vorstellung von den Grenzen unseres Atems bekommen.

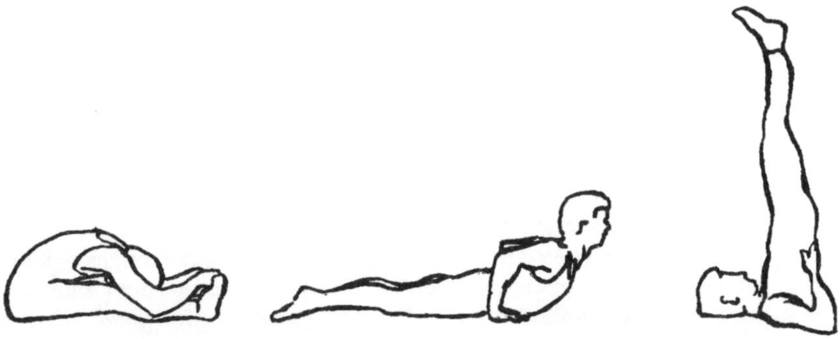

(1) (2) (3)

Abb. 49: Beobachtung des Atemverhältnisses im *âsana*

Ein Beispiel, wie wir in der Beobachtung des Atems in verschiedenen *âsana* herausfinden können, welches Atemverhältnis für jemanden sinnvoll ist: Lassen Sie uns drei Körperhaltungen auswählen, eine Vorwärtsbeugung (1), eine Rückwärtsbeugung (2) und eine Haltung, in der der Bereich der Kehle eingeengt ist und die Bauchorgane das Zwerchfell beschweren, den Schulterstand (3).

Nehmen wir an, ich fordere jemanden auf, in diesen drei Haltungen die Ein - und die Ausatmung gleich lang zu machen, sagen wir: sechs Sekunden EIN und sechs Sekunden AUS. Das Resultat: In der Vorwärtsbeugung geht das gut. In der Rückwärtsbeugung wird bei unserer Person die Ein- als auch die Ausatmung kürzer. Im Schulterstand ist die Ausatmung in Ordnung, aber die Einatmung wird kurz. Aus diesem Experiment können wir sehen, daß unser Mensch Schwierigkeiten hat, seine Einatmung zu verlängern. Wenn wir also ein Atemverhältnis festsetzten, in dem Ein- und Ausatmung gleich lang sind, und den Atem über eine gewisse Zeit in verschiedenen *âsana* beobachten, so können wir eine Menge über den Atem lernen.

Die Person in unserem Beispiel kann wahrscheinlich im *prânâyâma* eine längere Ausatmung machen, aber sie wird Schwierigkeiten mit einer längeren Einatmung haben. So jemand kann im *prânâyâma* vielleicht im Atemverhältnis 1 : 2 atmen, also doppelt so lang aus- wie einatmen. Ich versuche einmal, es etwas genauer auszuführen. Wenn die Person in unserem Beispiel beim Vorwärtsbeugen die gewünschte Länge der Ausatmung ausführen kann, so wahrscheinlich deshalb, weil die Kontraktion ihres Zwerchfells und ihres Bauches nicht eingeschränkt ist. Somit ist die Ausatmung ein Leichtes für sie. Ebenso ist sie in der Lage, die gewünschte Länge der Ausatmung in der Umkehrposition auszuführen. Im Schulterstand ruhen die Bauchorgane auf dem Zwerchfell. Normalerweise ist es in einer solchen Position schwer, langsam auszuatmen, eben weil das Gewicht auf dem Zwerchfell die Luft gern heraustreibt und die Ausatmung beschleunigt. Wenn jemand trotzdem in dieser Position die Ausatmung kontrollieren kann, so wird sie auch im *prânâyâma* einfach zu verlängern sein. *Asana* können uns nicht nur sehr viel über den Körper erzählen, sondern auch von welcher Qualität der Atem ist.

Bevor wir uns in unserer eigenen Praxis aber solche Frage stellen, sollten wir zuerst immer die naheliegendsten Überlegungen anstellen: Sind wir Yogaanfänger, die gerade mal ein paar Übungen gemacht haben und jetzt *prânâyâma* üben wollen, so sollten wir uns keine allzu ehrgeizigen Ziele setzen. Also nicht so etwas wie: "In einem Monat will ich den Atem nach der Einatmung verhalten können und in zwei Monaten nach der Ausatmung". Es geht vielmehr darum, herausfinden, was wir wirklich brauchen, um mehr und mehr Interesse für unsere Praxis entwickeln zu können. Nur schrittweise können wir die Länge der Atemverhaltung nach Ein- und Ausatmung aufbauen. Bei allen diesen Schritten gilt: Nach einem richtig gewählten *prânâyâma* werden wir uns immer wohlfühlen, im Körper und im Atem. Beachten wir dies, können wir schließlich so üben, daß uns j e d e s *prânâyâma* möglich wird.

FRAGE: Können Sie noch etwas mehr zur Atemverhaltung nach der Ausatmung sagen?

ANTWORT: Ich habe Ihnen schon angedeutet, daß wir diese Atemart benutzen, wenn irgend etwas im Bereich des Bauches nicht stimmt. Ich möchte nur noch hinzufügen, daß das Verhalten nach der Ausatmung in der Regel schwieriger ist als das Verhalten nach der Einatmung.

FRAGE: Macht man schwierige *prânâyâma*-Übungen nur in einfachen Positionen? Wie würden Sie das *prânâyâma* in eine *âsana*-Sequenz integrieren? Sie sagten, daß im *prânâyâma* der Körper dem Atem nicht im Weg stehen sollte und daß eine einfache, bequeme Position das beste sei. Sollten wir die schwierigen *prânâyâma*-Übungen als getrennte Praxis üben, nachdem die *âsana*-Praxis beendet ist?

ANTWORT: Ja, genau das. Wir beenden immer erst unsere *âsana*, ruhen für ein paar Minuten und setzen uns dann in eine bequeme Position, um das *prânâyâma* zu machen. Nehmen wir einmal an, wir wollten zwölf Atemzüge lang folgendermaßen atmen: fünf Sekunden ein- und fünf Sekunden ausatmen. Das würde etwa nur drei Minuten dauern. Positionen, in denen wir problemlos drei Minuten *prânâyâma* üben können, gibt es mehrere. Aber nehmen wir an, unsere Ein- und Ausatmung sei länger als fünf Sekunden, und wir wollten zudem noch den Atem verhalten, und das auch noch vierundzwanzig statt zwölf Atemzüge lang. Jetzt kann eine Sitzposition, die für drei Minuten die richtige war, ungeeignet sein, weil sich etwa die Knie oder der Rücken bemerkbar machen. Wir müssen dann unbedingt eine einfachere Position wählen. Je länger das *prânâyâma*, desto einfacher die Position, in der wir es üben.

FRAGE: Muß man sich jeden Tag auf die gleiche Art und Weise auf ein schwieriges *prânâyâma* vorbereiten?

ANTWORT: Wir können es schon unterschiedlich machen; eine gewisse Vorbereitung allerdings ist immer nötig. Wenn wir auf ein bestimmtes Atemverhältnis abzielen und die *âsana* in unserer Vorbereitung gut wählen, so kann die Vorbereitung ruhig relativ kurz sein. Wenn wir zum Beispiel eine Atemverhaltung nach der Ein- und der Ausatmung machen wollen, werden wir nicht vorher eine Menge anstrengender Positionen praktizieren.

FRAGE: Machen Sie *prânâyâma* immer nach den *âsana*?

ANTWORT: Es ist besser, das *prânâyâma* d a n a c h zu machen. *Asana*, vorausgesetzt, sie sind nicht zu anstrengend, helfen uns, einen guten Atem zu bekommen. Es gibt Ausnahmen, aber in der Regel machen wir zuerst die *âsana* und dann das *prânâyâma*.

FRAGE: Ist es ratsam, täglich unsere *prânâyâma*-Position zu wechseln? Also zum Beispiel an einem Tag in *padmâsana*, am anderen in *vajrâsana* oder dann auch in *virâsana* zu sitzen?

ANTWORT: Wir können das wohl tun, aber gewöhnlich bleiben wir eher bei der gleichen Position.

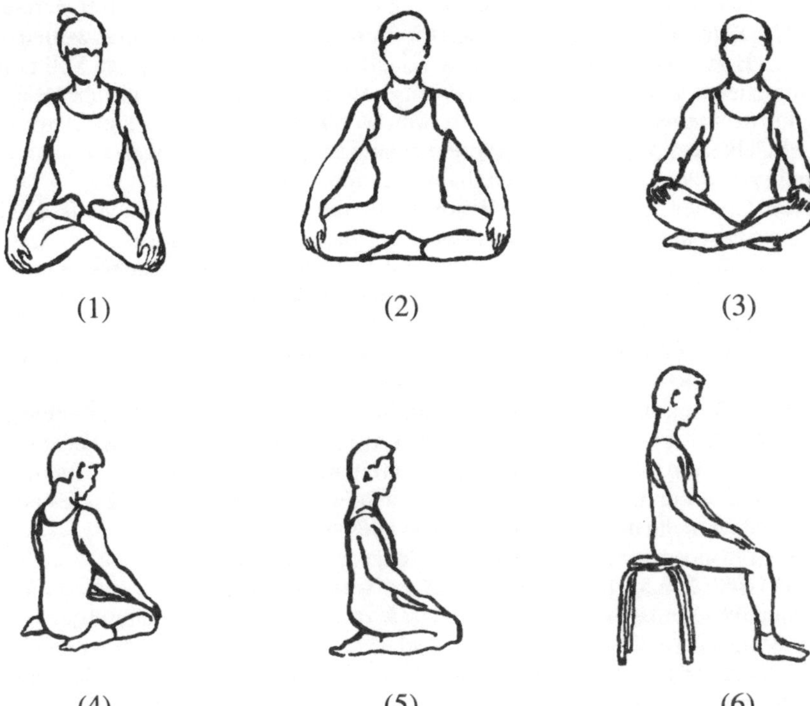

Abb. 50: Positionen für *prânâyâma*
Padmâsana (1) ist eine gute Position, um *prânâyâma* und *bandha* zu üben, vorausgesetzt, wir können bequem darin sitzen. Das gleiche gilt für *siddhâsana* (2) und *sukhâsana* (3). In *Virâsana* (4) können wenige ausreichend lange sitzen, und außerdem neigen wir in dieser Position dazu, den unteren Rücken zu runden. Umgekehrt verführt *vajrâsana* (5) zum Sitzen im Hohlkreuz. Eine sehr gute Haltung für *prânâyâma* ist dagegen immer mit aufrechtem Rücken auf einem Stuhl zu sitzen (6).

Hilfen im *prânâyâma*

Es gibt noch weiter Hilfen, die unsere Aufmerksamkeit im *prânâyâma* unterstützen können. Eine davon ist eine besondere Art, den Blick zu fixieren. Wir nennen es "Inneres Schauen". Dabei halten wir die Augen in einer festen Position, jedoch nicht offen, sondern mit geschlossenen Lidern. Wir benutzen unsere Augen so viel, daß es nicht einfach ist, sie ruhig zu halten. Ob wir nun gucken oder hören oder riechen oder schmecken, - irgendwie sind unsere Augen immer daran beteiligt, so daß sie oft überanstrengt sind. Somit ist das Schließen der Augenlider ein sehr wichtiges Moment im *prânâyâma*. Wir richten die Augen so, als wollten wir auf unseren Bauch, den Nabel, die Nasenspitze oder zwischen die Brauen schauen. Manchmal wollen wir auch ein Bild vor Augen haben, - dann visualisieren wir etwas, wie den Vollmond, die aufgehende Sonne oder die Zeichen eines *mantra*. Hier kann dann zum Beispiel eine kurze Atemverhaltung hilfreich sein, wenn sie die Feinheit und Länge des Atems nicht stört. Wenn man mit diesem Schauen anfängt, ist es sogar einfacher, die Technik nur während einer Atemverhaltung durchzuführen.
Inneres Schauen ist nichts Natürliches. Normalerweise bewegen sich die Augen ständig, selbst wenn sie geschlossen sind. Bei jedem Inneren Schauen geht es darum, die Augen auf einen festen Punkt ausgerichtet zu lassen. In gewisser Weise kommt das einem Ausblenden anderer Sinnesfunktionen gleich. Die Wirkung besteht darin, daß die Sinne zur Ruhe kommen.
FRAGE: Sollten wir zu Anfang also nur während der Atemverhaltung unseren Blick ausrichten?
ANTWORT: Ja, das ist der erste Schritt. Wenn wir mit dieser Art des Schauens anfangen und es gleich während des ganzen Atmens tun, riskieren wir Kopfschmerzen, denn wie ich schon sagte: Den Blick zu fixieren, ist keine natürliche Übung. Zu Anfang also sollte man dies nur während der Atemverhaltung üben. Da ist es einfacher, denn während der Atemverhaltung ist alles still.
FRAGE: Können wir die Fähigkeit zum Schauen entwickeln?
ANTWORT: Ja natürlich, zum Beispiel so: Anfangs schauen Sie innerlich auf das Zentrum der Atembewegung, also den Bereich des Zwerchfells. Während der Einatmung bewegen Sie Ihren Blick dorthin, und während der folgenden Verhaltung bleiben Sie dort und fixieren diesen Bereich. Wenn Sie ausatmen, lassen Sie die Augäpfel in Richtung Nabel wandern. Ein nächster Schritt wäre, den Blick während des ganzen *prânâyâma* auf e i n e n Punkt fixiert zu lassen, gleich, ob Sie ein- oder ausatmen. Beginnen Sie mit diesem Schauen also erst einmal nur während der Verhaltung und versuchen Sie es dann während der Einatmung u n d der Verhaltung. Nach einigen Monaten können Sie es dann problemlos während des ganzen *prânâyâma* tun.
FRAGE: Benutzen wir bei diesem Schauen wirklich die Augenmuskeln, oder stellen wir uns das nur vor?
ANTWORT: Beim Schauen können die Augenmuskeln nicht entspannt sein; wir benutzen sie ja. Dabei haben verschiedene Arten des Schauens unterschiedliche Auswirkungen. Manche Leute zum Beispiel sind so angespannt, daß ihre Brauen

ständig gekräuselt sind. In solchen Fällen empfehlen wir immer, nach unten zu schauen egal ob bei der Ein- oder bei der Ausatmung. Wenn die Augäpfel sich nach unten hin bewegen, kann der Bereich zwischen den Augenbrauen sich nicht so einfach verspannen. Also schlagen wir vor, nach unten zu schauen, um die Spannung aufzulösen. Andererseits mag das Schauen auf den Punkt zwischen den Augenbrauen Muskelspannungen hervorbringen. Wenn dort viel Spannung ist, stimmt die Technik nicht. Das Schauen muß stufenweise geübt werden, sonst endet alles nur in Kopfschmerzen.

FRAGE: Es gibt ja im Yoga das Schauen auf eine Kerzenflamme. Macht man das nur für Meditationszwecke?

ANTWORT: Das Schauen auf eine Kerze ist eine Form des äußeren Schauens. Wir haben in Indien einen Brauch, bei dem wir jeden Morgen durch eine bestimmte Handhaltung hindurch in die Sonne schauen. Die Idee dabei ist, uns die Form der Sonne vertraut zu machen, so daß wir sie uns beim *prânâyâma* vor unserem inneren Auge visualisieren können. Das Schauen auf eine Kerze, wir nennen es übrigens *trâtaka*, ist so etwas Ähnliches, aber es ist nicht notwendigerweise mit *prânâyâma* verbunden. Manchmal wird es als Augenübung benutzt. Das Schauen im *prânâyâma* ist nach innen gerichtet anstatt nach außen, weil wir uns im *prânâyâma* ja auch nach innen hin orientieren.

Eine weitere Möglichkeit, die uns hilft, während des gesamten *prânâyâma* aufmerksam zu bleiben, betrifft die Haltung der Hände und der Finger. Wir sehen solche Handhaltungen oft in Bildern und Skulpturen des Buddha. Handhaltungen nennt man *hasta mudrâ. Hasta* ist die Hand. Das Wort *mudrâ* hat viele Bedeutungen. Hier wollen wir es einfach als ein Symbol verstehen.

Viele verschiedene Handhaltungen sind möglich. Ruht eine Hand in der anderen, so nennen wir das *dhyâna mudrâ,* das *mudrâ* der Kontemplation. Bei einem weiteren, dem *cin mudrâ*, werden Daumen und Zeigefinger der linken Hand zu einem Kreis zusammengeführt. (Die rechte Hand benutzt man zur Regulierung des Atems an der Nasenöffnung.) Wenn dann während des *prânâyâma* unser Geist wandert, lösen sich die Finger voneinander, und wir können daran merken, daß wir nicht aufmerksam gewesen sind.

Es sind aber auch noch andere Vorstellungen mit den *mudrâ* verbunden. Manche Leute sagen, wir würden das ganze *prânâyâma* verändern, wenn wir das *mudrâ* verändern. Hier soll nicht der Ort sein, in solche Details zu gehen. Sie sollen nur wissen, daß die *mudrâ* auch eine Möglichkeit sein können, uns unserer Atem-Gegenwärtigkeit zu vergewissern.

FRAGE: Können wir nicht abgelenkt werden, wenn wir uns um unsere Handhaltung Sorgen machen?

ANTWORT: Natürlich. Genau aus diesem Grund üben wir diese ganzen Techniken nur Schritt für Schritt ein. Wenn Sie bei mir *prânâyâma* lernen würden, würde ich über lange Zeit keine einzige dieser Techniken überhaupt nur erwähnen und sie dann nur schrittweise und behutsam einführen. Was auch immer wir versuchen, um uns zu sammeln, - tun wir es zu schnell, so reißt es uns im Gegenteil in Stücke.

12

Die *bandha*

Welche Theorie steht hinter dem Konzept der *bandha*, welche Vorbereitungen sind dafür nötig, welche Techniken gibt es? Die *bandha* spielen im Yoga eine große Rolle, wenn es um das Konzept der R e i n i g u n g geht. Ich habe schon erklärt, wie *prânâyâma* dem Feuer im Körper hilft, die Schlacke zu verringern. *Bandha* sind die Mittel, durch die dieser Prozeß intensiviert werden kann. Denn aus den Texten wissen wir, daß mit Hilfe der *bandha* das Feuer im Körper sich genau dorthin richten läßt, wo *apâna*, der "Abfall" oder die Schlacke, sich festgesetzt hat und den Fluß der Energien blockiert. Somit steigern die *bandha* also die Wirkung des Feuers.

Die Funktion von *jâlandhara, uddîyana* und *mûla bandha*

Der Begriff *bandha* meint soviel wie: "binden, zusammenbinden, verschließen". Im Sinne des letzten Wortes werden *bandha* auch als "Verschlüsse" bezeichnet. Wenn wir ein *bandha* machen, "verschließen" wir bestimmte Bereiche des Rumpfes auf eine besondere Art und Weise. Wir wollen uns hier nur die drei wichtigsten *bandha* anschauen: das *jâlandhara*, das *uddîyana* und das *mûla bandha*. *Jâlandhara bandha* hat seinen Ort im Bereich des Nackens und der oberen Wirbelsäule und richtet den ganzen Rumpf auf. *Uddîyana bandha* entfaltet sich zwischen Beckenboden und Zwerchfell, *mûla bandha* in dem Bereich zwischen Nabel und Beckenboden. Auf die genauen Techniken werden wir später zu sprechen kommen.

Zunächst einmal soll uns die Wirkung der *bandha* im Bezug auf den reinigenden Aspekt des *prânâyâma* interessieren. In diesem Zusammenhang betrachtet, richtet *jâlandhara bandha* den Körper so aus, daß die Wirbelsäule aufgerichtet ist. Damit kann *prâna* das Feuer besser zur Schlacke hin brennen lassen. *Uddîyana bandha* hebt dann die Schlacke gleichsam zum Feuer hin, und *mûla bandha* hilft uns, sie dort zu lassen, um genügend Zeit für die Verbrennung zu haben.

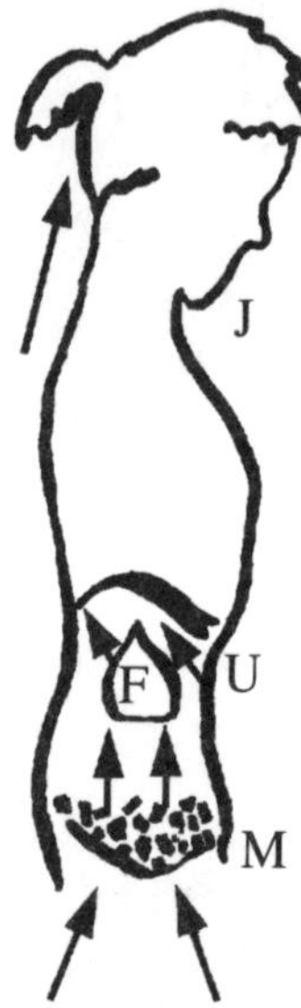

Abb. 51: Das grundlegende Prinzip der drei *bandha*:
Man streckt die Wirbelsäule mit Hilfe des *jâlandhara bandha* (J), hebt die Schlacke mit Hilfe des *uddîyana bandha* (U) zum Feuer (F) hin und hält sie dort nah am Feuer durch die Wirkung des *mûla bandha* (M).

Die drei *bandha*, von denen ich hier spreche, können sowohl in der *âsana*-Praxis als auch in der *prânâyâma*-Praxis zur Anwendung kommen. *Jâlandhara bandha* kann in *âsana* und *prânâyâma* während des gesamten Prozesses von Einatmung, Ausatmung und Atemverhaltungen beibehalten werden. *Uddîyana bandha* macht man nur, wenn die Ausatmung vorüber ist, also während der Atemverhaltung, bevor die nächste Einatmung beginnt. *Mûla bandha* schließlich kann, wie *jâlandhara bandha*, während des ganzen *prânâyâma* beibehalten werden.

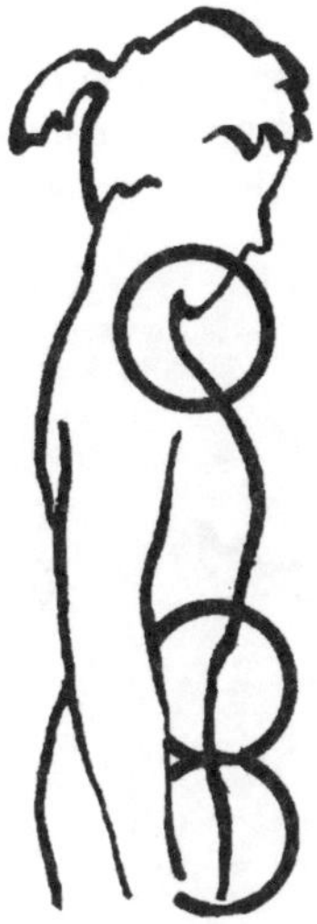

Abb. 52: Das Halten und Lösen der *bandha* in den verschiedenen Atemphasen
Während wir *jâlandhara bandha* (J) und *mûla bandha* (M) während des ganzen *prânâyâma* beibehalten können, nehmen wir *uddîyana bandha* (U) nur während der Verhaltung nach der Ausatmung ein und lösen es vor der darauffolgenden Einatmung wieder.

Voraussetzung und Vorbedingung für die *bandha:* ein guter Atem und ein Körper ohne Verspannungen

Wer nun sollte *bandha* machen, unter welchen Bedingungen können wir die *bandha* üben? *Uddîyana bandha* wird ausschließlich während des Verhaltens nach der Ausatmung gemacht. Eine der wichtigsten Voraussetzungen für jemanden, der es üben möchte, muß also sein, daß ihm eine lange Atemverhaltung nach der Ausatmung möglich ist, ohne daß dafür die Qualität der Ein- oder Ausatmung geopfert wird. Ist das nicht möglich, sollte an die Praxis dieses *bandha* noch nicht gedacht werden. Wer *jâlandhara bandha* machen möchte, darf im Nacken und Rücken weder verspannt noch steif sein, damit er seinen Rücken ohne Mühe aufrecht und sein Kinn unten halten kann. Versucht man dagegen mit steifem Nacken, das Kinn herunterzuziehen, entstehen leicht noch größere Verspannungen und Schmerzen.
Wir sollten das Üben der *bandha* in sehr einfachen *âsana* beginnen, damit sich unser Körper daran gewöhnen kann. Die einfachste Position ist das flache Liegen auf dem Rücken. Wenn wir nun die Arme nach hinten nehmen und in dieser Haltung *uddîyana bandha* machen, so nennen wir die ganze Position *tatâka mudrâ. Tatâka* heißen in Indien die großen Wasserbecken in den Tempelanlagen. Durch die Höhlung des Bauches in dieser Position erinnert sie uns an ein solches Becken. *Mudrâ*, das wir ja

schon einmal mit Verschluß oder Siegel übersetzt haben, bezeichnet hier eine besondere Gruppe von *âsana*. Eine weitere einfache Haltung zum Üben der *bandha* ist *adhomukha svanâsana* , "der Hund, der nach unten schaut". Wem die *bandha* in diesen Positionen leicht fallen, der könnte sie als nächstes in einer sitzenden Haltung üben, zum Beispiel in *mahâmudrâ*.

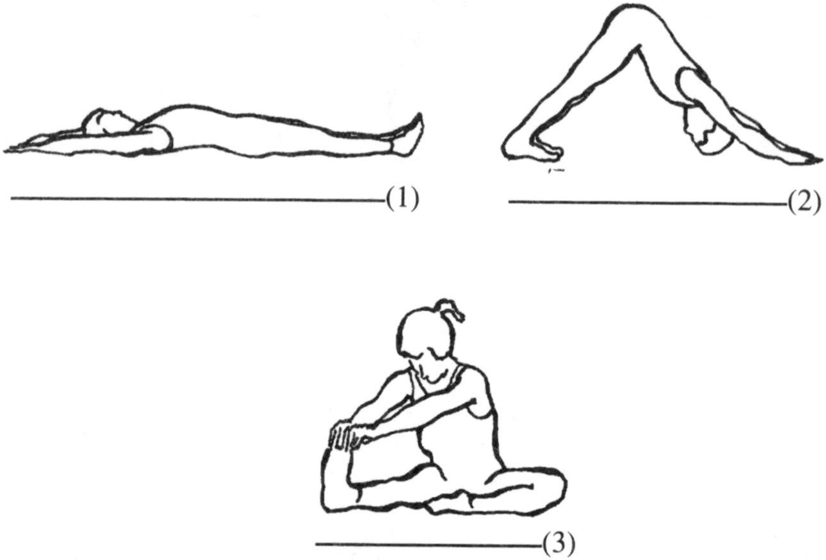

Abb. 53: Einige *âsana* zum Üben der *bandha*
Einfache *âsana* zum Üben der *bandha* sind *tatâka mudrâ* (1) und *adhomukha svanâsana* (2). Erst wenn die *bandha* dort beherrscht werden, können wir daran denken, sie in einer Haltung wie zum Beispiel *mahâmudrâ* (3) einzunehmen. *Mahâmudrâ*, das "große Mudra", wird im eigentlichen Sinne erst so genannt, wenn dabei alle drei genannten *bandha* eingenommen werden. Die Position der Ferse am Beckenboden unterstützt das *mûla bandha*.

Die *bandha* können - mit Ausnahme von *jâlandhara bandha* - auch im Kopfstand, also einer Umkehrhaltung, gemacht werden. In diesem *âsana* sind sie sehr einfach, denn das Anheben *(uddîyana bandha)* und das Halten *(mûla bandha)* der Schlacke nahe der Flamme geschieht fast automatisch. Wie in allen Umkehrpositionen liegt hier die Schlacke oberhalb der Flamme. Die Flamme brennt in Richtung der Schlacke, und die Schlacke bewegt sich hin zum Feuer.
Erst wenn wir die drei *bandha* wirklich gut in den oben dargestellten *âsana* ausführen können, sind wir so weit, daß wir sie in unser *prânâyâma* einbringen können. Dabei kann allerdings nicht genug betont werden, daß das richtige Erlernen der

bandha unbedingt den Lehrer braucht. Ein gefahrloser Umgang mit den Techniken der *bandha* ist anders gar nicht möglich.

Jâlandhara bandha

Im Unterricht der *bandha*-Techniken beginnen wir mit *jâlandhara bandha*. Wenn wir dieses *bandha* nicht beherrschen, so sollten wir die anderen beiden noch nicht üben. Das Einnehmen von *jâlandhara bandha* beginnt mit der Aufrichtung der Wirbelsäule, die in dieser Position gehalten wird. Der Kopf wird etwas zurückgenommen, der Nacken gestreckt und schließlich das Kinn gesenkt. Solange wie das Kinn unten und der Rücken aufrecht ist, sind wir in *jâlandhara bandha*. Dieses *bandha* ist in vielen, wenn auch nicht allen *âsana* möglich.

Uddîyana bandha

Erst wenn jemand im *jâlandhara bandha* wirklich sicher ist, wird als nächstes *uddîyana bandha* unterrichtet. Hierbei wird das Zwerchfell und der gesamte Unterbauch angehoben. Mit dem Anfang der Ausatmung beginnt auch die Kontraktion des Bauches, der dann am Ende der Ausatmung vollständig kontrahiert, hoch- und nach hinten in Richtung der Wirbelsäule gezogen ist. Gleichzeitig bewegt sich das Zwerchfell nach oben. Wird dieses *bandha* sehr gut beherrscht, so bewegt sich der Nabel in Richtung Wirbelsäule, die rektalen und die Rückenmuskeln ziehen sich zusammen. Beim vollständigen *uddîyana bandha* ist der ganze Bauchbereich eingezogen. Dabei ist es sehr wichtig, daß sowohl das Anheben als auch das Entspannen des Bauches sehr langsam geschieht. Wird der Atem zum Beispiel nach der Ausatmung für zehn Sekunden verhalten, so sollten mindestens zwei Sekunden davon für das Entspannen des Bauches da sein. Entspannt sich der Bauch nach *uddîyana bandha* nicht vollständig, so ist die folgende Einatmung blockiert und ein Erstickungsgefühl tritt auf. Das richtige Gefühl für *uddîyana bandha* zu bekommen, ist in einigen der *âsana*, die ich oben erwähnt habe, sehr einfach.

Mûla bandha

Mûla bandha entsteht aus *uddîyana bandha:* Während des Lösens von *uddîyana bandha* werden Oberbauch und Zwerchfell entspannt, die Kontraktion im Unterbauch aber aufrechterhalten. Das heißt also, daß der Teil des *uddîyana bandha* u n t e r h a l b des Nabels im Zustand der Kontraktion ist, während der Teil oberhalb des Nabels losgelassen wird. Das ist *mûla bandha*. Wir stellen also zunächst *uddîyana bandha* her und auf seiner Grundlage erst *mûla bandha*, beides während der Verhaltung nach der Ausatmung. *Mûla bandha* können wir dann während der folgenden Atemzüge auch in der Einatmung beibehalten.

Bandha im prânâyâma

Ohne gute Vorbereitung reduziert das Einführen von *bandha* die Länge unseres Atems außerordentlich. Sollen die *bandha* im *prânâyâma* gemacht werden, so muß man deshalb zuerst ein Atemverhältnis festlegen, d.h. Einatmung, Ausatmung und die Verhaltungen in einem bestimmten Verhältnis festsetzten. Können wir dieses Atemverhältnis bequem ohne *bandha* über etwa zwölf Atemzüge durchhalten, so können wir die *bandha* schrittweise einführen. Wie in der täglichen *âsana*-Praxis auch, bauen wir das anstrengende Üben der *bandha* schrittweise nach dem Prinzip des *vinyâsa krama* auf und nehmen sie als Gipfel der Praxis, von dem wir uns ebenfalls in Schritten wieder nach unten, zu einem einfachen Atem hin bewegen. Wenn wir mit einem Schritt nicht weiterkommen, dürfen wir nicht einfach weitergehen, sondern üben geduldig weiter, ohne unserem Körper und Atem Gewalt anzutun.

FRAGE: Ist *mûla bandha* in Umkehrpositionen nicht fast ein ganz natürlicher Effekt?
ANTWORT: Was das *bandha* angeht, so ist es nicht "natürlich". Allerdings hilft uns in einer Position wie der Kopfstand die Schwerkraft, es einzunehmen. Deshalb können wir *mûla bandha* in Umkehrhaltungen üben, bevor wir sie im *prânâyâma* versuchen. Aber es ist ein Unterschied, ob die Schwerkraft uns unterstützt oder ob wir es bewußt tun.
FRAGE: Ist es irgendwie problematisch, den Atem im Kopfstand nach der Ausatmung zu verhalten?
ANTWORT: Wenn wir dabei aufmerksam und in kleinen Schritten vorgehen, gibt es sicher keine Probleme.

Bandha in *âsana* und *prânâyâma*

In vielen *âsana* sind *bandha* nicht möglich Aber jede Position,in der die Wirbelsäule aufrecht ist, können wir benutzen, um sie zu praktizieren. Von den Umkehrpositionen habe ich übrigens den Schulterstand bisher nur deshalb nicht erwähnt, weil das Atmen in dieser Haltung ziemlich schwierig ist. Wenn wir ihn aber beherrschen, ist auch er eine gute Übung, um *bandha* zu machen. Die besten *âsana* zum Einüben der *bandha* sind also: einige Umkehrpositionen, alle Übungen, bei denen wir flach am Boden liegen oder Sitzhaltungen mit aufrechtem Rücken.
Dagegen ist die Praxis der *bandha* unmöglich oder sollte unterlassen werden in *âsana* wie zum Beispiel Rückwärtsbeugungen und Drehungen.
Was das *prânâyâma* betrifft, so können *bandha* nicht im *kapâlabhâti* gemacht werden, weil wir hier den Atem nach der Ausatmung nicht anhalten. Auch für die *shîtalî*-Technik gilt: keine *bandha*, weil wir hier den Kopf auf und ab bewegen.
FRAGE: Kann man denn nicht wenigstens *jâlandhara bandha* während des *kapâlabhâti* machen?
ANTWORT: Doch, natürlich, aber eben nur dieses eine *bandha. Jâlandhara bandha* kann man auch im *bhastrikâ-prânâyâma* eingenommen werden, aber alle ande-

ren *bandha* sind nicht möglich.
FRAGE: Wenn ich mich hinlege, ist mein Rücken doch nicht ganz gerade; kann ich denn trotzdem dabei die *bandha* machen?
ANTWORT: Zunächst einmal: Der Rücken ist nie völlig "gerade". Gerade kann - und soll - nur die A c h s e des Rückens sein, die Wirbelsäule dagegen muß "aufgerichtet" sein. Alles, was wir für die Praxis der *bandha* wollen, ist, ihre Rundungen auf das mögliche Minimum reduzieren. In ihrem unteren Bereich ist die Wirbelsäule immer ein bißchen nach vorne hin gehöhlt und in ihrem oberen Bereich nach hinten hin gerundet.

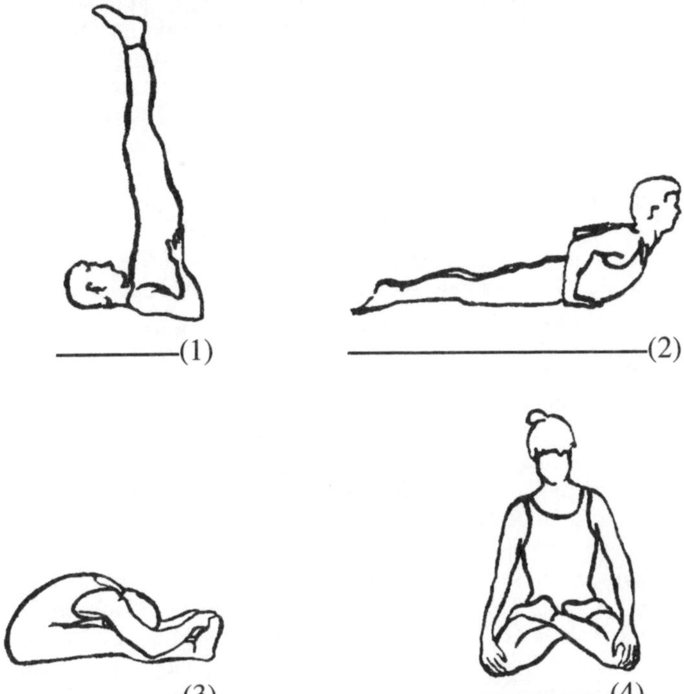

Abb. 54: Die *bandha* in einer Übungsreihe
Wären zum Beispiel die abgebildeten *âsana* Bestandteil einer Praxis, könnten die *bandha* nur in *sarvangâsana* (1) und in *padmâsana* (4) gemacht werden, wobei ich mich sogar nur für eines von beiden entscheiden würde. *Bandha* sind nicht möglich in *bhujangâsana* (2) und *pashcimatânâsana* (3).

FRAGE: Sollen *bandha* zu jeder täglichen Praxis gehören?
ANTWORT: Unter bestimmten Voraussetzungen, ja. Ob diese Voraussetzungen aber wirklich erfüllt sind, kann allerdings nur ein guter Lehrer, eine gute Lehrerin entscheiden. Ist das berücksichtigt, können Sie sie in irgendeinem geeigneten *âsana* oder im *prânâyâma* machen. Aber bitte nicht gleich in a l l e n *âsana* oder während des g a n z e n *prânâyâma*. Dabei kommt nichts Gutes heraus.
FRAGE: Ich habe in einem Buch etwas über eine Übung gelesen, bei der der Bauch eingezogen und dann in kurzen Abständen während der Atemverhaltung nach der Ausatmung in schnellem Wechsel eingezogen und losgelassen wird. Ist das gefährlich?
ANTWORT: Diese Übung heißt *agni sâra*, "das Feuer *(agni)* anfachen". Sie gehört zu den *kriyâ* und hat nichts mit einem *bandha* zu tun. Ich habe an anderer Stelle im Zusammenhang mit dem Begriff *kriyâ* schon einmal erklärt, daß damit auch verschiedene Reinigungstechniken bezeichnet werden. Zum Reinigen der Speiseröhre und des Magens wird zum Beispiel ein Stück eines langen Tuches geschluckt und dann wieder herausgezogen. Das Reinigen der Nase etwa geschieht mit einer milden Salzwasserlösung.
Praktizieren wir *prânâyâma*, so benutzen wir *prâna* und Feuer zur Reinigung des Körpers. Benutzen wir auch noch die Kraft des Atems in den verschiedenen *âsana*, so geschieht die Reinigung gleichsam automatisch, und andere Mittel von außen werden überflüssig.[1] Einige Leute aber, die nicht gut in den *âsana* atmen können, benutzen andere Techniken zur Reinigung.

Es soll hier noch einmal betont werden, daß mit dem Gebrauch der *bandha* während der Verhaltung nach der Ausatmung große Vorsicht angebracht ist. Viele unserer inneren Organe werden in diesen Prozeß des Kontrahierens, Anhebens und Loslassens des Bauchraumes einbezogen. Wenn wir nicht genau wissen, was wir da tun, können wir in Probleme geraten. Ein Mann aus Neuseeland hat mich in Madras aufgesucht. Er hatte über lange Zeit *nauli* gemacht, eine Übung, bei der die Bauchmuskeln und die inneren Organe auf bestimmte Art und Weise bewegt werden. Er hatte herausgefunden, daß diese Übung seine Verstopfung auf phantastische Art und Weise besserte, - also machte er sie anfangs sechsmal am Tag. Nach einer gewissen Zeit mußte er die Anzahl der Wiederholungen erhöhen, um den gewünschten Effekt zu erreichen. Es kam so weit, daß er es immer eine halbe Stunde lang machen mußte und dennoch kaum mehr eine Wirkung zeigte. Er erzählte mir, daß es eines schönen Tages so weit war, daß sich sein Bauch mit jedem Essen aufblähte und er alle Viertelstunde Wasser lassen mußte. Was war passiert? Ganz einfach, er hatte mit seinen

---

[1] In der *Hatha Yoga Pradîpikâ*, die viele dieser Reinigungsübungen (sie werden dort *shatkarma* genannt) aufzählt und ihre Wirkungen bei Übergewicht und Verschleimungen lobt, heißt es (Kapitel II, Vers 37): Manche Lehrer sagen, daß alle Unreinheiten durch *prânâyâma* allein beseitigt werden. Sie lassen nichts anderes zu.

Übungen den Schließmuskel der Blase geschwächt. Erst nachdem er *nauli* über einige Monate hin nicht mehr gemacht hatte, konnte er wieder einen Film ohne Unterbrechungen anschauen gehen. Was will ich damit sagen? Der Körper hat seine eigenen natürlichen Mittel, sich zu reinigen. Wir müssen diese natürlichen Vorgänge nur unterstützen. Wir sollten nicht auf außergewöhnliche Mittel angewiesen sein. Diese besondere Übung, das *nauli,* ist zur Behebung einer Verstopfung wirklich nicht notwendig, denn wenn wir im *prânâyâma* richtig atmen, haben wir die gleiche Wirkung ohne Überbeanspruchung unseres Körpers.

13

pratyâhâra, dhâranâ, dhyâna und samâdhi Über die Acht Glieder des Yoga

Die ersten vier Glieder des Yogaweges haben wir diskutiert: *yama*, *niyama*, *âsana* und *prânâyâma*. Das fünfte Yogaglied ist *pratyâhâra*.[1] Es bezieht sich auf unsere Sinne. Das Wort *ahâra* bedeutet Nahrung und *pratyâhâra* heißt soviel wie: "mich von dem zurückziehen, was mich ernährt". Was meint das? Unsere Sinne hören auf, von ihren Objekten zu "leben", sie hängen nicht mehr von ihnen ab, lassen sich nicht mehr von ihnen füttern. Von einem sehr schönen Sonnenuntergang wird unser Blick, werden unsere Augen angezogen wie die Bienen vom Honig. So funktionieren unsere Sinne normalerweise. Aber es besteht auch die Möglichkeit, daß der schönste Sonnenuntergang der Welt uns nicht anzieht, unsere Sinne nicht fesselt, weil wir in etwas anderes eingetaucht sind. Normalerweise sagen unsere Sinne unserem Geist: "Schau her, riech mal, faß dies an oder das" usw. Die Sinne registrieren einen Gegenstand, und der Geist bezieht sich sofort auf ihn. In *pratyâhâra* durchtrennen wir diese besondere Verbindung zwischen Geist und Sinnen, und die Sinne ziehen sich zurück. Alle Sinne haben ihren speziellen Gegenstand: Die Augen beziehen sich auf die Form eines Gegenstandes, das Gehör auf den Ton, die Schwingung, die er von sich gibt; mit der Nase nehmen wir seinen Geruch wahr. In *pratyâhâra* liegen die Gegenstände mit all ihren Eigenschaften sozusagen vor unseren Sinnen ausgebreitet da, aber sie werden nicht ergriffen, die Sinne lassen sich nicht von ihnen berühren, nicht

[1] *Pratyâhâra* wird im Kapitel II, Vers 54 und 55 des *Yoga Sutra* beschrieben.

beeinflussen. Das heißt also *pratyâhâra*.
Ein Beispiel will ich geben: wenn wir im *prânâyâma* vollständig in den Atem vertieft sind, "mit ihm" sind, so entsteht ganz automatisch *pratyâhâra*. Unser Geist ist in einer solchen Situation so intensiv mit dem Atem beschäftigt, daß alle Verbindungen zwischen Geist, Sinnen und Gegenständen, die den Atem n i c h t betreffen, abgeschnitten sind. *Pratyâhâra* ist deshalb kein Schlafzustand. Die Sinne sind sehr wohl in der Lage zu agieren, aber sie tun es nicht, sie sind zurückgezogen.
Ein weiteres Beispiel: Sie stellen mir Fragen, und ich versuche, unser Thema anhand dieser Fragen klarer zu machen. Je mehr ich mich darauf einlasse, desto weniger nehme ich wahr, wo ich mich gerade befinde. Unsere Interaktion fesselt mich immer mehr - selbst wieder ein Zustand von *pratyâhâra*. Obgleich ich hier mit offenen Augen vor Ihnen stehe, bin ich derartig mit dem Inhalt unseres Dialogs beschäftigt, daß meine Sinne auf äußere Reize nicht mehr reagieren. Ich nehme kein Fenster wahr, nicht, ob gerade Schnee fällt, und höre die Geräusche draußen nicht mehr. *Pratyâhâra* heißt nicht, daß ich mir etwas anschaue und mir dabei sage: "Ich schau mir das aber nicht an!" In dem Moment, wo ich mich auf ein Objekt ausrichte, betrachte ich es auch; es sei denn, ich schließe einfach die Augen. Mit *pratyâhâra* schaffe ich mir eine Situation, in der mein Geist so sehr irgendwo eingetaucht ist, daß die Sinne auf kein Objekt mehr ansprechen.

FRAGE: Ist das Innere Schauen eine *pratyâhâra*-Technik?[2]
ANTWORT: Manche Leute sagen das so, und in manchen Texten wird dieser Gedanke nahegelegt. Aber *pratyâhâra* geschieht von selbst, - wir können es nicht herstellen.
FRAGE: Wir haben vorhin über Gleichmut und Nicht-Verhaftet-Sein als Geisteshaltung gesprochen. Schließt *pratyâhâra* das ein?
ANTWORT: Wenn ich etwas sehe und mir sage: "Das will ich aber nicht!", so ist das nicht *pratyâhâra*. In solch einer Situation sagt nämlich ein Teil meines Geistes: "Komm, nimm es!", und ein anderer Teil sagt "nein" dazu.
FRAGE: Ich meine schon das Nicht-Verhaftet-Sein im Handeln, im wirklichen Tun.
ANTWORT: Wie kann das *pratyâhâra* sein? Wenn wir handeln, wenn wir aktiv sind und etwas tun, müssen wir unsere Sinne gebrauchen. Wenn ich mit Ihnen spreche, muß ich meinen Mund, meine Ohren benutzen. Der Begriff des Gleichmuts, des Nicht-Verhaftet-Seins, also *vairâgya*, besagt vielmehr, daß wir beim Handeln nicht immer gleich darüber nachdenken sollten, welchen Gewinn wir daraus ziehen können, was wir dafür bekommen werden. *Vairâgya* heißt, mich nicht an den Ergebnissen, den Früchten meines Handelns festmachen.
Pratyâhâra dagegen bezieht sich auf die Haltung der S i n n e , es geht nur um die Rolle der Sinne. Wenn wir meditieren, geschieht *pratyâhâra* fast "nebenbei", denn

---

[2]*Pratyâhâra* bezeichnet das "Zurückziehen der Sinne" und ist eines der acht Glieder des Yogawegs bei Patañjali. Es wird in Kapitel 13 ausführlich behandelt.

wir sind so sehr versunken, so sehr eins mit unserem Meditationsgegenstand, daß *pratyâhâra* automatisch geschieht. Und eben weil unser Geist so sehr ausgerichtet ist, folgen die Sinne ihm, nicht er ihnen. Die Sinne funktionieren nicht mehr in ihrer üblichen Art und Weise, und dabei werden sie außerordentlich geschärft. Unter normalen Lebensumständen jedoch werden sie auf dem Hintergrund unserer ganzen Konditionierungen die Herren des Geschehens, nicht die Diener. Sie veranlassen uns, eine Gier nach allem Möglichen zu entwickeln. In *pratyâhâra* geschieht das Gegenteil: Wenn wir essen müssen, essen wir, aber nicht, weil wir gierig darauf sind. In *pratyâhâra* versuchen wir, den Sinnen ihren richtigen Platz zuzuweisen, nicht aber sie von unserem Tun auszuschließen.

FRAGE: Ist *pratyâhâra* auch ein Mittel, körperliches Unwohlsein in den Griff zu bekommen, indem ich meine Aufmerksamkeit auf etwas anderes lenke?

ANTWORT: So etwas kann wohl dabei herauskommen. Stellen Sie sich vor, Sie säßen im vollen Lotossitz, in völliger Versenkung in Gott oder in OM. Sie sind sich dabei noch nicht einmal bewußt, daß Sie im Lotossitz verharren. Wenn Sie dann zu ihrem gewöhnlichen Bewußtseinszustand zurückkehren, müssen Sie sich sicher erst einmal die Beine massieren usw. Was während der ganzen Zeit mit Ihren Beinen geschehen ist, ist Ihnen nicht bewußt gewesen, weil Ihr Interesse auf etwas ganz anderes zielte. In diesem Sinn ist es möglich, Schmerzen zu "überdecken". Aber es ist schwierig, die Sinne auf einen besonderen Gegenstand zu lenken, damit wir unsere Schmerzen absichtlich vergessen, denn unsere Sinne funktionieren immer miteinander. *Pratyâhâra* ist vielmehr ein Zustand, der spontan eintritt.

Dhâranâ ist die Ausrichtung des Geistes in eine Richtung

Dhâranâ ist das sechste *anga* des Yogaweges. *Dhr* heißt soviel wie "halten". Dieses "Halten" ist es, was im Konzept von *dhâranâ*, der Konzentration, der Ausrichtung auf einen Punkt, auf eine Richtung, steckt. Ich will Ihnen ein altes Beispiel zitieren, mit Hilfe dessen *dhâranâ* gern erklärt wird: Stellen Sie sich ein großes Wasserbecken vor, das die Bauern in Indien brauchen, um ihre Felder zu bewässern. Von diesem Becken aus gehen in viele verschiedene Richtungen Gräben und kleine Kanäle ab. Hat der Bauer die Gräben alle gleich tief gezogen, so fließt das Wasser gleichmäßig in alle Richtungen. Hat er einen Graben tiefer ausgehoben, so strömt mehr Wasser durch diesen Kanal. Das ist es, was in *dhâranâ* geschieht: Wir schaffen die Voraussetzungen dafür, daß unser Geist, der sich in hundert verschiedene Richtungen gleichzeitig ergießen könnte, sich in eine Richtung, auf einen Punkt hin orientiert. Tiefes Nachforschen, Reflektion, kann die Voraussetzungen dafür schaffen und die Ausrichtung auf diesen einen Punkt, den wir uns gewählt haben, wird immer intensiver. Eine bestimmte Aktivität unseres Geistes verstärken wir, und je intensiver sie wird, desto mehr verschwinden die anderen Geistesaktivitäten langsam. Das ist *dhâranâ*.

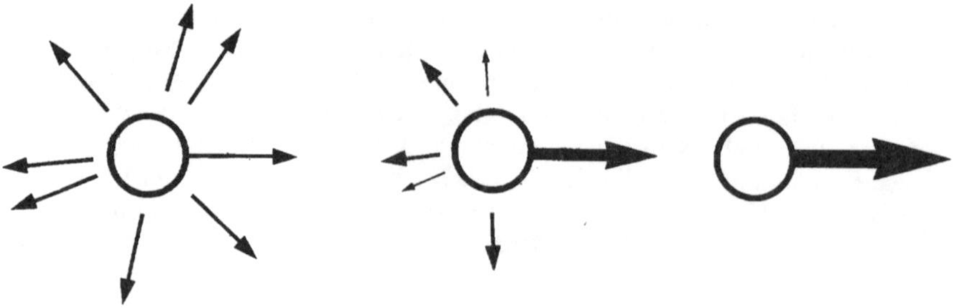

Abb. 55: *Dhâranâ*
In *dhâranâ* verstärken wir (von 1 nach 3) eine bestimmte Ausrichtung unseres Geistes, und je intensiver sie uns in Anspruch nimmt, desto mehr verschwinden die anderen Geistesaktivitäten; die Zerstreuung nimmt ab.

Dhâranâ ist also der Zustand, in dem unser Geist sich ausschließlich auf einen Punkt hin konzentriert und ausrichtet. Dieser Punkt kann alles mögliche sein, aber immer nur e i n einziges Objekt. *Dhâranâ* ist ein Schritt hin zu *dhyâna*, zur Kontemplation, zur Meditation.

In *dhyâna* ist eine Verbindung entstanden

Während des *dhâranâ* bewegt sich der Geist wie ein stiller Fluß in eine Richtung, nichts anderes geschieht. In *dhyâna*, wo wir uns auf etwas ganz Bestimmtes so einlassen, daß wir es tief zu erforschen beginnen, hat sich eine Verbindung hergestellt zwischen mir und diesem bestimmten Gegenstand; d.h., es gibt jetzt das Phänomen der Wahrnehmung u n d eine anhaltende Kommunikation zwischen mir und meinem Objekt. Existiert solch ein Austausch, so sprechen wir von *dhyâna*. *Dhâranâ* muß v o r *dhyâna* geschehen, denn mein Geist bedarf einer Ausrichtung auf ein bestimmtes Ziel, bevor damit eine Verbindung entstehen kann. *Dhâranâ* ist der Kontakt, *dhyâna* ist die Verbindung.

Samâdhi - unser Geist verschmilzt mit dem Gegenstand seiner Betrachtung

Weiter: Wenn es uns gelingt, so sehr in einen Gegenstand einzutauchen, daß unser Geist vollständig damit verschmilzt, so nennen wir das *samâdhi*.[3] In *samâdhi* wer-

---

[3] Der Begriff *samâdhi* bedeutet - sehr wörtlich übersetzt - "zusammenheransetzen", also "etwas ganz nah an ein anderes heranbringen".

den wir eins mit dem Objekt unserer Kontemplation. Unsere persönliche Identität im Sinne von Beruf, Name, Familie, Bankkonto usw. verschwindet. Im Moment des *samâdhi* ist all das nicht mehr da. Nichts trennt uns mehr von dem Gegenstand unserer Wahl. Wir verschmelzen mit ihm - das ist *samâdhi*.

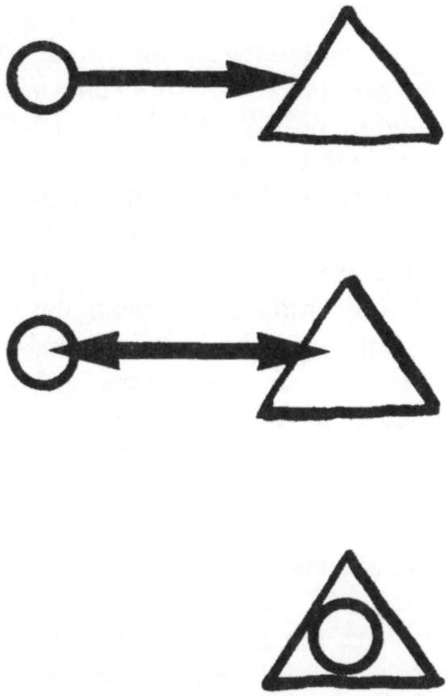

(1)

(2)

(3)

Abb. 56: Die Schritte von *dhâranâ* über *dhyâna* zu *samâdhi*
Dhâranâ (1): Wir richten unseren Geist aus, stellen Kontakt her mit einem "Objekt", zum Beispiel unserem Atem, einem Ton, einem Körperbereich, unserem Geist selbst oder dem Bild des Mondes, dem Begriff Demut usw.
Dhyâna (2): Unser Geist verbindet sich mit diesem Objekt und hält diese Verbindung aufrecht.
Samâdhi (3): Unser Geist verschmilzt mit dem Objekt, wird wie Eines mit ihm.

Schauen wir noch einmal zurück, denn diese Unterscheidungen sind sehr wichtig: In *dhâranâ* stellen wir einen K o n t a k t mit unserem Gegenstand her; unser Geist ist auf einen einzigen Gegenstand ausgerichtet. In *dhyâna* kommt es zu einer immer intensiveren V e r b i n d u n g ; unser Geist ist mit voller Aufmerksamkeit beim Objekt und bleibt dort. Wird die Verbindung so tief, daß Geist und Gegenstand vollständig miteinander v e r s c h m e l z e n , so ist das *samâdhi*.

Pratyâhâra, dhâranâ, dhyâna und *samâdhi* lassen sich nicht üben

Weder *pratyâhâra* noch *dhâranâ* oder *dhyâna* und genausowenig *samâdhi* können wir üben. Ich kann mich nicht einfach hier hersetzten und beschließen: “So, jetzt mache ich aber *dhâranâ*”. Ich kann vielleicht Voraussetzungen schaffen, die helfen können, *dhâranâ* entstehen zu lassen; ich kann *âsana* und *prânâyâma* üben. Demzufolge, was das *Yoga Sutra* sagt, kann ich dadurch günstige Voraussetzungen für meinen Geist schaffen. Denn um in einen Zustand von *dhâranâ* und *dhyâna* zu gelangen, muß sich der Geist schon in einem ganz bestimmten Zustand befinden. Ich kann nicht einfach von einem langen Einkaufsbummel nach Hause kommen und sagen: “So, jetzt meditiere ich einfach mal”. Ich muß den tausend Dingen, die meinen Geist bewegen, langsam ein Chance geben, abzuflauen, sich zu beruhigen. Wenn sie zu mächtig sind, zu bestimmend, so ist nichts mit *dhâranâ*. Und wenn ich versuche, mit Gewalt in einen Zustand von *dhâranâ* zu kommen, während in meinem Geist noch die verschiedensten Aktivitäten vor sich gehen, so kann ich in recht große Schwierigkeiten geraten. Aus diesem Grund schlägt das Yoga Sutra zur Vorbereitung *âsana* und *prânâyâma* vor, denn sie kommen an die Aktivitäten unseres Geistes heran und lichten ein wenig sein übervolles Programm. Ist *dhâranâ* dann einmal geschehen, so können *dhyâna* und *samâdhi* folgen.

FRAGE: Worin besteht die Verbindung zwischen *pratyâhâra* und *dhâranâ?*
ANTWORT: *Pratyâhâra* geschieht im *dhâranâ*-Zustand von allein. Der Begriff *pratyâhâra* wird oft einfach nur benutzt, um zu beschreiben, was im Zustand des *dhâranâ* mit unseren Sinnen geschieht. Wir können nicht an tausend verschiedene Dinge denken und gleichzeitig sagen: “Jetzt mache ich *pratyâhâra*”. *Pratyâhâra* ist das Ergebnis eines *dhâranâ*-Zustands, eines *dhyâna*-Zustands, eines *samâdhi*-Zustands. Im *Yoga Sutra* wird *pratyâhâra* nicht etwa deshalb vor *dhâranâ* erwähnt, weil es vorher geschieht, sondern weil es mehr mit den Sinnen als mit dem Geist zu tun hat. Es ist deshalb etwas äußerlicher als *dhâranâ*. Ich kann mich also nicht einfach entscheiden, zuerst eine halbe Stunde *âsana* zu üben, dann zwanzig Minuten *pratyâhâra* zu machen und danach vielleicht eine Stunde *dhâranâ*. So wäre der Prozeß nicht korrekt beschrieben.
FRAGE: Müssen wir uns für *dhâranâ, dhyâna* und *samâdhi* an einen bestimmten Platz niedersetzen, oder könnten wir das auch beim Betrachten eines Sonnenuntergangs oder ähnlichem haben?
ANTWORT: Es ist sogar hilfreich, äußere Gegenstände als “Meditationsobjekte” zu benutzen, anfangs zumindest. Aus diesem Grund haben wir auch in allen Tempeln Statuen oder in dieser Kapelle ein Kreuz. Sie sind dazu da, Anfängern *dhâranâ* zu erleichtern, aber das ist nur ein erster Schritt. Ob Sie dabei sitzen oder stehen, ist egal. Sie können sogar laufen und dennoch die Bewegung gar nicht spüren, wenn Sie in etwas anderes versunken sind. Es gibt verschiedene Schulen in Indien, wo beim Gehen meditiert wird. Wenn so etwas Einfaches wie Gehen unser *dhâranâ* stört, so ist die Konzentration nicht sehr stark. Aber zu Anfang ist es immer am besten, mit dem Leichtesten zu beginnen, einer bequemen Sitzhaltung, einem angenehmen

Gegenstand als Konzentrationsobjekt, einem, den wir mögen. Nehmen wir einmal an, Sie glaubten nicht an Shiva, einen unserer höchsten Götter, und ich sage Ihnen: "Mach Shiva zum Gegenstand deiner Meditation"! Der Konflikt ist vorprogrammiert. Sie müssen vielmehr mit etwas beginnen, was zu Ihnen paßt. Es wird im Yoga immer wieder gesagt, daß wir dort beginnen müssen, wo wir gerade sind, und mit dem, was wir mögen. Letztendlich ist der Gegenstand ja unwichtig. Wichtig ist, daß er uns beim Zentrieren nicht in Schwierigkeiten bringt oder uns sogar daran hindert. Wir schlagen deshalb immer einen Gegenstand vor, der zum Temperament und zum Glauben eines Menschen paßt. Ein Moslem in Indien hätte gewaltige Schwierigkeiten, über das OM, den heiligen Laut der hinduistischen Kultur, zu meditieren. Oder wenn nun jemand sagt: Ich möchte gern im Gehen meditieren; warum denn nicht?

FRAGE: Zwei unterschiedliche Situationen: Einmal sind wir uns dessen, was die Sinne dem Geist übermitteln, nicht bewußt. Ein anderes mal registrieren wir es, aber entscheiden uns, nicht darauf einzugehen. Was ist der Unterschied? Sagen wir einmal, jemand musiziert ganz vertieft, und seine Sinne registrieren, daß jemand auf ihn wartet, um mit ihm zu sprechen. Er könnte erst einmal sein Stück zu Ende spielen und dann sagen: "Ja, Sie wollten mich sprechen"? Wäre das *pratyâhâra,* oder wäre es *pratyâhâra*, wenn er noch nicht einmal gemerkt hätte, daß jemand auf ihn wartet?

ANTWORT: Wir dürfen nicht glauben, daß im Zustand des *dhâranâ, dhyâna* oder *samâdhi* unsere Sinne wie tot wären. Wir haben zum Beispiel wunderschöne Gedichte im Sanskrit, die Weise im Zustand des *samâdhi* gedichtet haben. Solche Menschen singen herrliche Texte. Wenn wir nun aber singen, so gebrauchen wir doch unsere Sinne, unsere Stimme. Aber wie haben die Weisen ihre Sinne gebraucht? So, daß sie dem Geist zur Verfügung standen, nicht so, daß sie ihn ablenkten, ihn zerstreuten. Die Sinne sind nicht tot dabei. Der Unterschied zum normalen Zustand besteht nur darin, daß die Sinne die Ausrichtung des Geistes auf einen Punkt hin unterstützen.

Nehmen wir einmal an, wir wollen eine wunderschöne Darstellung Gottes in Form einer Statue beschreiben. Dazu müssen wir uns die Zehen angucken, die Fußgelenke. usw. Das heißt: Wir müßten sehen. Unser Sehen würde aber nur dem Zusammenhang des Beschreibens dienen. Wenn ich die Füße der Statue sehe, und ich fange an, mir zu überlegen, wo der Stein wohl herkommt, wie der geologische Kontext ist, in dem er gefunden wird usw., so wird mein Geist abgelenkt. Betrachte ich aber die Füße und erkenne sie als die Füße des Gottesbildes, als die Lotosfüße Gottes, so arbeiten meine Sinne in Übereinstimmung mit meinem Geist. Die Sinne sind in diesem ganzen beschriebenen Prozeß also keineswegs tot. *Pratyâhâra* heißt vielmehr: Die Sinne dienen meinem Geist im Zustand des *dhâranâ, dhyâna* und *samâdhi.*

FRAGE: Nimmt jemand im Zustand von *pratyâhâra* nun wahr? Werden die Gegenstände dabei spontan und unmittelbar wahrgenommen, findet diskursives Denken statt oder eben nicht? Nehmen wir wahr ohne vermittelndes Denken?

ANTWORT: Es kommt darauf an. Denken kann in meinem Götterbildbeispiel als Bestandteil von *dhyâna* wohl eine Rolle spielen. Der Denkvorgang ist da, aber ausschließlich im Bezug auf den Gegenstand vorhanden. Erinnerung spielt beispielsweise dann nur auf den Gegenstand bezogen eine Rolle. In diesem Fall erlaubt *pra-*

tyâhâra keinerlei Ablenkung durch unsere Sinne, weil wir so sehr in den Gegenstand unserer Meditation versenkt sind. Die Sinne reagieren ausschließlich im Bezug auf das Ziel. Wenn ich Ihnen etwas über das *Yoga Sutra* erzähle und der Essensgeruch aus der Küche beschäftigt mich plötzlich, so hat das mit *pratyâhâra* offensichtlich nichts zu tun. Aber wenn ich, selbst wenn der Geruch da ist, mit meinen Erklärungen fortfahre, wenn der Geruch mich nicht stört, nicht ablenkt, so bin ich sehr wohl in einem Zustand von *pratyâhâra*. Im Zustand von *dhyâna* existiert ein Medium, ein Kommunikationsmittel, - es kann durchaus auch Denken sein. In *samâdhi* aber ist noch nicht einmal dieses Denken vorhanden. Der Geist ist klar, er hat den Gegenstand so verstanden, wie er ist.

FRAGE: Mir ist der Unterschied zwischen *dhâranâ* und *dhyâna* immer noch nicht klar.

ANTWORT: Ich möchte Ihnen noch ein Beispiel geben, nämlich wie ich hier eine Unterichtsstunde beginne. Normalerweise habe ich zwar nachgedacht und geplant, aber ich weiß dennoch nicht genau, wie ich wirklich vorgehen werde. Also beginne ich die Stunde erst mal, indem ich Sie um Ihre Fragen bitte, die aus der letzten Diskussion womöglich noch übriggeblieben sind. Das ist der Anfang von *dhâranâ*: Ich habe die Verbindung noch nicht aufgenommen, ich orientiere mich nur, wie ich zu Ihnen über Yoga sprechen möchte, richte mich aus. *Dhâranâ* ist nur Vorbereitung und Orientierung. Je tiefer ich nun in unser Thema eindringe, um so mehr kommt es zu *dhyâna*. Im *dhâranâ*-Stadium bin ich anfälliger für Ablenkungen, als wenn ich in *dhyâna* bin. Das ist der Unterschied.

FRAGE: Sagen wir mal, Sie wären ein Student, der eine Arbeit schreiben soll. Eine Idee dazu haben Sie schon. Wenn Sie sich jetzt hinsetzten und begännen, sich darauf zu konzentrieren, so befänden Sie sich in *dhâranâ:* Wenn Sie sich jetzt wirklich auf die Anstrengung einlassen, etwas zu verstehen und es zu Papier zu bringen, ist das dann *dhyâna*?

ANTWORT: Natürlich, genau so wäre es.

FRAGE: Was wäre in meinem Beispiel dann *samâdhi*?

ANTWORT: Stellen Sie sich vor, Sie schreiben an der Arbeit und bleiben mitten drin stecken. Sie wissen nicht, wie es weiter gehen soll. Also unterbrechen Sie die Arbeit eine Zeitlang und tun etwas anderes. Mit einem mal geht Ihnen ein Licht auf, mitten in der anderen Beschäftigung: "Ich hab's!" Sie haben nicht Ihre ganze Arbeit im Kopf, aber Sie "haben es" einfach. Dann setzten Sie sich wieder an Ihre Arbeit und arbeiten sie weiter aus. Vielleicht ist das Beispiel etwas weit hergeholt, aber so könnte man auf Ihre Frage antworten.

FRAGE: Ist der Unterschied, daß in *dhyâna* noch ein Bewußtsein davon da ist, daß ich denke und daß in *samâdhi* das Wissen plötzlich da ist?

ANTWORT: Ja, in *samâdhi* ist der Abstand zu unserem Gegenstand noch kleiner, das Verstehen ist so dicht, daß wir nicht mehr denken müssen. Im ersten Kapitel des *Yoga Sutra* wird beschrieben, wie *samâdhi* vor sich geht: Erst wägen wir ab, überlegen *(vitarka)*. Haben wir das getan, ist der nächste Schritt das Tiefer-Gehen, das Erforschen des Gegenstandes *(vicâra)*. Wenn dieses tiefe Erforschen immer feiner wird, können wir plötzlich verstehen: In diesem Moment erfahren wir ein tiefes

Glücksgefühl *(ânanda)* und die Gewißheit: Ich bin eins mit dem Gegenstand meiner Meditation *(asmitâ)*.[4] Ich fühle endlich, daß ich verstanden habe, was ich verstehen wollte. Der Begriff *asmitâ,* den wir ja aus einem anderen Zusammenhang kennen, bezieht sich hier auf das Verschmelzen meines Geistes mit dem Gegenstand meiner Meditation. Das ist der *samâdhi*-Prozeß: Es gibt eine Schwingung im Geist, dann nimmt die oberflächliche Logik ab, der Prozeß richtet sich nach innen, er wird tief und fein. Von da an wird die Reflektion immer feiner, bis ein Punkt kommt, wo ich weiß: Ich habe verstanden, es gibt keine Zweifel mehr.

---

[4] *Yoga Sutra*, Kapitel I, Vers 17

14

Der innere Weg - *samyama* und *kaivalya*

Pratyâhâra hatten wird definiert als einen Zustand, in dem die Sinne nicht unsere Herren, sondern Diener unseres Geistes sind. *Pratyâhâra* ist selbst keine Übung im eigentlichen Sinne, sondern vielmehr ein Folge von *dhâranâ*, *dhyâna* und *samâdhi*. Über *dhâranâ* sagte ich, daß im Zustand von *dhâranâ* unser Geist ausgerichtet ist auf e i n e n Punkt, auf e i n e n Gegenstand. Als Beispiel können wir unsere aktuelle Situation nehmen: Wir haben uns hier getroffen, und der Hintergrund jeder einzelnen Person hier ist verschieden. Wir haben vor ganz kurzer Zeit noch ganz verschiedene Dinge getan, kommen aus ganz verschiedenen Orten hierher. Zuerst sind wir also nur verschieden voneinander, aber nach und nach entsteht eine Beziehung zwischen uns: Ich beginne zu sprechen, und Sie beginnen, mir ihre Aufmerksamkeit zu schenken. Das, was ich sage, und das, was Sie davon annehmen, bekommt etwas miteinander zu tun, und das mehr und mehr. Jetzt gerade, zum Beispiel, können Sie viel mehr von dem aufnehmen, was ich sage, als noch vor zwei Minuten. Ich kann Sie ansehen und Ihnen etwas vermitteln von den Konzepten, die heute unser Thema sind. Hier beginnt also schon *dhâranâ*, die Orientierung unseres Geistes auf einen ganz bestimmten Gegenstand hin, sei er nun "gegenständlich" im engen Sinn oder auch eine Idee, ein Konzept.
Unser nächstes Thema war *dhyâna*, die Kommunikation zwischen unserem Geist und dem Gegenstand. Im Augenblick spreche ich zu Ihnen über das Thema *dhyâna*. Je mehr ich das tue, desto mehr fällt mir zu diesem Thema ein und gleichzeitig immer weniger zu anderen möglichen Themen. Eine enge, ja intime Beziehung unseres Geistes, die sich beschränkt auf nur einen Gegenstand, das ist *dhyâna*. Je mehr sich diese Beziehung, diese Verbindung vertieft, um so mehr verschwindet die

Notwendigkeit des Denkvorgangs. Alles wird spontaner, nicht nur für mich, der ich zu Ihnen spreche, sondern auch für Sie wird das Zuhören unmittelbarer. Es kommt ein Moment, wo ich nicht mehr "aus Madras komme", kein "Inder" mehr bin, nicht mehr "Ihr Lehrer", wo ich das Gefühl meiner individuellen Einzigartigkeit, meiner abgetrennten, persönlichen Präsenz, mein "Ich-Ding" verliere. Das ist der *samâdhi*-Zustand. In diesem Zustand scheint ausschließlich der beobachtete Gegenstand zu existieren.

In diesem ganzen Prozeß sind drei Dinge geschehen: Zuerst habe ich mich auf ein bestimmtes Objekt, einen Gegenstand, beschränkt. In diesem Zustand, in *dhâranâ*, bin ich mir zweier Dinge bewußt: meiner selbst und des Gegenstands. Als zweites habe ich begonnen, diesen einen Gegenstand zu erforschen. In diesem Stadium, *dhyâna*, gibt es drei Dinge: mich selbst, den Gegenstand und den Denkprozeß oder die Kommunikation zwischen mir und dem Gegenstand. Im *dhyâna*-Zustand existieren diese drei Dinge getrennt voneinander; es gibt einen grundlegenden, einen konzeptionellen Unterschied zwischen ihnen. Als drittes dann, im *samâdhi*, gehen diese drei Dinge eine solch enge Verbindung miteinander ein, als seien sie Eines. Es ist unmöglich, *dhyâna* mit Absicht einfach zu "machen". Aber wir können versuchen, die Hindernisse aus dem Weg zu schaffen, die davorliegen. Wir haben das Potential für den *samâdhi*-Zustand, aber irgendwie steht immer etwas zwischen uns und diesem Zustand. Dieses verschleiernde Moment, das wie ein Vorhang uns von diesem Zustand trennt, haben wir besprochen, als wir über das "falsche Wissen" um etwas sprachen, über *avidyâ* und seine Kinder, *râga, dvesha, asmitâ* und *abhinivesha*. Mit Yoga unternehmen wir den Versuch, diesen Schleier zu entfernen. Als Folge davon kann *samâdhi* als natürliches Phänomen geschehen. Oft wird alles, was uns in der Beseitigung der Hindernisse helfen kann, selbst als *dhyâna* oder als "Meditation" verstanden. Wenn jemand also sagt: "Ich meditiere", so heißt das genaugenommen: "Ich versuche, mich auf diesen Zustand - *dhyâna* - vorzubereiten, möchte meinen Geist in einen solchen Zustand bringen, daß *dhyâna* geschehen kann". Aus diesem Grund auch haben wir Tempel, rezitieren *mantra*, üben *prânâyâma*. Zu sagen: "Ich mache *dhyâna* ", oder "Ich meditiere", korrumpiert eigentlich das Wort *dhyâna*. Allerdings gibt es Techniken, die helfen können, uns in Richtung *dhyâna* oder noch weiter auf *samâdhi* hinzubewegen. Auf diese Techniken werden wir noch zu sprechen kommen.

FRAGE: Das Thema *pratyâhâra* im Bezug auf *dhyâna*, die Meditation, ist mir immer noch nicht ganz klar.

ANTWORT: Je mehr Sie sich auf den Gegenstand ihrer Meditation einlassen, desto mehr können Sie bemerken, wie sich ihre Sinne in ihrem Verhalten verändern. Wohlgemerkt, immer wenn ich "Gegenstand" oder "Objekt" sage, so tue ich das aus Mangel an einem treffenderen Wort. Ein Gegenstand, in diesem Sinn verstanden, könnte bloßes Weiß sein, es könnte genauso gut ein *sutra* sein. Bitte mißverstehen Sie den Begriff "Objekt" also nicht im engen Sinn. In einem meditativen Zustand befinden sich die Sinne in Übereinstimmung mit dem *dhyâna*-Zustand. *Pratyâhâra* ist dabei ein Resultat dieses Zustands. *Pratyâhâra* für sich allein ist nicht möglich.

Wir können allerdings etwas tun, was uns hilft, in Richtung *pratyâhâra* zu gehen, zum Beispiel Inneres Schauen und *mudrâ* beim *prânâyâma*. Ich hatte Ihnen erzählt, wie wir dabei die Hände in einer bestimmten Position halten und den Blick auf die Nasenspitze richten, mit der Wirkung, daß das gewohnheitsmäßige Verhalten der Sinne dabei etwas abgebaut wird. Aber das allein ist nicht *pratyâhâra*. *Pratyâhâra* ist vielmehr, wenn die Sinne im *dhyâna*-Prozeß unserem Geist zu Diensten stehen. Ich wiederhole es noch einmal: *Pratyâhâra* ist nichts, was wir üben oder uns aneignen könnten. Es passiert im Zustand von *dhyâna*.
Verschiedene Dinge nennen wir *dhyâna*, die in Wirklichkeit nichts anderes sind als Hilfen, in den meditativen Zustand zu gelangen, wie beispielsweise *prânâyâma*, Gebete, Gottesdienst. Es gibt auch Lehrerinnen und Lehrer, die Übungstechniken für *pratyâhâra* vorschlagen. Sie sagen etwa: "Schließe die Augen, atme tief ein und bringe Deinen Atem hinunter zu den Zehen; atme aus, dann atme wieder ein und schicke den Atem dabei zu den Fußgelenken" usw. Genaugenommen ähneln diese Techniken aber der *prânâyâma*-Praxis. Es geht dabei nämlich darum, durch eine bestimmte Ausrichtung unseren Geist immer weniger sich zerstreuen zu lassen. Aber es ist sehr schwierig, eine wirkliche Technik für eine *pratyâhâra*-Praxis zu finden, denn je mehr wir unsere Sinne in den Mittelpunkt stellen, um so aktiver werden sie. Wir können aber Bedingungen schaffen, unter denen die Sinne ihre übliche Bedeutung verlieren und ausschließlich unseren Geist in seinem Zustand von *dhyâna* unterstützen.

Dhâranâ, dhyâna und *samâdhi* sind drei Schritte in einem Prozeß

FRAGE: Behalten im Zustand von *dhyâna* denn sowohl Individuum als auch Gegenstand eine getrennte Identität?
ANTWORT: Ja. Im *dhyâna*-Zustand herrscht das Gefühl vor, daß ich in einem meditativen Zustand bin. Das "Ich-Bewußtsein" ist also da. Diese Begriffe werden allerdings in unterschiedlicher Bedeutung gebraucht. Von manchen wird *dhyâna* so benutzt, als sei jemand in einem "Fast-*samâdhi*"-Zustand, also so, als herrsche in *dhyâna* nur noch der Gegenstand vor. So wie ich Ihnen diese verschiedenen Zustände hier darstelle, sollten Sie sie als eine Entwicklung in drei Stufen, drei Schritten, verstehen: zuerst also *dhâranâ*, wo wir uns auf den Gegenstand unseres Interesses konzentrieren und äußere Ablenkungen ausschalten. Dann *dhyâna*, die Kommunikation, die Beziehung zwischen uns und unserem Gegenstand. Und als drittes *samâdhi*, wo wir uns so weit in das Objekt "hineinbegeben" haben, daß wir, unser Ich, nicht mehr zu existieren scheinen.
FRAGE: Behält denn im *samâdhi* der Gegenstand unserer Ausrichtung eine besondere Identität?
ANTWORT: Natürlich. Nicht der Gegenstand meditiert, sondern wir. Das Objekt kann sich selbstverständlich verändern, wie alle Dinge sich verändern, aber nicht als Folge von *samâdhi*. Was wir im Bezug auf das Objekt erfahren, ist oft sehr unterschiedlich. Angenommen, wir wollten über das *îshvara*-Konzept nachdenken. Wir lesen hier und da nach und fangen dann an, es genau zu erforschen. Je tiefer wir hin-

eingehen, um so mehr erkennen wir. Nicht etwa, weil *îshvara* anders ist oder wird, sondern weil wir etwas mehr sehen, mehr verstehen können. Wir verändern den Gegenstand nicht, wir haben keine Kontrolle über ihn. Unser Verständnis des Gegenstands ändert sich, weil unser Geist klarer wird und wir etwas sehen können, was uns vorher noch verborgen war. D.h., n i c h t unser Gegenstand, hier also *îshvara*, verändert sich; die Veränderung findet in u n s statt.

Was zum Beispiel ist denn der Unterschied zwischen *samâdhi* und Wut oder Ärger? Vier verschiedene Intensitäten gibt es bezüglich der Kinder von *avidyâ*.[1] In der ersten, der am wenigsten intensiven, "schlafen" diese Empfindungen. Sie sind nur als Potential vorhanden wie ein Same, der im Boden ruht. Im nächsten Schritt haben sie sich schon auf ein Objekt gerichtet, aber immer noch auf eine sehr milde Art und Weise, so als hätte der Same einen kleinen Keim getrieben. Ein bißchen weiter noch, und sie werden deutlicher, aber nur e i n Aspekt von *avidyâ* scheint klar hervor. In ihrer ganzen Fülle aber manifestieren sie sich, wenn sie völlige Kontrolle über unseren Verstand ergriffen haben. Wenn mein Ärger, meine Wut mich so übermächtigt, ist es, als gäbe es "mich" gar nicht mehr. Nur noch Wut ist da, mit allen ihren Auswirkungen.

FRAGE: Ist das nicht auch so im *samâdhi*, wo ich ganz eins mit etwas bin? Könnte ich diesen Zustand also als einen *samâdhi*-Zustand beschreiben?

KOMMENTAR: Ich würde sagen, nein, denn in dem Zustand, den Sie gerade beschrieben haben, in der vollen Wut also, können wir in dieser Welt nicht gut leben. Ich gehe davon aus, daß ich in einem *samâdhi*-Zustand mich in dieser Welt wohler fühlen würde.

ANTWORT: Sehr gut. Will noch jemand etwas dazu sagen?

KOMMENTAR: Ich würde meinen, Wut ist nicht *samâdhi*, denn hier befinden wir uns in einem Zustand, wo unser Geist weder klar denkt noch in einem friedvollen Zustand ist. Wir sind im Gegenteil sehr aufgewühlt.

ANTWORT: Würden Sie denken, daß ein Mensch, der sehr wütend ist, seine Wut noch sehen könnte, wahrnehmen würde? Stellen Sie sich mal vor, ich hätte einen bösen Streit mit meiner Frau. Nach eine paar Minuten, wenn es mir schon wieder anders geht, kann ich mich fragen: "Was hast du bloß gemacht?" Meinen Sie, daß ich, wenn ich meine Wut erst mal sehen, erkennen würde, mich entschiede, weiter wütend zu bleiben? Ich würde doch sicher eher etwas tun, meine Wut loszuwerden.

FRAGE: Habe ich im *samâdhi*-Zustand nicht eine Kontrolle über mich? Mit Kontrolle meine ich folgendes: Wenn ich wütend bin, bin ich hilflos. Es kommt einfach über mich, es passiert mir einfach. In *samâdhi* soll ich jedoch etwas Klarheit behalten, etwas Kontrolle. Kann ein Mensch also nicht bewußt kontrollieren, ob er sich in *samâdhi* hineinbegibt oder wieder herauskommt?

---

[1] Im Vers 4, Kapitel II des *Yoga Sutra* beschreibt Patañjali, daß die vier "Kinder" von *avidyâ*, nämlich *asmitâ*, das "Ich-Ding", *râga*, das Begehren, *dvesha*, die Abneigung und *abhinivesha*, die Furcht vor dem Tod, sich nicht immer in gleicher Intensität bemerkbar machen

ANTWORT: Selbst Wut ist ein Prozeß, sie entwickelt sich. Es sind die Umstände, die die Wut auf ihren Höhepunkt bringen. Sie kommt also nicht unbedingt einfach so über uns.
FRAGE: Wenn wir aber wütend sind, verlieren wir unsere Selbstkontrolle. Sind wir in *samâdhi* nicht völlig beherrscht, kontrolliert?
ANTWORT: Ich sagte auch schon vorher einmal, daß wir manchmal *prânâyâma* üben, um uns besser auf *dhyâna* vorzubereiten, also bewußt auch bestimmte Umstände schaffen. Yoga scheint einiges zu bieten, was als Hilfe, als Mittel für *dhyâna* und *samâdhi* benutzt werden kann, eben weil es wegräumen kann, was uns hemmt. Es gibt also Umstände, die mich in bezug auf *samâdhi* unterstützen; es gibt aber auch Umstände, die dazu beitragen, daß sich meine Wut entwickelt. Das ist nicht der Unterschied.
Sie haben aber ein paar gute Punkte angesprochen. Die Antwort, die das *Yoga Sutra* auf meine Frage gibt, ist sehr klar: Die Natur, das Wesen unserer Wut zu erforschen und zu erkennen, das ist *dhyâna*. Uns aber in einem Zustand zu befinden, wo wir nur wütend sind, wo wir den "Kopf verlieren", das ist nicht *dhyâna*: In allen alten klassischen Schriften wird die Betonung darauf gelegt, was im Zustand von *samâdhi* geschieht. Es gibt im Sanskrit ein Wort, was übersetzt werden kann mit "klarem Verstehen". Es heißt *prajnâ*. Die Texte sagen: In *samâdhi* herrscht *rta prajnâ*, "das, was gesehen wird, ist wahr, wirklich". Das heißt, es kommt zu einem echten Verständnis des Gegenstands. Selbst wenn der Gegenstand Wut ist, - wir können sehen, wo sie herkommt, wie sie sich entwickelt, welche Auswirkungen sie hat. Wenn die Wut aber völlig Besitz von uns ergriffen hat, auf ihrem Höhepunkt ist, verlieren wir uns in sie. In einem solchen Zustand ist unser Geist völlig von *avidyâ* verdunkelt. In *samâdhi* jedoch herrscht kein *avidyâ* in unserem Geist. Gerade deshalb kann ja jemand in *samâdhi* etwas sehen, was vorher ihr oder ihm zu sehen nicht möglich war. Ob wir *samâdhi* erfahren, zeigt sich nicht daran, daß wir mit übereinandergeschlagenen Beinen dasitzen, unsere Augen geschlossen haben und ein bedeutungsvolles Gesicht aufsetzen. Wenn wir etwas erkennen, sehen können, was wir vorher nicht sehen konnten, - darin zeigt sich *samâdhi*.
FRAGE: Warum benutzen Sie das Wort *dhyâna* mehr als das Wort *samâdhi*?
ANTWORT: Weil ich sprechen und Kontakt zwischen Ihnen und mir herstellen kann. Es gibt Meditationsschulen, wo im Gehen meditiert wird. Während wir gehen, dämmert uns dann etwas, kommt etwas auf, und wir verweilen dann immer mehr darin. Plötzlich kommt ein Moment, wo die Füße sich nicht mehr voreinander setzen, innehalten. So ähnlich ist es, wenn *samâdhi* aufkommt: Das Denken hört auf. Im *dhyâna*-Stadium hingegen existiert eine tiefe geistige Aktivität und Kommunikation. Die Sinne werden von ihr benutzt und eingesetzt. Wenn ich also im Augenblick zu Ihnen spreche, ist das Ich sehr präsent, während im *samâdhi* das Ich sehr im Hintergrund ist. Wie schwierig es doch ist, diese Konzepte in Worte zu fassen!
FRAGE: Kann ein Yogaschüler oder eine Schülerin, die diese Erfahrung zu machen beginnen, das allein tun, oder brauchen sie unbedingt die Hilfe eines *guru*?
ANTWORT: Wie in jeder anderen Situation ist auch hier ein kleiner Rat sehr hilfreich. Theoretisch erscheint das alles ganz einfach, in der Praxis gibt es aber viele

Schwierigkeiten. Zum Beispiel bei der Frage des Gegenstands, der gewählt werden soll, oder: wo anfangen, wie sich dorthin ausrichten? Wir sollten immer mit etwas beginnen, was wir schätzen, was wir gern mögen, was keine Konflikte in uns auslöst. Sollte ich Ihnen etwa den Vorschlag machen, sich auf Vishnu, eine unserer höchsten Gottheiten, zu konzentrieren, nur weil ich Südinder bin? Sicher wäre das möglich, aber Vishnu hat sicherlich sehr wenig Bedeutung für Sie hier. Aus der *âsana-* und *prânâyâma*-Praxis können wir lernen, daß wir an dem Punkt anfangen sollten, wo wir uns gerade befinden, also an keinem, der uns sogleich in Konflikte oder Probleme stürzt. Das lehrt uns diese Praxis. Da die Ausgangspunkte für uns alle verschieden sind, ist es besser, Sie finden jemanden, den Sie respektieren und zu dem Sie eine Beziehung haben, damit er oder sie Ihnen helfen kann. Diese Hilfe kann Ihnen ein bißchen mehr Gespür für die Wahl Ihres Objekts geben. Die Wahl des Meditationsgegenstands darf nicht nur ein intellektueller Prozeß sein. Sie wissen ja, es sind viele Bücher geschrieben worden über Meditation, - aber wie sollen die Ihnen helfen können, ohne Sie zu kennen? Jeder Lehrer, jede Lehrerin kann Ihnen in gewisser Weise eine Hilfe sein, denn er oder sie - nehmen wir einmal das beste an - kann Sie beobachten. Als das *Yoga Sutra* geschrieben wurde, war es selbstverständlich, zu einem Lehrer zu gehen; deshalb spricht das *Yoga Sutra* nicht explizit über den Lehrer, die Lehrerin. Ursprünglich wurde Yoga von "Mund zu Ohr" gelehrt, später erst wurde es niedergeschrieben. Schüler lebten mit ihren Lehrern zusammen, bis diese sie sehr gut kennengelernt hatten. Aus diesem Grund, glaube ich, daß es besser ist, eine persönliche Anleitung zu haben.

FRAGE: Es heißt, daß wir im Yoga versuchen, den Unterschied zwischen *purusha* und *prakrti* zu erkennen. Jetzt sprechen Sie über *samâdhi* als einen Zustand, in dem die Unterscheidung zwischen Subjekt und Objekt nicht mehr existiert; es gibt keine Kluft zwischen ihnen. Wie hängen diese beiden Konzepte miteinander zusammen?

ANTWORT: Die Kluft besteht deshalb nicht mehr, weil beobachtet wird. Ich sagte, daß wir etwas sehen, erkennen, was uns vorher verborgen war. Ich will noch einmal das Beispiel des Spiegels benutzen. Schauen wir in einen Spiegel, so sehen wir uns selbst. Was wir aber eigentlich sehen, ist die Reflektion des Spiegels, nicht uns. Nun scheinen im Spiegel das Bild und wir selbst miteinander zu verschmelzen, aber dennoch können wir zwischen beiden unterscheiden. Wenn wir in den Spiegel schauen, so können wir nicht das Abbild unseres Gesichts herausnehmen, ohne uns selbst fortzubewegen. Was stimmt: In diesem Augenblick verschmilzt das, was sieht, mit dem, was gesehen wird. Das bedeutet auch, daß etwas, was zwischen ihnen stand, entfernt wurde, verschwunden ist. Wie ich sagte, sieht *purusha* den Gegenstand d u r c h unseren Geist. Wenn dieser Geist gefärbt ist, können wir nicht klar sehen. Ist unser Geist aber sehr klar, so ist es fast, als existierte er nicht. Wir sehen den Gegenstand so, wie er ist.

Die Probleme, mit denen wir es im Leben zu tun haben, stammen daher, wie sich die Folgen unseres Handelns in unserem Geist festgesetzt haben, sie stammen aus unserem *samskâra*. Wir sind nicht in der Lage, das gefärbte Bild, das in unserem Geist existiert, vom wahren Objekt zu unterscheiden. Wenn ich zum Beispiel sage: "Ja, ich verstehe", so kann es mir passieren, daß ich fünf Minuten später sage: "Oh, ich komme nicht mehr klar damit". Das gleiche Ich, das gerade noch dachte, es verstehe, stellt nun fest, daß es nichts versteht. Im *samâdhi*-Zustand existiert das Ich fast nicht. Die Verwirrung meines Geistes hat sich aufgelöst. Um das aber in seiner Tiefe zu verstehen, müssen wir es erfahren.

Wir können alles zum Gegenstand unserer Meditation machen

FRAGE: Kann der *dhyâna*-Zustand auch im *âsana* vorkommen? Können wir unseren Körper als Objekt benutzen und die Beziehung, die Kommunikation zwischen uns und dem Körper eben zu *dhyâna* werden lassen?
ANTWORT: Ja. Eigentlich befaßt sich das dritte Kapitel des *Yoga Sutra* mit diesem Thema. Wenn etwa unser Meditationsgegenstand der Polarstern ist, können wir die Bewegung aller Sterne verstehen;[2] wenn wir auf das Nabel-*cakra* meditieren,[3] können wir Wissen um unseren Körper erreichen. Es ist also durchaus möglich, den Körper zum Gegenstand der Meditation zu machen. Wenn wir den Körper zum Gegenstand nehmen, werden wir mehr über den Körper verstehen; nehmen wir den Atem, so wird unser Verständnis vom Atem wachsen.
FRAGE: Können wir im *âsana* denn auch in *samâdhi* kommen? Würde das nicht die Bewegung unterbrechen?
ANTWORT: Haben wir im *âsana* nicht alle nötigen Elemente: unseren Geist, den Gegenstand und die Beziehung zwischen ihnen? Was ist also das Problem? Es ist nur so, daß unser Fokus, unsere Ausrichtung eine andere ist, wenn wir *âsana* machen. Wenn wir zum Beispiel eine Drehung spüren wollen, so richtet sich unser Geist vollständig darauf aus; und dann verstehen wir, was das ist, eine Drehung. Wenn wir *âsana* machen, so ist der Gegenstand für *dhyâna* vielfältig. So könnte es das *âsana*-Konzept als Ganzes sein, es könnte aber auch ein Detail sein, die Konzentration auf etwas Besonderes, etwa auf die Drehung, den Fluß des Atems oder auf andere Dinge. Was wir in *dhyâna* sehen werden, hängt davon ab, welchen Gegenstand wir ausgewählt haben. Wir finden oft angegeben, auf welches Objekt hin wir meditieren sollen, abhängig davon, wofür unsere Meditation sein soll. Deshalb haben wir in Indien so viele verschiedene Gottheiten. Wir schauen uns den lächelnden Vishnu an, und wir empfinden etwas Bestimmtes; wenn wir die mächtige Göttin Durga wählen, entwickeln wir ein anderes Gefühl; die liebevolle Göttin Shakti wiederum erweckt etwas anderes in uns. Der Gedanke, der darin steckt, ist, daß der Meditationsgegenstand das Verstehen beeinflußt.

Samyama ist das Zusammenfallen von *dhâranâ, dhyâna* und *samâdhi*

Dhâranâ, die kontinuierliche Konzentration auf einen Gegenstand, *dhyâna*, die tiefe Beziehung, die sich in der Folge zwischen diesem Gegenstand und dem Betrachter,

[2] Diese Aussage ist Thema des Verses 28, Kapitel III des *Yoga Sutra.*
[3] *Yoga Sutra*, Kapitel III, Vers 29

der Betrachterin etabliert, und *samâdhi*, der Zustand, in dem das Ich fast völlig hinter dem aufscheinenden Gegenstand verschwindet; diese drei zusammen, nennt der Yoga *samyama*.[4] Wenn jemand also ohne Unterbrechung immer tiefer in e i n e n Gegenstand eindringt, so wird dieser Mensch immer mehr davon verstehen. Nehmen Sie an, ich wollte verstehen, wie sich die Sterne bewegen. Immer tiefer müßte ich diesen Gegenstand durchdringen. Ich müßte fragen: Was ist ein Stern, warum bewegt er sich von Osten nach Westen usw.? Was passiert, wenn ich das tue? In kürzester Zeit werde ich mehr über diesen Gegenstand meines Interesses wissen als über jeden anderen. Das ist *samyama*. Anstatt daß ich mir heute einen Gegenstand aussuche und morgen einen anderen, versuche ich, e i n besonderes Objekt durch und durch zu verstehen, ohne mein Interesse ständig anderswohin zu richten. Wenn also *âsana* mein Objekt ist, so werde ich alles über *âsana* herausbekommen. Es heißt, daß *samyama* uns besondere, übernatürliche Kräfte entstehen läßt. Aber das sind nur Wirkungen von *samyama*, nicht sein Ziel. Wenn uns diese Kräfte das wichtigste werden, so verlieren wir die wahre Bedeutung von *samyama*. Uns auf einen Gegenstand zu konzentrieren und ihn so lange zu erforschen, bis wir alles über ihn wissen, das ist das Ziel von *samyama*.

FRAGE: Als Sie über *samâdhi* sprachen, sagten Sie, daß es drei Momente beinhaltet: die Person, die sieht, den Gegenstand und die Verbindung zwischen den beiden. Und im Bezug auf *dhyâna* sagten Sie, daß der, der sieht, und der Gegenstand, den er betrachtet, miteinander verschmelzen und eine Verbindung entsteht. Wenn ich Sie richtig verstanden habe, sagten Sie noch, daß in *samâdhi* ausschließlich der Gegenstand übrigbleibt; weder die Person, die sieht, noch die Verbindung zwischen ihr und dem Gegenstand ihrer Betrachtung sind von Bedeutung. Was ist mit der Verbindung zwischen den beiden geschehen?
ANTWORT: Im Bezug auf *dhyâna* sagte ich, daß die Person, die sieht, und ihr Gegenstand sich t r e f f e n und miteinander in Verbindung treten. Was ich im Bezug auf *samâdhi* damit ausdrücken wollte, ist, daß es in diesem Zustand k e i n e G e d a n k e n gibt. Das Denken ist in dem Sinne abwesend, daß keine Notwendigkeit dafür besteht, weil wir so sehr mit unserem Gegenstand verbunden sind. Es ist unnötig zu sagen: "Das ist so, und das ist so". Wir, die sehen, sind zweifellos immer noch da. Aber wir verstehen unseren Gegenstand so tief und intensiv, daß keine Notwendigkeit besteht zu denken oder zu analysieren. Dieses Denken meinte ich, als ich sagte: "Die Verbindung besteht nicht mehr".

---

[4] Im Vers 4, Kapitel III des *Yoga Sutra* heißt es:" Wenn diese drei *(dhâranâ, dhyâna* und *samâdhi)* am gleichen Gegenstand zusammenkommen, so heißt das *samyama*: *Sam* bedeutet "zusammen", das Wort *yama* kennen wir schon aus dem Text über die acht Yogaglieder; es kann mit Zügelung oder Disziplin übersetzt werden. In unserem Kontext soll es das enge und korrekte Zusammenbringen der drei Schritte auf e i n e n Punkt, einen Gegenstand bezeichnen.

Natürlich gibt es verschiedene Stufen, Intensitäten von *samâdhi.* Das, welches ich gerade beschrieben habe, ist weiter entwickelt als andere, in denen Denken und Verbindung, Kommunikation noch vorhanden sind.
FRAGE: Stimmt es, daß jedesmal, wenn wir etwas lernen, wir es mit *dhâranâ, dhyâna* und *samâdhi* zu tun haben?
ANTWORT: Sicher! Es muß kein Prozeß von solcher Tiefe sein, wie er in den Texten beschrieben wird, aber es ist dennoch derselbe. Wenn wir etwas verstehen, muß unser Geist darin aktiv beteiligt sein. Das ist *dhâranâ* und *dhyâna.*
Die Frage ist auch: Sind diese Zustände, also *dhâranâ, dhyâna* und *samâdhi,* von Dauer? Was sehr deutlich gesagt wird, ist, daß jemand im Zustand von *samâdhi* ausschließlich in diesem Zustand ist, in anderen Worten: Einzig und allein *samâdhi* herrscht vor. Es ist fast so, als erinnere die Person sich in diesem Zustand nicht daran, daß sie jemals einen unruhigen, verwirrten Geist hatte. Wenn dieser Mensch aber wieder im Zustand von Unruhe und Unklarheit ist, so hat er bestenfalls nur noch eine Erinnerung an *samâdhi,* er ist jetzt aber in einem anderen Zustand.
Es ist also so, daß *dhâranâ, dhyâna* und *samâdhi* auf der einen Seite abwechseln mit Zuständen der Unruhe und Unklarheit auf der anderen. Im *samâdhi* nimmt jemand noch nicht einmal wahr, daß er jemals verwirrt war. Ein sehr verwirrter Mensch mag sich an seinen *samâdhi*-Zustand schwach erinnern. Das ist alles. Je tiefer sich aber jemand einläßt, desto mehr Zeit ergibt sich für *samâdhi* und desto weniger Unruhe taucht immer wieder auf. Und möglicherweise kommt es so weit, daß sich jemand immer im *samâdhi*-Zustand befindet. Lassen Sie uns das hoffen!
FRAGE: Ist das letzte Ziel des Yoga denn, immer im *samâdhi*-Zustand zu sein?
ANTWORT: Das letzte Ziel des Yoga ist, immer richtig zu beobachten und deshalb nie so handeln zu müssen, daß wir unser Handeln hinterher bedauern müßten.

Kaivalya - in der Welt leben, ohne sie als Last herumschleppen zu müssen

FRAGE: Wenn wir nun dauernd in *samâdhi* sind, - was haben wir denn dann noch mit der Welt zu tun?
ANTWORT: Ihre Frage führt uns zum nächsten Gegenstand unserer Diskussion, zum Thema *kaivalya*: Dieser Begriff beschreibt den Zustand innerer Freiheit, nach dem der Yoga strebt, die letzten vierunddreißig Verse des *Yoga Sutra* sind *kaivalya* gewidmet. Das Wort leitet sich ab von dem Wort *kevala,* was soviel heißt wie "sich abseits halten". Manchmal finden wir es auch übersetzt als "Isolation", "Abgeschiedenheit". Ein Mensch im Zustand von *kaivalya* versteht die Welt so gut, daß er "abseits von ihr" ist in dem Sinne, daß sie ihn nicht beeinflussen kann, obgleich er sehr wohl in der Lage ist, Einfluß auf sie zu nehmen. Es ist ein Mißverständnis zu glauben, daß jemand, der *kaivalya* kennt und lebt, kein "echter" Mensch mehr mit normalen menschlichen Funktionen wäre. In Wirklichkeit benimmt sich so jemand wie ein "normaler" Mensch, aber er trägt nicht mehr die Last der Welt auf seinen Schultern. Er lebt in der Welt, aber er ist ihr nicht unterworfen. Er ist nicht befreit von der Wahrnehmung durch seine Sinne, nicht frei von seinem Körper. Er ist nur ein bißchen anders. Wo auch immer er ist - er ist sich dessen sicher, was er tut. Das ist

kaivalya. Die Kräfte von außen, die uns immer so sehr beeinflußten, verlieren ihre Wirkungskraft auf uns. Aber wir kennen die Welt draußen sehr wohl. *Kaivalya* ist eine Auswirkung auf unsere gesamte Persönlichkeit; die Auswirkung eines "Immermehr" von *samâdhi*.

FRAGE: Ich habe gelesen, daß *kaivalya* so etwas wie ein Durchbruch sei.
ANTWORT: Yoga versteht den Zweck der ganzen Schöpfung, in der *purusha* und *prakrti* zusammenkommen, so, daß sie uns den Zusammenhang oder die Matrix liefert für ein Verstehen dessen, was wir sind und was nicht. Wenn wir das verstanden haben, dann taucht *kaivalya* auf, und *prakrti* hat ihren Zweck erfüllt. Für eine Person, die *kaivalya* erfährt, ist *prakrti*, die gegenständliche Welt, einfach nur das, was sie ist und hat darüber hinaus keinen Sinn.
Wenn wir *âsana* üben, werden wir nach und nach immer weicher und beweglicher. Im Üben von *prânâyâma* gewinnen wir Kontrolle über unseren Atem. Ähnlich ist es mit *kaivalya*: langsam stellt sich etwas ein, das nicht in unserer Macht liegt. Es gibt immer eine Kluft zwischen unserer Anstrengung und diesen Zuständen, von denen wir hier sprechen. Hier gibt es immer dieses spontane Etwas, irgendwas in uns g e s c h i e h t. Wenn wir uns richtig auf *dhâranâ* vorbereitet haben, taucht *dhyâna* auf. Lassen Sie mich versuchen, das mit einer Zeichnung zu demonstrieren.

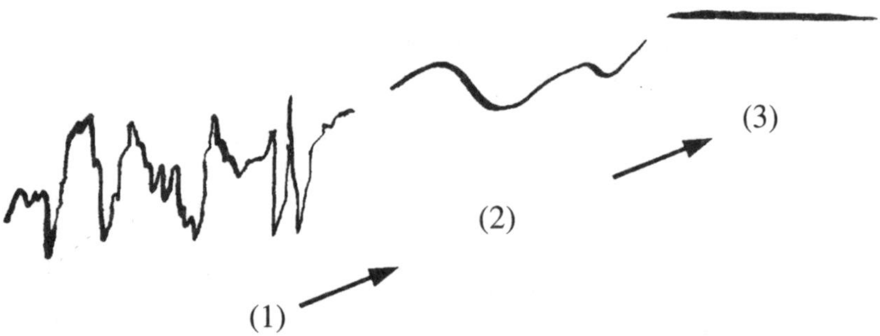

Abb. 57: Der spontane Übergang von Zerstreuung zum Ausgerichtetsein und zu *kaivalya*
Die Oszillationen in diesem Schaubild (1) sollen für den Zustand der Unruhe des Geistes stehen. Sie kann sich mit einem Mal verlieren und in die langsameren Schwingungen des Geistes (2) im Zustand der Aufmerksamkeit übergehen. Die eine Linie geht allerdings nicht ohne Unterbrechung in die andere über. Es ist immer eine Art Bruch dazwischen, ein Abstand, der die S p o n t a n e i t ä t des Eintritts dieses Zustands beschreiben soll. Es ist ähnlich dem Moment, in dem wir einschlafen: Wir können ihn nicht genau bestimmen. Was *dhyâna* angeht, so können wir uns vorbereiten, aber wenn der Augenblick kommt, ist es, als passiere ein Bruch, als würde eine Kluft übersprungen, und plötzlich sind wir im Zustand von *dhyâna*. Ist aber *kaivalya* erst einmal da (3), so gibt es keine Schwingungen mehr, keine Oszillationen. Der Mensch ruht für immer in diesem Zustand.

FRAGE: Aber ist es denn nun wirklich ein Bruch oder ist es etwas Graduelles, was da geschieht?
ANTWORT: Es gibt zwei Kräfte in uns. Eine kommt aus unserer alten Konditionierung, aus unseren Gewohnheiten. Die andere ist unsere neue "Konditionierung", die aus unserem veränderten Verhalten entsteht. Solange diese beiden Kräfte am Wirken sind, solange verändert sich der Zustand unseres Geistes immer wieder. Wenn die alte Kraft verschwindet, geht es nicht mehr hin und her. Ich kann Ihnen das leider nicht deutlicher erklären, denn wir haben keine Kriterien, an denen wir es messen könnten. Wie auch? Theoretisch kann ich es Ihnen genauso gut als Bruch beschreiben wie als Kontinuität. Wenn wir es spüren, - welche Kriterien können wir angeben, um es zu beschreiben? Im *Yoga Sutra* wird es - würde ich sagen - mehr als schrittweiser Prozeß beschrieben.
FRAGE: Wie kann das denn geschehen? Wir können uns ja wohl nicht einfach hinsetzten und *dhyâna* üben, so wie wir *prânâyâma* üben können. Wie kommt es denn dann zu *dhyâna*?
ANTWORT: Eine bewußte Anstrengung spielt immer eine Rolle dabei, und das beinhaltet zwei Dinge. Wenn wir versuchen, so etwas zu üben wie *prânâyâma*, gibt es immer ein behinderndes Moment dabei. Dieses Moment ist etwas Geistiges, Mentales. Eine Kraft ist in uns, die gerne üben möchte, und eine andere ist da, nämlich unsere Gewohnheiten, die uns davon abhalten möchte. Das heißt, wenn wir üben wollen, müssen wir uns notwendigerweise anstrengen. In dem Moment, wo wir uns nicht mehr anstrengen müssen, beginnt *dhyâna*. Das ist der Grund, warum im ersten Kapitel des *Yoga Sutra* Patañjali uns sagt: "*abhyâsa* ist nötig."[5] Das heißt, wir müssen uns in eine bestimmte Richtung hin zielstrebig bewegen. Je mehr wir das tun, um so weniger werden uns die anderen möglichen Richtungen, die wir auswählen könnten, stören. Dann kann der Augenblick kommen, wo es nicht mehr nötig ist zu sagen: "Komm, setz Dich hin und übe". Nehmen Sie mal an, ich sitze bei meinem *prânâyâma* und da kommt der Briefträger mit einem Brief von meinem Freund. Eine Stimme in mir flüstert mir zu, ich solle den Brief lesen, während eine andere sagt: "Mach erst dein *prânâyâma* zu Ende". Aufgrund dieser Oszillation in meinem Geist muß ich eine Anstrengung unternehmen. Im Augenblick von *dhyâna* verschwindet die Anstrengung. Es geschieht spontan.

---

5 Vers 12, Kapitel I des *Yoga Sutra:* den Zustand des Yoga erreicht man durch Bemühen *(abhyâsa)* und gleichzeitiges Loslassen *(vairâgya)*.

15

Die Qualitäten unseres Geistes

Ich hatte schon einmal erwähnt, daß bei Patañjali die Definition von Yoga sich auf die Beschaffenheit unseres Geistes bezieht. Das möchte ich nun etwas näher erläutern.

Im ersten Kapitel des *Yoga Sutra* definiert Patañjali Yoga als einen bestimmten Zustand der Aktivitäten unseres Geistes, den er *nirodha* nennt.[1] Was bedeutet nun *nirodha?*

In einem Kommentar zum *Yoga Sutra* werden fünf verschiedene Ebenen unterschieden, auf denen die Aktivitäten unseres Geistes stattfinden können.[2]

Kshipta

Auf seiner untersten Ebene befindet sich unser Geist in einem Zustand, der - so heißt es in einem häufig bemühten Vergleich - dem eines betrunkenen Affen gleicht, der von Ast zu Ast springt: Gedanken, Gefühle und Wahrnehmungen kommen und gehen in schneller Folge, wir werden ihrer kaum gewahr, und es gibt keinen roten Faden darin. Diese Ebene nennt der Yoga *kshipta*.

---

[1] *Yoga Sutra*, Kapitel I, Vers 2: *yoga citta vrtti nirodhah*

[2] Kommentar des Vyâsa zum ersten Vers im ersten Kapitel des *Yoga Sutra*

Mudha

Die zweite Ebene, die möglich ist, bezeichnet der Begriff *mudha*. Der Geist ähnelt jetzt einem jener indischen Wasserbüffel, die dumpf und schwerfällig über Stunden an einer Stelle verharren. Seine Neigung, aufmerksam zu beobachten oder zu handeln und zu reagieren, ist fast gänzlich verschwunden.
Ein solcher Zustand kann viele Gründe haben: Entweder haben wir zu schwer und zuviel gegessen, hatten zu wenig Schlaf oder sind einfach erschöpft. Auch Medikamente können diese Wirkung haben. Andererseits kann sich in einem solchen Zustand auch nur die besondere Konstitution einer Person ausdrücken. Dann erleben wir den Geist im Zustand von *mudha* ebenso manchmal bei jemandem, der einen lieben Menschen verloren hat. Wir kennen ihn als eine Reaktion auf eine schlimme Enttäuschung, wenn das, was so sehr gewollt wurde, nicht erreicht werden konnte, und wir erleben ihn bei Menschen, die nach vielen gescheiterten Versuchen, mit dem Leben zurechtzukommen, sich nun von allem zurückziehen und von nichts mehr hören und wissen wollen.
Das alles kann eine Ursache für den Zustand von *mudha* sein.

Vikshipta

Die dritte Ebene, auf der sich unser Geist befinden kann, ist *vikshipta*. Hier ist der Geist in Bewegung, und diese Bewegung bekommt auch immer wieder einmal eine Richtung, aber in der Regel verliert er sie genauso schnell wieder. Er verfängt sich in Hindernisse, gerät in Zweifel. So geht es auf und ab, mal weiß ich, was ich tun soll, mal stelle ich alles in Frage, mal bin ich mir bewußt, was ich tue, dann wieder nicht. Ein solcher Zustand ist sicher der häufigste, den wir antreffen.

Ekâgrata

Die vierte Ebene, die unser Geist erreichen kann, nennen wir *ekâgrata*. Im Zustand von *ekâgrata* ist uns etwas klar geworden, wir haben eine Richtung und vor allem: Wir können in dieser Richtung weitergehen, können unseren Geist darauf ausgerichtet halten. Wir sind klarer, und Ablenkungen zeigen nur noch wenig Wirkung. Dieser Zustand entspricht jenem von *dhâranâ*. - Sie erinnern sich, wie wir über *dhâranâ* als den ersten Schritt des "inneren Weges" sprachen.
Mit den Mitteln des Yoga nun können wir Bedingungen schaffen, die Schritt für Schritt den Zustand unseres Geistes von der "*kshipta*-Ebene" zur "*ekâgrata*-Ebene" hin verschieben können.

Nirodha

Entwickelt sich *ekâgrata* weiter, so gipfelt dies in einem Zustand, den wir *nirodha* nennen. Sie ist die fünfte und letzte Ebene, auf der sich unser Geist bewegen kann. Er verbindet sich jetzt vollständig und ausschließlich mit jenem, worauf er ausgerichtet war. Das Objekt seiner Ausrichtung und der Geist selbst erscheinen wie ein Einziges. Das ist eine schwierige Vorstellung, deshalb möchte ich dafür ein einfaches Beispiel geben.

Jetzt, wo ich vor Ihnen stehe und sie diese Frage an mich richten, kann ich viele Ideen dazu haben, wie ich bei der Beantwortung didaktisch am sinnvollsten vorgehen könnte, um Ihnen das Konzept von *nirodha* verständlich zu erklären. Viele Erfahrungen und Erinnerungen kommen mir in den Kopf, mein Geist wandert noch hierhin und dorthin. Aber in dem Maß, wie ich weiter und weiter zu Ihnen spreche, wird mir immer deutlicher, wie ich am besten vorgehen muß, und in mir stellen sich immer weniger Fragen dazu.

Mir ist es gelungen, mich nicht in Nebensächlichkeiten zu verlieren, und ich mache mir kaum noch Gedanken über mein Publikum, dem ich dieses Konzept erkläre. Ich mache mir keine Sorgen mehr, wie Sie die Beispiele finden. Was ich sage, ergibt sich vielmehr aus einer inneren Nähe zu dem Thema, über das ich gerade spreche. In diesem Prozeß hat sich also mein Geist ganz auf Eines ausgerichtet: das Erklären von *nirodha*. Es ist fast so, als sei mein Geist vollständig eingehüllt in dieses Interesse . Nichts weiter kümmert mich, und alles, was ich vom *nirodha*-Konzept je verstanden habe, ist präsent und erfüllt mich. Nichts anderes als der Gegenstand, den ich Ihnen erklären will, ist in mir.

Dieser Zustand ist gemeint, wenn im *Yoga Sutra* von *nirodha* die Rede ist. *Nirodha* als Wort ist zusammengesetzt aus den Silben *ni* und *rodha*, letztere ist abgeleitet aus der Wurzel *rudh*. *Rudh* bedeutet "eingehüllt" sein, *ni* als Vorsilbe drückt aus, daß dieses Umfangensein von besonderer Intensität ist.

Es ist die Beschreibung eines Zustandes, in dem der Geist ohne Ablenkung arbeitet, auf Eines allein hin ausgerichtet ist und nichts anderes störend eingreift.

Das Wort *nirodha* hat darüber hinaus noch eine weitere Bedeutung. Manchmal finden wir es übersetzt mit "Einschränkung", "Beschränkung", "Stillegung".

Diese Lesart des Begriffes *nirodha* hat sehr wohl ihre Berechtigung, allerdings nicht in dem Sinn, daß wir unseren Geist einschränken oder abtöten sollen, damit er sich daraufhin in eine von uns gewünschte Richtung bewegt. Gerade andersherum ist es gemeint: Der Geist hat sich so stark und intensiv auf ein Gebiet hin bewegt, ist so absorbiert davon, daß nichts anderes mehr in ihn eindringen kann, alle anderen Aktivitäten zur Ruhe gekommen sind. Wenn *nirodha* also auch "Beschränkung" heißt, so deshalb, weil die Beschränkung und das zur Ruhe kommen anderer Aktivitäten ein natürliches Resultat dessen ist, was *nirodha* als "vollständiges Absorbiertsein" meint.

In diesem Sinn definiert Patañjali also Yoga: *citta vrtti nirodhah*. Der Geist hat in seiner gesamten Totalität *(citta vrtti)* eine und nur eine Aktivität, und alle anderen Aktivitäten, die den Geist davon ablenken könnten, sind nicht mehr da.

FRAGE: Geht es denn im Yoga darum, die Aktivitäten unseres Geistes abzuschaffen?

ANTWORT: Nein. Nur aus einem ungenügenden Verständnis und mangelnder Kenntnis des *Yoga Sutra* heraus kann jemand den törichten Schluß ziehen, die vielen Fähigkeiten unseres Geistes, also zu beobachten, Schlüsse zu ziehen, Erinnerungs-

vermögen, Vorstellungskraft, die Fähigkeit zur Inaktivität wie zu sehr großer Aktivität seien schädlich und einzuschränken. Sie sind nötig zum Leben.
Auf der anderen Seite entwickelt unser Geist seine eigene Gangart, wenn man ihn unter den Einflüssen, die ständig auf ihn einstürmen, ganz sich selbst überläßt. Er wird schließlich unfähig, die vielen Fähigkeiten, die ihm innewohnen, zu nutzen, weil er keine Stabilität und Klarheit finden kann. Das ist der Grund, weshalb das *Yoga Sutra* sagt: Alle Fähigkeiten des Geistes können zweierlei Qualität annehmen: positive und negative.[3]
Was wir im Yoga versuchen, ist nichts anderes, als Bedingungen zu schaffen, in denen der Geist für unsere Handlungen so nützlich wie möglich wird. Das kann nur Schritt für Schritt geschehen. Jede Abkürzung auf diesem Weg erweist sich als Illusion. Ein solches schrittweises Vorgehen schließt eine große Anzahl von Mitteln ein, die wir intelligent und dem einzelnen Menschen entsprechend auswählen müssen. Das *Yoga Sutra* hat dazu viele Vorschläge, und sie alle zusammen machen die Yogapraxis, das *yoga sâdhana,* aus. Dazu kann die *âsana*-Praxis gehören, die Atemregulierung, das Studium des *Yoga Sutra*, die Hingebung an Gott, das Nichtverhaftetsein gegenüber dem eigenen Tun, das Aufsuchen eines Heiligen oder die Erforschung der Natur der Träume.
Jeder Mensch ist verschieden und durchlebt verschiedene Situationen. Deshalb bedarf es einer Vielzahl unterschiedlicher Vorschläge, die ihm auf seinem Weg weiterhelfen können.
Auf die eine oder andere Art also können wir unseren Geist in einen Zustand bringen, in dem er vollständig und gründlich etwas Bestimmtes verstehen oder tun kann. Und wer sucht nicht nach Situationen, wo er Dinge klar verstehen, Neues entdecken kann und sich falsche Wahrnehmungen auflösen oder klären lassen? Wenn man etwas sagen kann darüber, was im Zustand von *nirodha* geschieht, dann das: Man sieht und weiß. Mit was immer auch sich unser Geist beschäftigen mag: Er sieht klar und versteht es durch und durch, so sehr, daß nur noch wenig zu erfahren übrigbleibt. Gehen wir in diesem Prozeß weiter, können wir einen Blick auf das werfen, was jenseits der normalen Beobachtung und Erfahrung liegt.
Darin liegt der Grund für die Weisheit, die einem Yogi, einer Yogini zugesprochen wird: Nicht weil sie etwas gesehen haben, das andere niemals schauen könnten, sondern weil sie sehen, was andere noch nicht sehen, mehr sehen als andere, es den anderen voraus-sehen.

---

[3] *Yoga Sutra*, Kapitel I, Vers 5: "Es gibt fünf Aktivitäten des Geistes, und sie können leidvoll oder nicht leidvoll sein." Die fünf Aktivitäten werden in den weiteren Versen erläutert. Sie sind: richtige Wahrnehmung, Täuschung, Vorstellung, traumloser Schlaf und Erinnerung.

16

Neun Hindernisse auf dem Yogaweg

Wir sprachen über die Möglichkeiten unseres Geistes, sich auszurichten *(dhâranâ)*, eine dauerhafte Verbindung mit dem Objekt dieser Ausrichtung einzugehen *(dhyâna)* und damit schließlich völlig zu verschmelzen *(samâdhi)*. Diese Möglichkeiten sind nichts Künstliches, sie sind ein normaler Zustand unseres Geistes, der spontan entstehen kann. Aber es gibt immer Dinge, die ihn am Entstehen hindern. Wenn wir sie kennen, kann uns das helfen, einen solchen Zustand von Klarheit vorzubereiten. Die Frage ist also: Welches sind die Hindernisse und was könnte uns helfen, sie aus dem Weg zu räumen?

Mit dem Begriff *antarâyâh*, Hindernis, beschreibt Patañjali die Steine, die vor einem Menschen liegen, der sich zwar auf den Weg gemacht hat, aber eben immer wieder stolpert, Umwege geht oder feststeckt. Das Feststecken mag an Erfahrungen liegen, die dieser Mensch auf seinem bisherigen Weg gemacht hat, oder in negativen Umständen, mit denen er über Jahre hinweg zu tun hatte. Lassen Sie uns einige dieser Hindernisse, Patañjali nennt uns neun, betrachten und analysieren, wie sie zustande kommen und wie wir sie wieder loswerden können.

Patañjali zählt auf: Krankheit, Trägheit, Zweifelsucht, Hast und Ungeduld, Resignation, Ablenkung, Unwissenheit und Selbstüberschätzung, Unfähigkeit, einen neuen Schritt zu machen, und das Erreichte nicht bewahren können. Diese Hindernisse äußern sich in Symptomen wie: Leidempfindung, negative Haltung, körperliche Störungen, Störungen des Atems.[1]

---

[1] *Yoga Sutra*, Kapitel I, Vers 30 und 31

Die Krankheit

Ganz offensichtlich ist es ein Hindernis, wenn ich mich unwohl fühle oder krank bin. Um mit dem Yoga fortzufahren, muß ich erst einmal wieder gesund werden. *Vyâdhi*, Krankheit, stört meinen Geist so tiefgreifend, daß ich etwas dagegen unternehmen muß, bevor ich weitermachen kann.

Die Trägheit

Ein weiteres Hindernis rührt direkt vom Zustand meines Geistes her: Ich bin Stimmungen unterworfen. Manchmal geht es mir sehr gut, und ich könnte so richtig loslegen, dann wieder kann es passieren, daß ich mich unendlich schwer fühle, wie eingetrübt, und keine Motivation verspüre, weiterzumachen. Diese Schwere im Geist, diese Trägheit, *styâna*, kann von zu vielem oder falschem Essen herrühren, sie kann aber einfach auch nur in der Natur meines Geistes liegen. Über die drei *guna*, die drei Qualitäten unseres Geistes, hatten wir schon gesprochen. Sie erinnern sich vielleicht, daß eine davon *tamas* war, die Schwere, die einen trägen Zustand unseres Geistes bezeichnet. Die andere ist der aktive Teil, *rajas*, und die dritte beschreibt den eigentlich "richtigen" Zustand, *sattva*, die Grundlage unserer ganzen Arbeit. Wenn die Schwere das Ruder übernimmt, können wir oft gar nichts mehr tun, selbst wenn es sich um Dinge handelt, die wir gewohnt sind. Wir können uns einfach nicht mehr von der Stelle bewegen. Das zweite Hindernis also, das Patañjali nennt, ist die Trägheit unseres Geistes.

Die Zweifelsucht

Für andere ist *samshaya*, der Zweifel, ein großes Hindernis. Ich meine nicht den kritischen Zweifel, der uns ja oft weiterhilft, denken Sie an *svâdhyâya*, die Selbsterfahrung oder Selbsterforschung. Sie ist unabdingbarer Bestandteil von Yoga. Der Zweifel, den Patañjali hier anspricht, ist vielmehr ein Gefühl, das aufkommt, wenn ich gerade etwas tue und mich plötzlich frage: "Wie soll das denn nun weitergehen? Lohnt es sich noch für die paar Tage? Vielleicht sollte ich mir einen anderen Lehrer, eine andere Lehrerin suchen? Vielleicht sollte ich einen ganz anderen Weg ausprobieren anstelle von Yoga"?

Die Hast

Manchmal agieren wir sehr unüberlegt und nachlässig; dann nämlich, wenn wir besonders schnell zum Ziel kommen wollen. *Pramâda*, Hast, schafft uns oft Probleme; anstatt daß wir vorankommen, geht es rückwärts. Weil wir nicht genug analysieren, nicht genug reflektieren und nachdenken, führt unser Handeln zum Stillstand, oder wir fallen sogar noch hinter das zurück, was wir erreicht hatten.

Die Resignation

Nicht nur aus der Hast kann ein weiteres Hindernis entstehen: eine Art Resignation, eine Erschöpfung, *âlasya*: "Gut, vielleicht bin ich nicht der richtige Mensch für so etwas" usw. Die Begeisterung hat sich verloren, unsere Energie hat sich erschöpft. Wenn so etwas geschieht, dann muß etwas getan werden, damit wir unsere Motivation wiedergewinnen, wieder begeisterungsfähig werden. Der Verlust unseres Enthusiasmus ist ein ernstes Hindernis auf dem Yogaweg.

Die Ablenkung

Die nächste Widrigkeit kann auftauchen, wenn unsere Sinne die Oberhand über alles gewinnen, wenn sie beginnen, sich selbst als die Herren zu verstehen und nicht als das, was sie eigentlich sein müßten, Diener unseres Geistes. Manchmal geschieht das, ohne daß wir es bemerken. Das ist nicht weiter erstaunlich, denn von Geburt an werden wir darauf trainiert, dorthin zu schauen, dahin zu hören, dies zu schmecken oder jenes anzufassen. So kann es dann passieren, daß die Sinne einfach aus Gewohnheit das Steuer übernehmen, und unser Schiff bewegt sich langsam und unmerklich in die falsche Richtung. *Avirati*, Ablenkung ist oft ein großes Hindernis.

Die Unwissenheit und Selbstüberschätzung

Das gefährlichste aller Hindernisse aber taucht dann auf, wenn jemand ganz hinten, im Hinterkopf sozusagen, das Gefühl hat, alles verstanden zu haben, ohne daß es wirklich der Fall ist. Er sitzt ganz einfach der Einbildung auf, die Wahrheit geschaut zu haben. Er stellt sich vor, er habe den Zenith erreicht, wo doch in Wirklichkeit gerade einmal nur ein bißchen Ruhe aufgekommen war. Dann kann es heißen: "Das war es, nach dem ich schon immer gesucht habe, endlich habe ich es, ich bin vorangekommen". Aber das Gefühl, die höchste Stufe der Leiter erklommen zu haben, ist einfach eine Illusion. Solche Illusionen sind sehr verbreitet. Es ist nichts weiter als Unwissenheit und Selbstüberschätzung, *bhrântidarshana*.

Die Unfähigkeit, einen neuen Schritt zu machen

Ein weiter Stolperstein besteht darin, daß wir in unserem alltäglichen Leben plötzlich bemerken, wieviel uns noch zu tun bleibt, obwohl wir eigentlich dachten, wir seien schon ein ganz schönes Stück vorangekommen. Dann sind wir sehr enttäuscht und werden wankelmütig, so wankelmütig, daß wir keine Lust haben, es noch einmal zu versuchen, noch einmal einen neuen Anfang zu machen, den nächsten Schritt zu wagen. Da heißt es plötzlich: "Nicht mehr mit mir. Ich dachte, das wäre es gewesen, aber jetzt fühle ich mich wie ein Dummkopf, dümmer noch als bisher. Ich will einfach nicht mehr". Wir sind unfähig, einen neuen Schritt zu machen, *alabdhabhûmikatva*.

Das Erreichte nicht bewahren können

Acht von neun möglichen Hindernissen, die aufkommen können auf dem Yogaweg, habe ich nun schon genannt. Wie Sie sehen, können die Hindernisse aus solch einfachen Dingen bestehen wie einer körperlichen Erkrankung; sie können andererseits so subtil sein wie die Illusion, zu glauben, ich sei jemand besseres als ich in Wirklichkeit bin. Wenn wir so etwas zunächst zur Grundlage unseres Handelns machen und uns dann der Illusion bewußt werden, der wir aufgesessen sind, und der Realität ins Gesicht schauen, dann spüren wir unglücklicherweise, daß wir in Wirklichkeit doch ein bißchen kleiner, unbedeutender sind, als wir es in unseren eigenen Augen vorher waren. Daraus kann das letzte der neun Hindernisse entstehen, das Patañjali beschreibt. Wir mögen an einen Punkt gekommen sein, den wir noch nie erreicht hatten, aber uns fehlt die Kraft, dort zu bleiben: Wir verlieren Erreichtes wieder, wir fallen zurück. Patañjali nennt es *anavasthitatvâni.*
In keinem Stadium unseres Weges also sollten wir denken, wir seien Meister geworden. Wir sollten wissen, daß das Gefühl, ein bißchen besser zu sein als gestern, genauso existiert wie die Hoffnung, daß wir in Zukunft noch ein bißchen besser sein könnten. Dieses Gefühl wird so lange bestehen bleiben, bis wir einen Punkt erreicht haben, wo es weder ein Besser noch ein Schlechter gibt.

Das also sind die Hindernisse auf dem Weg des Yoga, die wir erfahren können, wenn wir ihn gehen. Sie folgen nicht notwendigerweise eines auf das andere, und nicht jeder Mensch muß mit allen zu tun haben.

Praktische Vorschläge zum Umgang mit den Hindernissen

Yoga kennt in gleichem Maße, wie es die Hindernisse auf dem Weg identifiziert, Wege oder Methoden, die helfen können, diese Hindernisse zu überwinden.
Eine große Hilfe ist es, wenn wir einen Weg, ein Mittel finden, das uns zeigen kann, wie wir zu der Disziplin, dem Übungsweg stehen können, für den wir uns entschieden haben. Lassen Sie uns annehmen, Sie hätten einen bestimmten Lehrer, mit dem Sie studieren. Manchmal kommt es vor, daß man im Studium mit einem Lehrer auf etwas Neues stößt, nur um bald darauf festzustellen, daß es zu nichts führt. Die Folge davon kann sein, daß der Wunsch beim Schüler, bei der Schülerin auftaucht, sich einen anderen, einen "besseren" Lehrer zu suchen. Wenn bei dem dasselbe passiert, geht die Suche weiter zum nächsten usw. Das *Yoga Sutra* sagt uns dazu: Machen Sie das nicht so. Versuchen Sie, die Beziehung zu Ihrem Lehrer, ihrer Lehrerin aufrechtzuerhalten, denn mit Sicherheit werden Sie dadurch ein tieferes Verständnis erreichen und ein tieferes Vertrauen in ihn oder sie fassen. Auf der anderen Seite ist es gerade auch so, daß der Lehrer, die Lehrerin, wenn sie Ihr Vertrauen in sie spüren, besser herausfinden werden, was Sie brauchen. Es wird ihnen klarer werden, was sie Sie lehren müssen. E i n e m Lehrer, e i n e r Richtung zu folgen, hilft, Mittel und Wege zu entdecken, die verschiedenen Hindernisse zu vermeiden oder zu überwin-

den.[2] *Prânâyâma* ist eine andere Alternative, die oft genannt wird, wo es um die Überwindung von Widrigkeiten geht. Dabei wird besonders die Ausatmung betont. Patañjali schlägt vor, es mit einer langen, ruhigen Ausatmung und etwas Atemverhaltung danach zu versuchen.[3] Solche einfachen Dinge helfen manchmal sehr viel weiter.

Noch eine Alternative, wie wir mit Steinen auf unserem Weg fertig werden können, nennt Patañjali in diesem Kontext: Wir können versuchen, unsere Sinne zu erforschen und damit unseren Geist zu beruhigen.[4] Wie zum Beispiel funktioniert meine Zunge, wie schmeckt dies oder das mit der Spitze, der Mitte, an der Zungenwurzel? Wie beobachte ich Dinge, wie reagiert mein Blick, wie nehme ich Geräusche wahr? Nicht das, was wir dabei entdecken, ist das wichtigste, wichtig ist vielmehr, daß wir dabei unseren Geist beruhigen und uns gleichzeitig besser kennenlernen.

Für die Leute, die das Konzept von *purusha* akzeptieren können, wäre eine Alternative, Nachforschungen über dieses *purusha*-Konzept anzustellen. Die *Upanishad*, vedische Schriften, lokalisieren *purusha* irgendwo in der Gegend des Herzens. Sie beschreiben es als einen kleinen "Muskel" in der Herzgegend, in dessen Tiefe eine kleine Öffnung zu erkennen ist, die einer Lotosknospe gleicht. Dorthin die Aufmerksamkeit zu richten und dieses *purusha* zu erforschen suchen, bringt den Geist zur Ruhe.[5]

Eine der besten Hilfen, die im *Yoga Sutra* angeboten werden, ist, sich mit den Menschen zu beschäftigen, die im Laufe ihres Lebens schon viel Erfahrung mit *duhkha*, Leid, gemacht und es überwunden haben.[6] Durch das Lesen ihrer Schriften können wir erfahren, wie sie ihre Probleme lösen konnten, und dabei vielleicht Antworten finden, die auch uns von großem Nutzen sein können. Es müssen nicht immer Bücher sein. In Indien gibt es beispielsweise viele Tempel, ein jeder mit der Geschichte seiner Gründung, die erklärt, warum er hier steht und in welcher Tradition er zu Hause ist. Vor einem solchen Tempel fragen wir uns oft nach dem Sinn der Skulpturen, der verwendeten Symbole, fragen danach, wer was gemacht hat, und erfahren oft sehr bewegende Geschichten. So verstehen wir nach und nach, wie und was dieses besondere Symbol hier oder dort mit uns zu tun hat, welche reale Bedeutung es für uns haben kann usw. Je mehr wir uns auf eine solche Entdeckung einlassen, desto freier wird unser Geist, wenn er vorher befangen war. Auch so etwas kann also eine Hilfe sein.

Im Zustand der Zerstreutheit, der Verwirrtheit ist es auch oftmals schon nützlich, irgend etwas in uns zu erforschen, etwas, was dauernd geschieht und uns von daher in gewisser Weise vertraut ist, über das wir aber wenig wissen. Wie Träu-

[2] *Yoga Sutra*, Kapitel I, Vers 32
[3] *Yoga Sutra*, Kapitel I, Vers 34
[4] *Yoga Sutra*, Kapitel I, Vers 35
[5] *Yoga Sutra*, Kapitel I, Vers 36
[6] *Yoga Sutra*, Kapitel I, Vers 37

me entstehen, könnten wir uns fragen, was steckt in den Träumen, wer träumt? Oder Schlaf: Was ist das, was schläft, was passiert, wenn ich aufwache? Wir können sogar darüber nachsinnen, wie es möglich ist, daß das Leben weitergeht. Wenn wir in Ruhe versuchen, all diese Dinge zu erforschen, so hilft auch das unserem Geist,[7] ruhiger zu werden.
FRAGE: Träume und Schlaf sind ja im Westen Gegenstand vieler Untersuchungen. Werden sie hier aus den gleichen Gründen genannt?
ANTWORT: Träume sind eine Sache, traumloser Schlaf ist eine andere. Über den traumlosen Schlaf nachzuforschen kann deshalb sehr von Nutzen sein, weil tiefer traumloser Schlaf ein Beispiel ist für einen sehr friedvollen Zustand unseres Bewußtseins. Manche Leute sagen, daß in diesem Zustand wir, die Kinder, die *purusha*, im Schoß ihres Vaters *îshvara* schlafen. Wir werden gleich noch ausführlich über *îshvara* sprechen. Eine Untersuchung über den Schlaf kann uns also nicht nur helfen, etwas mehr über diesen Zustand zu erfahren; wesentlich kann sie dazu beitragen, daß wir uns danach besser fühlen und mit mehr Ruhe weitermachen können.
Aber angenommen, keine der angebotenen Alternativen spricht Sie sonderlich an. Sie können es auch mit einer Form von Meditation versuchen, die sich eines visualisierten Gegenstandes bedient. Sie können sich zum Beispiel etwas vorstellen, was in irgendeiner Weise etwas für Sie bedeutet, und dann darüber reflektieren. In Indien meditieren wir oft auf solche Weise über die Bilder von Gottheiten. Während wir die entsprechende Gottheit vor unserem geistigen Auge erscheinen lasen, rezitieren wir ihren Namen, der Tradition folgend 108 oder 1008 mal. Wir tauchen ein in die Idee, in das Konzept, das sich mit einer solchen Gottheit verbindet. "Wer ist *Shakti, Shiva, Vishnu"?* Eine solche Technik bereitet uns auf *dhyâna* vor, das Verschmelzen unseres Ich mit dem Gegenstand unserer Betrachtung. Wir unternehmen nichts anderes als den Versuch zu meditieren, versuchen, mit dem Bild der Gottheit zu sein. Wir beschreiben die Gottheit durch Gedichte, die große Dichter verfaßt haben, wir rufen sie immer und immer wieder mit ihren vielen Namen. Auch eine solche Art der Meditation hilft unserem Geist, sich zu beruhigen und klarer zu werden. Wenn Sie so etwas versuchen, sollten Sie aber darauf achten, daß Sie sich solcher Gegenstände bedienen, die auch wirklich Ruhe in Ihren Geist bringen können und nicht solcher, die ihn noch mehr zerstreuen. Ein Vers des *Yoga Sutra* sagt, daß wir über alles meditieren können, was wir möchten.[8] Wir sollten dabei aber nicht aus dem Auge verlieren, daß es bei der Wahl eines Meditationsobjektes immer darum gehen sollte, eines zu finden, das uns gefällt und uns beruhigen kann. Auch dabei bleibt uns immer noch genügend Freiheit der Wahl.

---

[7] *Yoga Sutra*, Kapitel I, Vers 38
[8] *Yoga Sutra*, Kapitel I, Vers 39

Die wichtigste Methode: *îshvarapranidhâna*

Die wichtigste Methode jedoch, die uns das *Yoga Sutra* gibt, wollen wir Widrigkeiten auf dem Weg zu größerer Klarheit überwinden, ist *îshvarapranidhâna.*[9] Es bedeutet: Hingabe an *îshvara*. Dieses Konzept entspringt aus dem Glauben, daß es da etwas Geistiges gibt, etwas Höheres als wir selbst. Diesem Höheren überlassen wir uns im Vertrauen darauf, daß es uns helfen kann und wird. Alle Früchte unserer Anstrengung überlassen wir Ihm.

Was ist nun *îshvara?* Zunächst einmal ist es ein Name, ein Konzept, welches, wie ich schon sagte, das Höchste, das Göttliche beschreibt.

Ishvara gehört weder der Materie, *prakrti*, an noch dem *purusha*, dem "Seher" in uns. *Ishvara* zeichnet sich aus durch eine Anzahl verschiedener Qualitäten, die ich kurz aufzählen möchte: *Ishvara* sieht die Dinge so, wie sie sind; sein Handeln ist perfekt, fehlerlos; er ist allwissend, der erste Lehrer, eine Quelle der Hilfe und Unterstützung. Anders als wir steht *îshvara* nicht unter dem Einfluß von *avidyâ*, er ist vielmehr jenseits von all diesem. Obgleich er *avidyâ* kennt, bleibt er doch davon unbeeinflußt, was auch der Grund dafür ist, daß er niemals falsch handelt, niemals falsch gehandelt hat und es auch in Zukunft niemals tun wird. Anders als wir ist er niemals vom Schleier des *avidyâ* bedeckt gewesen und kann aus diesem Grunde Dinge sehen, die wir nicht sehen können. Gerade deshalb kann er uns leiten und führen.

Weiter noch: *îshvara* tut nichts, was ein negatives Nachspiel haben könnte oder Ergebnisse bringen würde, die er bedauern müßte. Er ist jenseits des Teufelskreises, in welchem schlechte Auswirkungen von Handlungen zu neuen Konditionierungen führen, die ihrerseits wiederum zu Handlungen führen, die sich negativ auswirken usw. Wie *purusha* sieht auch *îshvara*; das ist eine seiner großen Qualitäten. Aus diesem Grund nennt das *Yoga Sutra* ihn auch einen *purusha*, aber eben einen besonderen *purusha, vishesha purusha. Vishesha* heißt nicht nur "besonders", sondern auch "außergewöhnlich".

Außergewöhnlich ist er in dem Sinn, daß er keinem *avidyâ* unterworfen ist, kein schlechtes Handeln kennt, was Gegenstand von Reue oder Bedauern sein müßte, daß er keinem *duhkha*, keiner Leidempfindung unterworfen ist. Und aus diesem Grund verfügt er über die Fähigkeit, die "außergewöhnliche" Fähigkeit, immer alles zu wissen und zu kennen. Yoga kennt ein Wort für diese besondere Qualität, ein Wort, das auch andere Denksysteme gebrauchen. Es heißt *sarvajña*. *Sarva* bedeutet "alles" und *jña* soviel wie "wissen". Er ist "all-wissend", das heißt, er weiß alles, immer und auf jeder Ebene, auf der Wissen existiert. Und diese Qualität besitzt nur er allein; wir Menschen verfügen nie über diese Qualität.

Deshalb ist er der Lehrer, der Meister, wird er verehrt als *guru.*[10] *Guru* ist er, weil er

---

[9] *Yoga Sutra*, Kapitel I, Vers 23

[10] Das Wort *guru* bezeichnet jemanden, "der Dunkelheit zerstreut", der Licht ins Dunkel bringt.

alles weiß; und da er schon immer alles gewußt hat, nennt Patañjali ihn den Ersten *guru,* den Ersten Lehrer. Er ist der Lehrer, der alle überragt. Die Verehrung, die ihm entgegengebracht wird, rührt aus der Tatsache, daß er w e i ß. Wer ihn anruft, sagt: "Du, der Du weißt, teile Dein Wissen mit uns".

Yoga beschreibt *îshvara* nicht in einer besonderen Gestalt oder Form. Will man sich mit dieser Instanz verbinden, so benutzt man ein besonderes Symbol, das sie repräsentiert. Dieses Symbol ist Ihnen allen sehr gut bekannt, es ist die Silbe OM. Bei Patañjali werden Sie diese Silbe aber nicht finden, dafür aber einen anderen Begriff, welcher die Bedeutung von OM hat, nämlich *pranava.* So, wie es das *Yoga Sutra* beschreibt, besteht die Möglichkeit, eine Beziehung zu *îshvara* aufzunehmen, sich ihm zu nähern, in der Rezitation dieser Silbe OM. Je mehr wir OM rezitieren und dabei an dem Gedanken festhalten, daß OM *îshvara* bedeutet, desto mehr gewinnen wir eine Vorstellung von *îshvara.* Im Prozeß des Rezitierens verschmilzt unser Geist mit diesem Symbol, mit diesem Konzept, welches *îshvara* bedeutet. Ein Moment, in dem wir ruhig werden und einen Schritt mehr auf dem Yogaweg tun.

Welcher Art ist nun unsere Beziehung mit *îshvara?* Wir akzeptieren ihn als Lehrer, über dem kein anderer mehr steht, wir rufen ihn an, uns zu helfen, weil wir wissen, daß er uns helfen kann.

Der Bezug auf *îshvara* heißt *îshvarapranidhâna.* Hingebung an *îshvara* also ist eine der Alternativen, die Patañjali vorschlägt, wenn es darum geht, die Hindernisse zu überwinden, über die wir vorhin sprachen. Ich sehe mich leider außerstande, ein englisches oder deutsches Wort für *îshvara* zu benutzen; vielleicht ist es "Gott"oder "das Göttliche" oder "das Höchste". Bitte sehen Sie mir das nach. Wichtig ist nur, daß sich in der Hingabe an diese Instanz die Überzeugung ausdrückt, daß es etwas Höheres gibt als unseren Geist und daß wir Vertrauen darein haben, daß *îshvara* helfen wird. Mit diesem großem Vertrauen überlassen wir seinem Gutdünken all unsere Anstrengungen und können so weiterkommen auf unserem Weg.

Für manche Menschen ist *îshvarapranidhâna* ohne Bedeutung. Für sie ist es wichtig, andere Hilfen zur Überwindung der Hindernisse zu finden. Wesentlich ist immer, daß in Situationen, in denen erst einmal nichts weiterzugehen scheint, wir versuchen sollten, nichts zu erzwingen. Wir müssen uns, unserem Geist, nur ein klein wenig Raum freigeben. Sei es nun durch *îshvarapranidhâna*, sei es mit Hilfe einer Atemtechnik, sei es, indem wir uns unserem Lehrer enger anvertrauen oder durch die Erforschung unserer Sinne: Sobald und solange Verwirrung in unserem Geist herrscht, müssen wir versuchen, dort Raum zu schaffen. Es gibt also viele Möglichkeiten, aus einer Situation herauszukommen, in der wir feststecken. Immer lassen sich Mittel und Lösungen finden, die Hindernisse zu überwinden, auf die wir treffen. Vielleicht können Sie nach all dem, was ich erzählt habe, nun mehr schätzen, wie offen Yoga für solch verschiedene Vorgehensweisen ist.

Wer ist der Meister: *îshvara* oder *purusha?*

FRAGE: Sie haben einmal bei anderer Gelegenheit gesagt, daß Yoga die Umkehrung des Verhältnisses von *prakrti* und *purusha* sei. Normalerweise sehen wir es so,

daß die Welt bestimmt, wo es für uns langgeht. Sie lockt unsere Sinne und lenkt sie. *Prakrti* bestimmt also und dominiert mittels unseres Geistes das, was eigentlich im Mittelpunkt stehen sollte, nämlich *purusha*. Durch Yoga, sagten Sie, können wir verstehen lernen, daß es eigentlich anders sein muß und kann: *purusha ist* das, was lenkt, es kontrolliert die Sinne, nicht umgekehrt. Meine Frage nun: Wenn ich mich der beschützenden Führung durch *îshvara* überlasse, was macht dann *purusha?* Wie soll ich Ihre frühere Aussage dann verstehen, daß *purusha* der Herr, der Meister ist?
ANTWORT: Die Situation, auf die sich meine Ausführungen bezogen und die auch Patañjali zum Ausgangspunkt seiner Vorschläge nimmt, ist die folgende: Wir haben Probleme und stecken in Hindernissen fest, und *purusha* ist eben nicht der Meister in uns. Ja, genau aus diesem Grund vertrauen wir uns einem anderen Meister an. Versetzen Sie sich noch einmal in die Situation, daß Sie auf Ihrem Übungsweg irgendwo in Schwierigkeiten kommen. Da brauchen Sie doch eine Hilfe: aber welche? Wie immer sie aussieht, sie muß eigentlich nur eines bewirken: Sie muß den Geist wieder ein bißchen mehr ins Gleichgewicht bringen, ihn ein bißchen klarer machen. Wenn Ihr Geist nur ein bißchen ruhiger wird, geht es schon wieder weiter. Sie brauchen niemanden, der Sie schiebt. In dem Augenblick, wo Sie feststecken, können Sie ein wenig *prânâyâma* versuchen oder ein paar *âsana* machen; das hilft vielleicht schon. Yoga bietet Ihnen in diesem Zusammenhang verschiedene Möglichkeiten an, und die herausragendste darunter ist Ergebenheit, Glaube und volles Vertrauen in *îshvara*. Ihre Frage bezieht sich auf eine andere Situation als die, die ich vorher beschrieben habe. Wenn ich darüber spreche, wie die *Sâmkhya*-Philosophie und mit ihr der Yoga das Verhältnis von *purusha*, Körper und Geist sieht, so ist die höchste Instanz *purusha*, dann kommt unser Geist, dann die Sinne und letztendlich der Körper. Im Verlauf unseres Lebens kehrt sich dieses Verhältnis Schritt für Schritt um: *Purusha* wird ganz nach unten gestoßen. Über *purusha* regiert jetzt unser Geist, über den Geist die Sinne, über die Sinne der Körper. Das ist unsere alltägliche Situation. Ziel des Yoga ist es nun, diesen Prozeß wieder umzudrehen und *purusha* wieder den Platz einnehmen zu lassen, der ihm eigentlich angestammt ist. Die wirkliche Qualität des menschlichen Wesens besteht darin, daß das uns lenken kann, was die Fähigkeit zum Erkennen besitzt, *purusha*. Das Problem ist immer nur, daß dieses Verhältnis durcheinander gerät. *Purusha* verschwindet aus unserem Gesichtsfeld, wir vergessen sogar, daß und wo es existiert. Apparate und die Welt, die uns umgibt, bestimmen uns völlig. Yoga versucht langsam, unsere wahre Natur wieder zum Tragen kommen zu lassen. Dort ist *purusha* der Meister, dem der Geist, die Sinne und der Körper folgen. Alles, was dem *purusha* untergeordnet ist, muß ihm zu Diensten sein.
FRAGE: Wenn es so ist, daß alle Dinge dem *purusha* dienen müssen, muß dann *purusha* seinerseits *îshvara* dienen?
ANTWORT: Im Yoga taucht die Frage, so wie Sie sie stellen, nicht auf. Es gibt hier keine Herr-Diener-Beziehung zwischen *purusha* und *îshvara*. Es geht vielmehr um folgendes: Jemand, der gerade versucht, sich zum Besseren hin zu verändern und auf diesem Weg einmal nicht mehr weiterkommt, kann sich verschiedener Hilfen bedienen. Eine sehr wichtige davon ist, sich der Führung durch *îshvara* anzuvertrauen; so wird mehr Platz, ein bißchen freier Raum in seinem Geist entstehen können. Je wei-

ter und je klarer unser Geist wird, desto mehr Chancen bestehen für *purusha*, daß seine Funktion zum Tragen kommen und Verstehen aufkommen kann. *Ishvarapranidhâna* kann deshalb eine Hilfe sein, weil *îshvara* allein jenseits von allem *avidyâ* war, ist und sein wird. Das ist die Situation. Aber ob *purusha* nun dazu da ist, *îshvara* zu dienen, steht im Yoga gar nicht zur Debatte.

Ishvara und die Silbe OM

Ich knüpfe wieder an die Frage an, welche Möglichkeiten wir haben, Kontakt zu *îshvara* aufzunehmen. Sie erinnern sich, daß Patañjali sagt, wir sollten ihn durch die Silbe OM anrufen. Die Gründe dafür, warum nun OM, ein hörbares Symbol, gewählt wurde, sind sehr interessant.
OM ist ein Klang, eine Silbe, die in Indien und von allen Kulturen, die stark von der indischen beeinflußt wurden, sehr respektiert wird. Es gibt *mantra* wie das OM MANI PADME HUM der Tibeter, OM NARAYANA, OM NAMA SHIVAYA und viele andere, in denen immer das OM vorkommt. Mit dem Klang OM sagen wir alles.

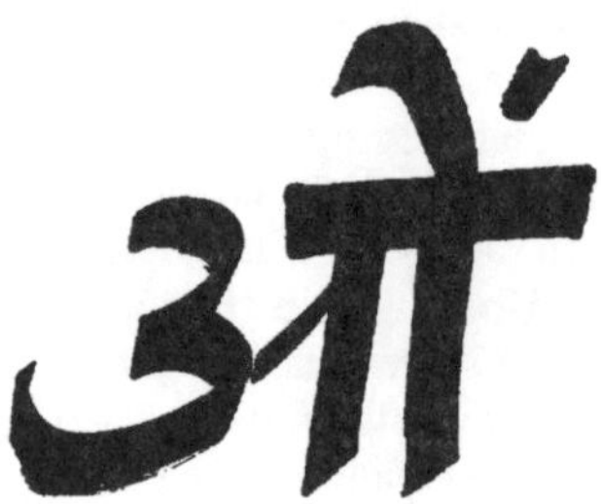

Abb. 58: Das Sanskrit-Zeichen für OM

Betrachten wir das OM, wie es in den Lettern des Sanskrit geschrieben wird, so setzt es sich zusammen aus A, U, M und einem Zeichen, welches einen Nachklang darstellt. So hat OM vier Aspekte. Der erste ist das A, das im Bauch entsteht, in der geöffneten Kehle gebildet und mit offenem Mund gesprochen wird. A ist im Sanskrit wie in vielen anderen Sprachen der erste Buchstabe des Alphabets. Der zweite Aspekt ist der des U, das in der Mitte des Mundes geformt wird. Die Öffnung des Mundes ist hier nicht ganz so weit wie beim A. Mit dem dritten Buchstaben, dem M, schließt sich der Mund. Der Ton steigt zur Nasenhöhle auf, wo noch etwas anderes, nämlich der vierte Aspekt des OM, entsteht. U steht für Kontinuität und Verbindung, und M ist der letzte Konsonant im Sanskrit-Alphabet. Von A über U zu M - das stellt also das gesamte Alphabet dar, alles, was in Buchstaben ausdrückbar ist, und somit alles, was in Worten ausdrückbar ist. Das heißt also: Alles, was sich in Worten ausdrücken läßt, ist *îshvara*. Weiter: Wir sagen nicht nur einfach O und M oder A und U und M. Vier Aspekte, sagte ich, formen den Klang. Der Ton, der sich nach dem M noch ausdehnt, hat kein Zeichen im Alphabet, ist kein Buchstabe, kann kein Wort formen. Somit können wir sagen, daß sowohl das, was Buchstaben, Worte, ausdrücken können, *îshvara* ist als auch das, was nicht in Worten ausdrückbar ist. Das ist die Bedeutung der Silbe OM.

Wir können noch weitergehen in der Deutung des OM. Sage ich A, so öffnet sich der Mund, und diese Öffnung steht für den Prozeß der Schöpfung. U symbolisiert das Fortdauern der Schöpfung; immer wieder vollzieht sie sich von neuem. M symbolisiert den Abschluß und die Auflösung. Wenn ich das OM singe, so signalisiert mir das M, daß ich zum Ende kommen und den Mund schließen muß, aber dann ist da noch etwas: Der Ton setzt sich noch ein bißchen fort. Und so ist alles, was geschaffen wurde, alles, was geschaffen werden kann, alles, was erhalten wird, die Kraft, die hinter der Schöpfung, dem Erhalten und der Auflösung steht und sich noch jenseits davon erstreckt, *îshvara*.

Über das OM heißt es an einer anderen Stelle der alten Schriften,[11] daß A den Wachzustand unseres Bewußtseins darstellt, U den Traumzustand und M den tiefen traumlosen Schlaf. Der vierte Zustand, der, in den das M ausklingt, ist *samâdhi*. Diese Analyse weist auf den hin, der hinter all diesen Zuständen steht: Es gibt nur einen, der wirklich "erwacht" ist, *îshvara*. Im Zustand des A bin ich wach, kann beispielsweise bemerken, daß ich gerade noch gegähnt habe. Im Zustand des U träume ich, aber ich weiß nicht, daß oder was ich träume. Des Zustands des M, des Tiefschlafs, bin ich mir nicht einmal gegenwärtig. Und jenseits davon? Darüber weiß ich natürlich gar nichts. Aber Einen gibt es, der in allen diesen Zuständen gegenwärtig ist, Einen, der nie schläft, niemals träumt. Er ist wach, immer wachsam, weiß um alles und ist doch jenseits davon. Deshalb ist *îshvara* im Symbol des OM treffend dargestellt. Wenn ich nun OM mit diesen Gedanken dazu im Hinterkopf immer wiederhole, so tauche ich langsam, Schritt für Schritt in *îshvara* ein, und mein Geist wird so davon erfüllt, daß er ganz still wird. Dann bin ich so weit, daß ich wieder weitergehen kann auf meinem Weg. Aus diesem Grund ist *îshvarapranidhâna* eine der Möglichkeiten, mit Hindernissen fertig zu werden, die mir begegnen, wenn ich auf meinem Übungsweg vorankommen will.

Ich möchte aber noch einmal daran erinnern, daß dies nur eine von vielen Möglichkeiten ist. Yoga besteht nicht darauf, *îshvara* zu akzeptieren. Wen dieses Konzept überzeugt, der kann es benutzen, wen nicht, der kann im *Yoga Sutra* andere Möglichkeiten finden.

FRAGE: Wenn ich versuche, OM zu singen, muß ich dann eine Idee davon haben, was *îshvara* ist?

---

[11] *Mândûkya-Upanishad*

ANTWORT: Immer, wenn wir OM sagen, meinen wir *îshvara. Ishvara* ist jenseits von *avidyâ*, ist das, das wußte, weiß, wissen wird, das, das immer weiß. Wenn *îshvara* uns also führen kann, gehen wir davon aus, daß wir uns zum Besseren hin verändern können. Es handelt sich um eine Art der Meditation, in der der Gegenstand unserer Reflektion ein Konzept namens *îshvara* ist. Da *îshvara* jenseits aller natürlicher Formen ist, die in unserem Vorstellungsvermögen liegen, brauchen wir ein Symbol dafür, und das ist die Silbe OM. Wenn wir OM sagen, so denken wir es uns als das, was für *îshvara* steht. Jedesmal, wenn wir diese Silbe klingen lassen, müssen wir uns deshalb etwas Zeit lassen, damit unser Geist sich damit beschäftigen kann, was diese Silbe eigentlich repräsentiert.
Beides, sowohl die wiederholte Rezitation des Klangs - wir nennen sie *japa* -, als auch die Bedeutung muß im OM gegenwärtig sein. Sonst besteht die Gefahr, daß unsere Rezitation mechanisch wird. Wenn wir ein *mantra* nur wiederholen wie die Papageien, wird das zu nichts führen. Anfangs mag es vielleicht noch hilfreich sein, aber nicht sehr lange. Die Bedeutung des OM ist wichtig, denn je tiefer wir eindringen, um so mehr werden wir darin erkennen. Eine neue Entdeckung kann auf die andere folgen.
So ist also beides, die Wiederholung und die Bedeutung, Bestandteil des OM.
FRAGE: Was meinen Sie genau, wenn Sie sagen, wir sollten "etwas Raum für unseren Geist schaffen"?
ANTWORT: "Raum" bedeutet Freiheit in einem Moment, in dem wir uns festgefahren haben. Wenn wir feststecken, haben wir keinen Spielraum und keine Freiheit. Das ist alles.
FRAGE: Kann man sagen, daß die Hingabe an *îshvara* die beste aller Möglichkeiten zur Überwindung von Hindernissen ist?
ANTWORT: Die Antwort ist von Individuum zu Individuum verschieden. Wenn jemand zu mir kommt, und ich sage sofort: "Warum beten Sie nicht einfach"? so ist es gut möglich, daß ich diese Person nicht da treffe, wo sie sich gerade befindet. Manche Leute würden einen solchen Vorschlag offenheraus ablehnen: "Fordern Sie mich bitte nicht auf zu beten", sagen sie, "ich habe mit Gott nichts am Hut." Ich selbst war so jemand.
Als ich mit meinem Vater zum ersten Mal das *Yoga Sutra* durchgegangen bin, habe ich zu ihm gesagt: "Bitte predige mir jetzt nichts von *îshvara*. Ich will etwas über Yoga wissen. Ich will nicht lernen, wie man betet." Heute würde ich das nicht mehr sagen, aber damals war das eben so.
Ich sagte es schon einmal am allerersten Tag unseres Seminars: Wir müssen jemanden das lehren, was sie oder er jetzt annehmen kann, nicht, was unserer Meinung nach letzten Endes vielleicht das beste für sie oder ihn wäre. Wir tun gut daran, es zu respektieren, daß jemandem das Konzept von *îshvara* einfach gar nichts bedeutet. Ich habe inzwischen viel Erfahrung gesammelt mit Leuten, die zu Beginn ihrer Auseinandersetzung mit Yoga den gleichen Standpunkt hatten wie ich selbst. Ich weiß nicht, wie es passiert, aber im Laufe der Zeit ändert sich fast immer ihre Haltung dieser Frage gegenüber. Es entwickelt sich eine Art Respekt diesem Konzept gegenüber. Und es geschieht, daß sie nach und nach die Existenz von etwas, das höher steht

als wir selbst, also *îshvara* annehmen können. Anfangs hätten sie dies niemals akzeptieren können. Es passiert eigentlich immer. Es ist Leuten mit unterschiedlichstem Hintergrund passiert, aber wir können es nicht als Vorbedingung an den Anfang setzen.
Nein, wir dürfen die Auseinandersetzung nicht verhindern, indem wir auf irgend etwas bestehen. Hier offen zu sein, das ist im Yoga unabdingbar. Alles ist wirklich, aber alles ändert sich auch. Wenn jemand bereit ist, über *îshvara* zu sprechen, dann tun wir es.

17

Yoga kennt viele Wege

Es gibt im Yoga unterschiedliche Methoden, die jeweils ihren besonderen Schwerpunkt setzen. Sie werden sicher beim Lesen von Büchern über Yoga auf den einen oder anderen Begriff stoßen, und es mag deshalb nützlich sein, einige dieser vielen Wege zum Yoga zu erläutern. Allein in der *Bhagavad Gîtâ* werden etwa achtzehn verschiedene Arten von Yoga aufgezählt; wir wollen uns hier die folgenden genauer betrachten: *jñâna-yoga, bhakti-yoga, mantra-yoga, râja-yoga, karma-yoga, kriyâ-yoga, tantra-yoga, kundalinî-yoga* und *hatha-yoga.*

Jñâna-yoga

Jñâna heißt wörtlich übersetzt "Wissen". *Jñâna-yoga* beschreibt die Suche und das Forschen nach wirklichem Wissen. Traditionell beginnt diese Suche mit dem Hören auf die Worte eines Lehrers, der den Schüler die alten Schriften lehrt und sie erläutert. Darauf folgt die Reflektion, auch die Diskussion mit anderen, die Klärung der Zweifel und dann das schrittweise Erkennen der Wahrheit, das Einswerden mit ihr.

Dabei liegt dem Lehren und Lernen die Vorstellung zugrunde, daß jenes besondere Wissen in uns allen schon immer - allerdings verborgen - ruht und es deshalb nur darum geht, es gleichsam neu zu entdecken.

Im *Yoga Sutra* heißt es, daß in dem Moment, in dem unser Geist frei von *avidyâ* ist, wie von selbst auch *jñâna* aufkommt. Vorher war es nur blockiert und uns unzugänglich, jetzt aber ist es von seinen Fesseln befreit. Der Zustand, in dem dieses wahre Erkennen stattfindet, ist nichts anderes als *samâdhi*, so wie es das *Yoga Sutra* beschreibt. Der Weg dorthin führt, so sagt es Patañjali, über *dhyâna.*

Bhakti-yoga

Der Begriff *bhakti* leitet sich her aus der Wortwurzel *bhaj*, was soviel meint wie "dienen". Es ist damit aber nicht ein Dienen gemeint, das einer bestimmten Person gilt, vielmehr eine Hingabe, die sich an eine höhere Kraft richtet. Dies ist eine Vorstellung, die schon im Zusammenhang mit dem Konzept von *îshvara pranidhâna* erläutert wurde.
Gleichgültig, wie die Mittel dazu auch aussehen mögen, im *bhakti-yoga* wird jenem Göttlichen gedient, das als der letztendliche Ursprung aller Hilfe und Führung gilt. Folgen wir dem *bhakti-yoga*, bringen wir all unser Denken und Handeln diesem Höheren dar. In allem, was wir sehen, auch in jedem anderen Menschen, sehen wir Gott, sehen wir die Wahrheit. Wir handeln in der Überzeugung, nur Gott zu dienen. Wir tragen immer seinen Namen in uns. Wir meditieren auf ihn. Wir gehen in seine Tempel. Wir sind ihm völlig ergeben. Das ist *bhakti-yoga*.

Mantra-yoga

Mit *mantra* wird eine einzelne Silbe - zum Beispiel *ram* - ebenso bezeichnet wie eine Abfolge von Silben oder ein ganzer Vers. "Das, was denjenigen beschützt, der es erhalten hat", ist eine der häufig gebrauchten Beschreibungen der Bedeutung des Begriffes *mantra*. Dabei ist ein *mantra* nichts, was wir in einem Buch finden oder womöglich kaufen könnten.
Traditionellerweise wird ein *mantra* dem Schüler von einem Lehrer gegeben. Dies geschieht, wenn der Lehrer genau weiß, wessen der Schüler, die Schülerin bedarf. Oft dauert dieser Prozeß Jahre. Andernfalls mag ein *mantra* vielleicht anfangs eine Wirkung zeigen, aber sie wird sicher nicht von Dauer sein.
Seine besondere Bedeutung und Kraft erhält das *mantra* durch die Art, wie es gegeben wird und wie es zusammengesetzt ist. Oft wird mit dem *mantra* auch noch ein besonderes inneres oder äußeres Bild verbunden, das man sich während der Rezitation vorstellt.
Wiederholt der Schüler das *mantra* so, wie es gelehrt wurde, ist er sich seiner Bedeutung bewußt, und folgt er dieser Praxis intensiv über eine lange Zeit, so kann *mantra-yoga* die gleiche Wirkung haben wie *jñâna-* oder *bhakti-yoga*.
Bringen wir dem Lehrer, der uns das *mantra* gegeben hat, all unsere Achtung entgegen, respektieren wir das Konzept, das hinter dem *mantra* steht, setzen wir völliges Vertrauen in diese Praxis, dann kann sie nichts anderes als eine Hilfe für uns werden.

Râja-yoga

Die Übersetzung des Wortes *râja* ist "König". Im Kontext von *râja-yoga* beschreibt es, wie ein alter Text sagt, einen "König, immerwährend erleuchtet und immerwährend lächelnd". Der König steht für etwas in uns, das mehr ist als das, was wir gewöhnlich für uns selbst halten. *Râja* kann auch jenes Göttliche, jenen Gott bezeichnen, der im Zusammenhang mit *bhakti-yoga* als Gegenstand aller Hingabe

beschrieben wurde.
Auch wenn ich die Existenz von *îshvara* anerkenne, wird der Weg dorthin oft als *râja-yoga* bezeichnet. Gott, *îshvara*, ist dann dieser König, den das Wort *râja* meint. Tatsächlich finden wir in den Veden viele Hinweise auf das Wort *râja* im Zusammenhang mit *îshvara*.
Es gibt aber auch eine Definition von *râja-yoga* für solche, die es nicht im Zusammenhang mit *îshvara* verstehen wollen: Sie sagt, daß in jedem von uns ein "König" ist; wir kennen dieses Konzept unter dem Begriff *purusha*. Durch unser normales Handeln und Verhalten, das vergangene ebenso wie das gegenwärtige, bleibt uns dieses *purusha*, das wir in uns tragen, normalerweise verborgen. Es wird verdeckt durch die Bewegungen unseres Geistes, der von den Sinneseindrücken, Erinnerungen und Phantasien hin- und hergetrieben wird. *Avidyâ* ist es, das *purusha* dermaßen einhüllt, daß wir uns seiner Existenz noch nicht einmal bewußt sind. Wird dieser Prozeß umgedreht, wird also unser Geist Meister unserer Sinne, finden wir Klarheit und Ruhe, dann kann *purusha* den Platz einnehmen, der seiner wirklichen Natur entspricht. *Purusha* stellt sich dann dar als "König": Es ist der Meister und alles andere, unsere Sinne, selbst unser Geist dienen jetzt ihm.
In beiden Fällen, sei der "König" nun *purusha* oder *îshvara*, bezeichnen wir als *râja-yoga* jenes Yoga, in dem der König d e n Platz einnimmt, der ihm zusteht und ihm entspricht. Mit dieser Vorstellung sind wir dem *Yoga Sutra* sehr nahe, wenn es sagt: Wenn in unserem Geist keine Unruhe mehr herrscht, wird sich *purusha* entfalten und "sehen". Nichts anderes ist *râja-yoga*.

Karma-yoga

Karma ist Handeln. Die *Bhagavad Gîtâ* räumt dem *karma-yoga* einen zentralen Platz ein und definiert es so: Wir können im Leben nichts anderes tun als handeln, sollten uns aber von den Ergebnissen dieses Handelns nicht berühren lassen. Wenn die Früchte unseres Bemühens unseren Erwartungen nicht entsprechen, dürfen wir nicht enttäuscht sein, denn unser Bemühen selbst erweist sich oft als sehr unvollkommen. Unser Handeln soll überhaupt von keiner Erwartung bestimmt sein, denn wir können uns der Ergebnisse unseres Handelns niemals sicher sein. Wir sollen es auch nicht für uns reklamieren, wenn sich einmal ein Erfolg einstellt: Er ist nicht unser persönliches Verdienst, und außerdem könnte es sein, daß wir ihn morgen schon nicht mehr so positiv wie heute sehen. Wir müssen aufgehen im Handeln, aber den Rest überlassen wir Gott und erwarten nichts dafür. Das ist das Konzept von *karma yoga* in der *Bhagavad Gîtâ,* und diese Definition entspricht der von *îshvara pranidhâna* im zweiten Kapitel des *Yoga Sutra*.[1]

---

[1] Wir erinnern uns an den Kommentar von Vyâsa zum Vers 1, Kapitel II, wo es heißt : *îshvarapranidhâna* ist die Hingabe allen Handelns an Gott oder der Verzicht auf das Verlangen nach den Früchten allen Handelns.

Kriyâ-yoga

Über den Inhalt von *kriyâ-yoga* gibt es recht unterschiedliche Vorstellungen. Folgen wir allerdings dem *Yoga Sutra*, so beschreibt *kriyâ-yoga* eigentlich das ganze Spektrum der Praxis, die der Yoga kennt. Alles, was wir wirklich üben können, ist Inhalt von *kriyâ-yoga*, und das *Yoga Sutra* nennt drei Aspekte, die zusammen *kriyâ-yoga* definieren: *tapas*, *svâdhyâya* und *îshvara pranidhâna*.[2] *Tapas* sind Praktiken wie *âsana* und *prânâyâma*, mit deren Hilfe wir Blockaden und Verknotungen in uns beseitigen können. Das betrifft die körperliche Ebene ebenso wie die geistige. *Svâdhyâya* meint die Suche, das Fragen, die Selbsterforschung. Schließlich gehört zum *kriyâ-yoga* noch *îshvara pranidhâna*, wie es im vorigen Abschnitt im Zusammenhang mit *bhakti-yoga* schon erläutert wurde: Wir richten unser Handeln nicht an seinen Früchten aus, sondern akzeptieren, daß ihr Gedeihen nicht in unseren Händen liegt. Nur wenn sich diese drei Aspekte in unserer Praxis miteinander verbinden, keiner ohne die beiden anderen isoliert wird, befinden wir uns auf dem Weg des Yoga.

Hatha-, *kundalinî-* und *tantra-yoga*

Wenn wir *hatha-*, *kundalinî-* und *tantra-yoga* richtig verstehen wollen, müssen wir uns ein Konzept etwas genauer anschauen, das dort bei der Realisierung dessen, was wir Yoga nennen, im Mittelpunkt steht: das Konzept von *kundalinî*.
Die grundlegende Vorstellung, die von allen geteilt wird, die über *kundalinî* sprechen, geht davon aus, daß es im Körper bestimmte Passagen gibt, durch welche *prâna* ein- und austreten kann. Wir nennen diese Bahnen, auf denen sich *prâna* bewegt, *nâdî*. Es gibt davon unzählige, aber in unserem Zusammenhang sind nur die drei wichtigsten von Interesse: *idâ*, *pingalâ* und *sushumnâ*.
Idâ, *pingalâ* und *sushumnâ* verlaufen entlang der Wirbelsäule. Der Verlauf der *sushumnâ* ist dabei gerade, während *idâ* und *pingalâ* die Körperachse wiederholt kreuzen. Dabei zieht das *idâ nâdî* an der linken Nasenöffnung und das *pingalâ nâdî* an der rechten vorbei. Für diese beiden *nâdî* gibt es auch andere Namen, wie *ha* und *tha*, Silben, die aus dem Wort *hatha* abgeleitet sind. Dabei steht *ha* für *idâ* und für die kühle Mondenergie *(candra)* und *tha* für die heiße Sonnenenergie *(sûrya)* und das *pinglalâ nâdî*.
Die *nâdî* treffen sich im Körper an sechs Stellen. Diese Kreuzungspunkte werden *cakra* genannt. Sie liegen zwischen den Augenbrauen, an der Kehle, im Herzbereich, am Nabel, in der Höhe des Kreuzbeins und am tiefsten Punkt des Rumpfes.

[2] *Yoga Sutra*, Kapitel II, Vers 1

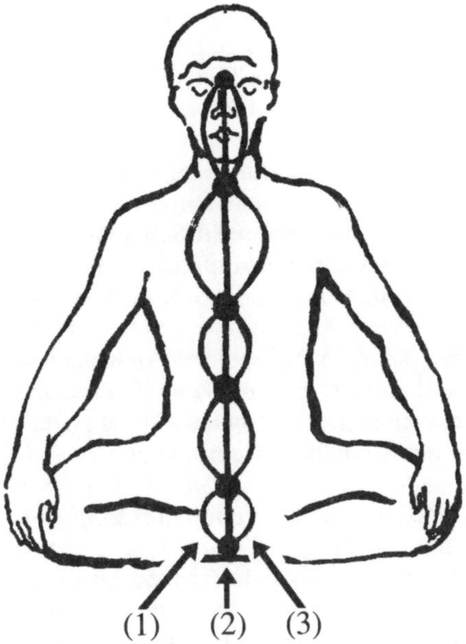

Abb. 59: Der Verlauf der wichtigsten *nâdî* im Körper
Sushumnâ (2) zieht vom tiefsten Punkt des Rumpfes entlang der Wirbelsäule bis in den Schädel. *Idâ* (3) und *pingalâ* (1) ziehen ebenfalls vom Becken nach oben und kreuzen sich jeweils an den *cakra*.

Diesem Konzept schließt sich eine weitere wichtige Vorstellung an: Idealerweise fließt *prâna* in allen diesen Passagen ungehindert, kann dies aber nur dann, wenn sie nicht durch Unreinheiten und Schlacke blockiert sind. Genau dies ist aber der Normalzustand. Das wesentliche Ziel aller Praxis ist deshalb, diese Passagen zu reinigen und damit für den freien Fluß von *prâna* zu öffnen.
Dabei wird davon ausgegangen, daß *prâna* normalerweise *sushumnâ* überhaupt nicht erreicht, sondern nur, wenn auch oft ungenügend, durch die *idâ (ha)* und *pingalâ (tha) nâdî* fließt. Wenn es dem *prâna* möglich wird, in das *sushumnâ nâdî* einzutreten, vereinigen sich *(yoga)* das *prâna* von *ha* und *tha,* und deshalb nennen wir den Prozeß, der uns dorthin bringt auch *hatha-yoga.*
Im Yoga gilt also die *sushumnâ*, das zentrale *nâdî*, als der ideale Weg für *prâna*. Fließt *prâna* durch diese mittlere Passage, so ist es in so großem Maß im Körper konzentriert, daß es seine Wirkung in idealer Weise entfalten kann. Nichts davon verliert sich über den Körper hinaus nach außen. Bei der Beschreibung der Ziele und Wirkung von *prânâyâma* hatten wir ja gesagt, daß der Zustand, in dem *prâna* sich weit nach außen zerstreut, mit dem Vorherrschen von *avidyâ* gleichzusetzen ist. Die Art, wie und wo sich *prâna* im Körper bewegt, hat also unmittelbar einen bestimmten

Zustand des Geistes zur Folge: Können wir *prâna* nur ungenügend in den *nâdî* halten, behindern Blockaden seinen Weg, findet es keine gerichtete Bewegung, dann zerstreut es sich nach außen, und unser Geist wird von Unklarheit und Unruhe bestimmt. Dagegen begünstigt die Sammlung von *prâna* im Körper innere Ruhe und wahres Verstehen.

Was den Fluß des *prâna* in der *sushumnâ* angeht, so ist er normalerweise deshalb nicht möglich, weil ein Hindernis den Eintritt in diese Passage verlegt. Dieses Hindernis wird symbolisiert durch eine aufgerollte Schlange, die *kundalinî*.[3]

Die Darstellung des Konzeptes von *kundalinî* ist durch viele Unklarheiten oft verwirrend. Selbst ein Text wie die *Hatha Yoga Pradîpikâ* ist in seinen Beschreibungen widersprüchlich.

Das hier dargelegte Konzept folgt dem, meiner Ansicht nach besten, weil kohärentesten und klarsten Text zu diesem Thema, der *Yoga Yâjñavalkya*.

Kundalinî wird dort unzweideutig verstanden als Hindernis. Was durch die Yogapraxis irgendwann einmal in die *sushumnâ* eintreten soll, ist nach diesem Text nicht *kundalinî* selbst, sondern eindeutig *prâna*. Viele Bücher beschreiben dagegen die *kundalinî* selbst als das, was schließlich in die *sushumnâ* aufsteigen soll. Dies trifft keineswegs zu, wenn wir der *Yoga Yâjñavalkya* folgen, die übrigens einer der ältesten Texte ist, die über diese Aspekte der Yogapraxis spricht. Dort wird in einem schlüssigen Konzept *prâna* und seine verschiedenen Formen, die es im Körper annimmt, mit der Yogapraxis verbunden und gesagt: Sind wir in dieser Praxis erfolgreich, wird die *kundalinî* verbrannt, und der Weg für *prâna* ist frei.[4]

In diesem Kontext werden die *bandha*, von denen wir schon sprachen, als ein wichtiges Mittel gesehen, *prâna* und Feuer im Körper so auszurichten, daß die *kundalinî* Stück für Stück beseitigt werden kann.

Kundalinî ist dargestellt als eine aufgerollte Schlange, und wenn wir eine Schlange, die aufgerollt daliegt, töten, streckt sie sich. Eine tote Schlange ist immer lang ausgestreckt, weil die Muskeln sie nicht mehr in ihrer eingerollten Form halten können. Deshalb wird gesagt, wenn das Feuer des Körpers, *agni*, die Schlange getötet hat, entrollt sich die *kundalinî*, und die Passage für *prâna* ist geöffnet. Das passiert nicht von heute auf morgen. Auch wenn Teile der *kundalinî* schon zerstört sind, bleibt sie dennoch für lange Zeit in der Lage, *sushumnâ* zu blockieren.

---

[3] *Kundalî* ist nach dem *Amara kosha*, dem grundlegendsten Sanskritwörterbuch aus dem 7. Jahrhundert, einer der vielen Namen für "Schlange".

[4] *Yoga Yâjñavalkya*, Kapitel 12, Vers 11: "Mit der Hilfe von *prâna vâyu* und *agni* (dem inneren Feuer), die Gedanken auf Gott gerichtet, wird die *kundalinî* verbrannt *(kundalinim dâhati)*".

Vers 12: "Wurde die *kundalinî* vom Feuer "gekocht" *(shantapte)*, weicht sie zur Seite, und der Weg ist geöffnet. Dann bewegt sich *prâna vâyu* und *agni* nach oben. Solch eine Person ist frei von Krankheit."

Vers 16: "Alle *vâyu* zusammen mit dem Feuer *agni* bewegen sich in Richtung *sushumnâ (brahmarandhra)*. Wie könnte ich beschreiben, wessen ein Mensch dann gewahr wird?" Näheres zu diesem Text findet sich in Kapitel 19.

Betrachtet man das hier dargelegte Konzept genauer, dann wird deutlich, daß *kundalinî* nichts anderes bedeutet als das, was wir wir mit *avidyâ* bezeichnen. In der gleichen Weise, wie *avidyâ* so mächtig werden kann, daß es *purusha* vollständig am Sehen hindert, blockiert *kundalinî* das *prâna* und hält es davon ab, in die *sushumnâ* aufzusteigen.

Der Augenblick, in dem *avidyâ* aufhört zu existieren, ist der gleiche, in dem *kundalinî* beseitigt ist. Dann tritt *prâna* in die *sushumnâ* ein und bewegt sich langsam nach oben.

So können wir *hatha-yoga* auch als einen Teil von *râja-yoga* verstehen. *Râja-yoga* läßt sich nämlich beschreiben als der Prozeß, in dem *prâna*, welches - wir erinnern uns - der Freund von *purusha* ist, allmählich nach oben steigt. Wenn es dort anlangt, entfaltet sich *purusha*, und der betreffende Mensch ist ein "König", ein Meister, eine Meisterin.

Wird die Betonung vor allem auf das Konzept von *kundalinî* gelegt, spricht man eben von *kundalinî-yoga*.

Nennen wir diesen Weg *hatha-yoga*, dann deshalb, weil durch ihn die Trennung zwischen *ha* und *tha* beseitigt wird.

Schließlich läßt sich dafür auch der Begriff *tantra-yoga* benutzen: Jetzt steht im Mittelpunkt, bestimmte Energien, die normalerweise anderweitig vergeudet werden, so auszurichten, daß sie Blockaden, die dem *prâna* im Wege stehen, reduzieren können. Die Techniken, die dabei verwandt werden, sind ganz besondere, und deshalb wird auch das Wort *tantra* benutzt. Eine wesentliche Bedeutung dieses Wortes ist "Technik" im positiven Sinne: ein geschicktes Handwerk, ein sorgfältig gewebtes Netz. Dabei steht im *tantra-yoga* der Körper im Mittelpunkt, und es werden die unterschiedlichsten Bezüge und Verbindungen zwischen dem Körper und anderen Bereichen der Welt und des Kosmos hergestellt.

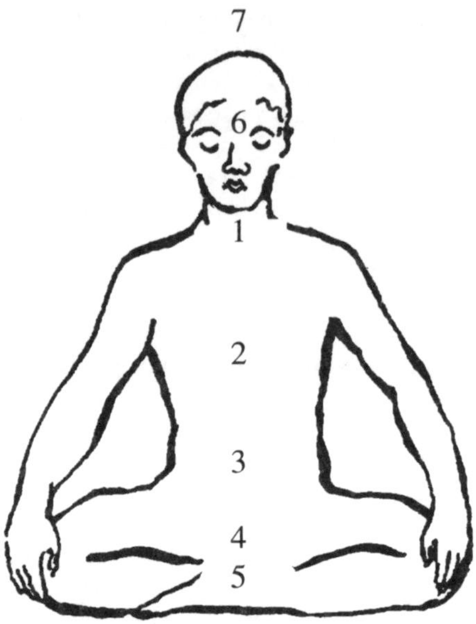

Abb. 60: Die verschiedenen Körperbereiche und ihre Bedeutung
In einer sehr verbreiteten Interpretation der verschiedenen Körperbereiche wird der menschliche Körper aufgeteilt in fünf Räume. Jeder repräsentiert eines der Elemente von *prakrti*. Der Kehlbereich (1) steht für *âkâsha*, das Element "Raum": Raum brauchen wir, um sprechen zu können. Der Herzbereich (2) ist *vâyu*, "Luft": Dort ist *prâna* zu Hause. Der Nabelbereich (3) ist der Ort des *agni*, "Feuer". Der untere Bauchraum (4) entspricht *ap*, "Wasser". Der unterste Bereich des Rumpfes schließlich (5) wird verbunden mit *prthvî*, "Erde". Zu diesen fünf Räumen werden zwei weitere Entsprechungen hinzugefügt: Der Bereich zwischen den Augenbrauen (6) gilt hier als der Ort des Geistes, der oft mit *buddhi*, *citta*, aber auch anderen Namen bezeichnet wird. Die höchste Stelle des Körpers, der Scheitelbereich (7), repräsentiert *purusha*. Diese sieben Orte zusammen bilden die sieben *cakra*. Jedes *cakra* steht also für eines der fünf Elemente, den Geist und *purusha*.

In diesem Zusammenhang sind die Vorstellungen, die mit den *cakra* verbunden werden, natürlich von großer Bedeutung. Jedem *cakra* wird eine detaillierte Beschreibung gegeben, die einen ungemeinen Reichtum an Symbolen in sich trägt. Neben diesen mit der Zeit immer kunstvoller ausgeschmückten Bildern spielen auch bestimmte Silben eine wichtige Rolle, die jeweils mit einem der *cakra* verbunden werden. So ist das Nabel-*cakra* zum Beispiel durch die Silbe *rum* repräsentiert, weil *rum* in der Regel im Zusammenhang mit dem Feuer, *agni*, benutzt wird. Als Ort des *agni* gilt der Bereich des Nabels. Aufgrund ähnlich hergestellter Analogien steht etwa die Silbe *hum* für den Kehlbereich.

Das Studium dieser Töne, der Bilder und Entsprechungen, die den einzelnen *cakra* zugeordnet sind, hat sich im Laufe der Zeit zu einer sehr ausgefeilten und vielschichtigen Wissenschaft entwickelt. Durch die Ausrichtung unserer Aufmerksamkeit auf die verschiedenen *cakra*, das Eindringen in dieses ganze Konzept mit Hilfe bestimmter Praktiken - *guru* und *mantra* spielen dabei zum Beispiel eine große Rolle - bewegen wir uns auf das Ziel auch dieses Weges zu: Die Reduzierung und schließlich Beseitigung von *avidyâ*, in diesem Konzept repräsentiert durch *kundalinî*.

FRAGE: Ich habe gelesen, daß in dem Moment, in dem die *kundalinî* befreit wird, es sich anfühlt, wie wenn ein mächtiger elektrischer Schock durch ein Kabel ziehen würde. Da hieß es auch, wenn dieses Kabel nicht stark genug für den Strom sei, würde es durchbrennen, und dies sei gefährlich, und man sollte darauf vorbereitet sein.
ANTWORT: Mir scheint, es muß in dieser Weise beschrieben werden, weil viel Geheimnisvolles und auch Oberflächliches um diese Vorstellung rankt. Sie erscheint geheimnisvoll, weil wir nicht einfach den Körper aufschneiden und diese Kraft sehen können. Verbinden wir diese Kraft aber mit dem Konzept von *prâna*, bleibt nichts mehr mysteriös. Das ist die Qualität eines Textes wie zum Beispiel der *Yoga Yâjñavalkya*. Und dort heißt es zu der Erfahrung des Aufstiegs des *prâna* in die *sushumnâ* ganz lapidar: "Wie könnte ich beschreiben, wessen ein Mensch dann gewahr wird?".
Es gibt da keinen Schock im Sinne ihrer Frage. Wenn ein Mensch die Wahrheit sieht, ist der einzige Schock für ihn, sehen zu müssen, welch ein Tor er vorher war. Es ist keine Frage von 1000 Volt oder ähnlichem.
Während es als Metapher gemeint ist, wenn der Aufstieg der *kundalinî* beschrieben wird, macht dies, wörtlich genommen, wenig Sinn. Würden wir tatsächlich sagen, *kundalinî* ist eine Energie, die uns zur Wahrheit führt, so müßten wir damit die Tatsache akzeptieren, daß im Leben zwei unterschiedliche Energien nebeneinander bestehen, *prâna* und *kundalinî*.
Es tut mir leid, dies sagen zu müssen, aber viele dieser Ideen basieren auf oberflächlichen und falschen Übersetzungen oder dem Unvermögen, Unklarheiten, die sich in manchen Texten finden, zu erklären. Deshalb müssen diese Konzepte und Techniken von jemandem erläutert werden, der darin sowohl über eine große praktische Erfahrung und ein fundiertes Wissen verfügt als auch mit Sanskrit, in dem diese Texte abgefaßt sind, wirklich vertraut ist. An einem von beiden mangelt es leider sehr oft.
FRAGE: Wenn wir nun *kundalinî* Stück für Stück verbrennen, tritt dann jedesmal ein klein wenig mehr *prâna* in die *sushumnâ* ein?
ANTWORT: Wir müssen sehr darauf achten, daß wir mit Bildern, in denen wir versuchen, bestimmte Erfahrungen zu beschreiben, nicht zu weit gehen. Wir sollten nie vergessen, daß es Bilder sind und nicht die Erfahrung selbst. Trotzdem, wir könnten es uns tatsächlich genauso vorstellen, wie Sie es in Ihrer Frage tun. Wir beschreiben dann eine Entwicklung, auf die ich einmal im Zusammenhang mit den verschiedenen Zuständen unseres Geistes hingewiesen habe: Manchmal bewegen wir uns in einem Zustand, den wir als *dhyâna* oder *samâdhi* beschreiben können. Dann sind

wir wieder in einem Zustand der Zerstreuung. Wenn unser Geist ohne Ruhe und Klarheit ist, liegt die *kundalinî* zusammengerollt da und blockiert *sushumnâ*. Ist unser Geist ruhiger, wird er von *kundalinî* weniger behindert, und es mag sich vielleicht einmal ein Zustand einstellen, in dem sich der Geist n u r noch auf jener Ebene bewegt, die klares Sehen und wahres Verstehen bedeutet. Das heißt dann tatsächlich nichts anderes, als daß das *prâna* in der *sushumnâ* höher und höher gestiegen ist und nun dort frei fließen kann, wo ihm vorher durch Blockaden der Weg versperrt war.

FRAGE: Ist nach den Vorstellungen des *hatha-yoga* der Gebrauch der *bandha* das einzige und ausschließliche Mittel, die *kundalinî* zu bewegen?

ANTWORT: Nein. Wenn Sie zum Beispiel die *Hatha Yoga Pradîpikâ* lesen, werden Sie feststellen, daß keine der Techniken als "ausschließliche" beschrieben wird. In verschiedenen Kapiteln werden verschiedene Wege angeboten. Das gleiche gilt für die *Gheranda Samhitâ, Shiva Samhitâ* und andere klassische Texte. Es werden dort sehr unterschiedliche Vorschläge gemacht.

FRAGE: Ist es dann so, daß auch bei anderen Arten von Yoga die gleiche körperliche Erfahrung gemacht wird wie im *kundalinî-yoga*? Wie ist das also zum Beispiel, wenn jemand den Weg des *jñâna-yoga* geht, ein *jñâni*, ein Wissender, wird und *avidyâ* verschwindet?

ANTWORT: Ist der Geist unruhig, so existiert kein *jñâna*, kein Wissen. Nun werden die Begriffe *ha* und *tha*, die wir schon kennengelernt haben, auch dafür benutzt, die Extreme eines oszilierenden Geistes zu beschreiben. Der Fluß des *prâna* n u r in *ha (idâ)* und *tha (pingalâ)* steht für einen unruhigen, zwischen den Extremen hin- und hergerissenen Geist. *Prâna* in der *sushumnâ* dagegen repräsentiert einen klaren und ruhigen Geist. In diesem Sinne ist ein *jñâni* jemand, dessen oder deren *prâna* in der *sushumnâ* fließt. Bei den anderen dagegen, denen "ohne Wissen", den *a-jñâni*, ist der Fluß des *prâna* noch immer in sehr unvollkommener Weise auf die einander entgegengesetzten *nâdî, ha* und *tha,* beschränkt. Wir dürfen uns nicht davon verwirren lassen, daß verschiedene Schulen dem gleichen Prozeß unterschiedlichen Ausdruck geben und die Betonungen unterschiedlich setzen.

Viele dieser Beschreibungen sind im *Yoga Sutra* sehr deutlich und explizit ausgeführt. Allerdings wird dort weder *ha* noch *tha* noch *kundalinî* erwähnt. Das *Yoga Sutra* betrachtet diese Fragen von einem grundsätzlicheren Standpunkt aus und zeigt uns, wie wenig unterschiedlich diese verschiedenen Konzepte im Grunde sind. Es geht dort vor allem um den Zustand unseres Geistes. Was immer mit dem Zustand des Geistes geschieht und sich ändert, betrifft die Person als ganze, also auch ihren Körper und die Erfahrungen auf dieser Ebene. Das ist die Basis des *Yoga Sutra*, das deshalb beim Verständnis der hier angesprochenen Fragen eine große Hilfe ist.

Leute fragen mich oft, ob ich *âsana* unterrichte und wenn ich mit "ja" antworte, sagen sie: "Oh, dann sind Sie ein *hatha yogi!"* Spreche ich über das *Yoga Sutra*, sagen sie: "Oh, sie sind ja ein *râja yogi!"* Und wenn ich sage, ich rezitiere die Veden, ist ihr Kommentar: "Ach so, Sie sind ein *mantra yogi!"* Wenn ich einfach nur sage, daß ich Yoga praktiziere, können sie nichts damit anfangen. Viele wollen eben alles

und jedes mit einem Etikett versehen. Unglücklicherweise sind alle diese Klassifizierungen viel zu wichtig geworden und vermitteln den Eindruck, daß in den verschiedenen Formen des Yoga sich alles voneinander unterscheidet und keinen Bezug zueinander hat.
In Wahrheit handeln sie aber alle vom gleichen, nur von verschiedenen Perspektiven aus, und eigentlich brauchte es darüber keine Verwirrung zu geben. Wenn wir im Yoga *eine* Richtung wirklich in ihrer ganzen Tiefe verfolgen, so sind in diesem Weg tatsächlich alle anderen Richtungen enthalten.

18

Leben und Yoga Shri T. Krishnamacharyas - Ein Gespräch mit T.K.V. Desikachar

Am 18. November 1888 kommt Tiruvannamalai Krishnamacharya in einem Dorf des Staates Mysore, Südindien, zur Welt. Er wird hineingeboren in eine Familie, die ihre Wurzeln zurückverfolgt bis hin zu dem berühmten südindischen Weisen Nathamuni, Verfasser des Textes *Yoga Rahasya*, dem ersten Lehrer in der Genealogie der *Vaishnava*-Gurus.
Seinen ersten Yoga- und Sanskritunterricht erhält Krishnamacharya dann auch von seinem Vater, bevor er mit zwölf Jahren Schüler des Brahmatantra Parakala Mutt in Mysore wird, einer damals sehr bekannten und angesehenen Brahmanen-Schule. Dort wird er mit den vedischen Texten und Ritualen vertraut und besucht daneben das königliche College von Mysore.
Mit achtzehn Jahren zieht es ihn nach Benares, wo er an der Universität Sanskrit, Logik und Grammatik studiert. Zurück in Mysore, erhält er vom Leiter des Parakala Mutt, Shri Krishna Brahmatantra Swami, die vollständige Ausbildung in der Philosophie des Vedanta, um danach wieder nach Norden zu gehen und an der Universität Patna das Studium des ältesten der philosophischen Systeme Indiens, des Sâmkhya, mit einem Examen abzuschließen. Der Sâmkhya ist das philosophische System, auf dessen Grundlage sich über weite Teile der Yoga stützt.
1916 macht er sich auf in den Himalaya. Dort, am Fuß des Berges Kailash, trifft er seinen Lehrer, Shri Ramamohan Brahmâchari, einen gelehrten Yogi, der als Familienoberhaupt in der Nähe des berühmten Mânasarovar-Sees in Tibet lebt. Mit ihm verbringt er mehr als sieben Jahre. Dieser Lehrer ist es auch, der seinen weiteren Lebensweg in starkem Maße mitbestimmt, indem er ihm als seine große Aufgabe die

Verbreitung des Yoga und die Anwendung seiner Fähigkeiten zum Zweck von Heilung und Unterstützung kranker Menschen vermittelt. So richtet sich Shri Krishnamacharya nicht auf eine Karriere als Gelehrter ein, sondern kehrt zurück in den Süden, wo er seine Studien der Ayurveda, der traditionellen indischen Heilkunst, und eines weiteren philosophischen Systems, des Nyâya, in Kalkutta und Benares ab-schließt. 1924 kehrt er nach Mysore zurück, wo ihm der damalige Raja, ein fortschrittlicher Monarch, die Möglichkeit gibt, eine Schule für Yoga einzurichten. Der Raja selbst wird einer der begeistertsten Schüler. Von 1933 bis 1955 unterrichtet er dort Yoga, studiert und schreibt sein erstes Buch *"Yoga Makarandam"* - "Geheimnisse des Yoga".
Sein Ruf dringt zu dieser Zeit schon weit über Südindien hinaus. Die ersten westlichen Schüler und Schülerinen kommen 1937, um mit ihm Yoga zu lernen. Indra Devi ist eine der ersten; B.K.S. Iyengar, dessen Schwager er durch seine Heirat geworden ist, erhält bei ihm seinen ersten Unterricht.
1939 und 1940 reist ein französisches Ärzteteam an, um sich Gewißheit darüber zu verschaffen, daß ein erfahrener Yogi bewußt und absichtlich den Herzschlag anhalten kann. Für Shri Krishnamacharya ist diese vielbestaunte Untersuchung eine eher lästige Demonstration, die er der wissenschaftlichen Welt als Antwort auf ihre Skepsis gegenüber dem Yoga schuldig zu sein glaubt. Sein Interesse und seine Tätigkeit wenden sich immer intensiver der Behandlung Kranker mit Hilfe von Ayurveda und Yoga zu. In diesem Feld wird sein Name immer bekannter, und so wird er 1952 nach Madras gerufen, um dort einen berühmten Politiker, Mitverfasser der indischen Verfassung, nach einem Schlaganfall zu behandeln. Dort in Madras läßt er sich dann mit seiner Familie endgültig nieder.
Neben seinen indischen Studenten, unter denen sein Sohn T.K.V. Desikachar der engste ist, kommen immer mehr westliche Schüler, um bei ihm zu lernen. Gerard Blitz ist einer der ersten, die ihn in Madras aufsuchen.
1976 gründet T.K.V. Desikachar den Krishnamacharya Yoga Mandiram, eine Institution, die sowohl im Bereich der Anwendung des Yoga für Kranke als auch in der Ausbildung einheimischer und westlicher Schülerinnen und Schüler zunehmend Bedeutung erlangt und getragen ist von der spirituellen Kraft Shri Krishnamacharyas.
Bis sechs Wochen vor seinem Tod im Jahre 1989 lehrt und inspiriert Shri Krishnamacharya seine Umgebung mit klarem, wachem Verstand.

FRAGE: Als Sohn und Schüler sind Sie sicher einer derjenigen, die Shri Krishnamacharya am nächsten waren und ihn am besten gekannt haben. Können Sie uns etwas über den Sanskritgelehrten, Heiler und Yogachârya Krishnamacharya erzählen?
ANTWORT: Der erste Grund, warum mein Vater Sanskritgelehrter wurde, liegt in seiner Familientradition. In jenen alten Tagen waren solche Menschen wie die Vorfahren meines Vaters bekannt als Ratgeber, selbst für Könige. Den Großvater meines Vaters zum Beispiel würden wir heute so etwas wie einen Premierminister nennen. Aber damals war die Funktion des Premierministers keine politische in unserem

Sinne: Er galt vielmehr als ein Ratgeber, der den Herrschern sagte, was richtig war und was falsch. Zu diesem Zweck studierten diese Gelehrten ganz selbstverständlich die alten Texte, die alle in Sanskrit abgefaßt sind. So war es zu jener Zeit ganz normal für jemanden wie meinem Vater, der in dieser Umgebung aufwuchs, daß er in Sanskrit sehr bewandert wurde: Es war die Sprache dieser Kreise, so wie es heute vielleicht Englisch für die Techniker ist.

Seine Erziehung war also so ausgerichtet, daß er zuerst gut Sanskrit lernte, um die Sprache zu beherrschen, in der die alten Texte geschrieben sind, und dann die alten Texte selbst studierte, die die verschiedenen Zweige der Veden zum Inhalt hatten. Yoga gehörte einfach dazu.

Ein besonderes Interesse gerade an Yoga entwickelte mein Vater aber deshalb, weil der Yoga in der Familie, in der er aufwuchs, eine große Tradition hatte. Als einer seiner Vorfahren gilt Nathamuni, ein berühmter Yogi, der bekannt ist für seine große Erfahrung in unserer Religion und seine Meisterschaft im Yoga. Das Interesse an Yoga muß sich wie ein roter Faden durch die Geschichte dieser Familie gezogen haben, und mein Vater hat diese Tradition aufgenommen. Sein erster Lehrer, so sagte er, war sein eigener Vater.

Er verfolgte dieses Interesse dann weiter, als er von großen Meistern hörte, die hoch oben im Norden Indiens unterrichteten, und fand in der Gegend von Mânasarovar im Himalaya schließlich seinen Lehrer Ramamohan Brahmâchâri. Er blieb fast acht Jahre bei ihm. Sein Meister unterwies ihn in der *Yoga Sutra* und lehrte ihn die Möglichkeiten, mit Yoga Kranken zu helfen. Vieles von dem, was die Einzigartigkeit seiner Lehren ausmacht, kommt von diesem Lehrer.

Es ist also für jemanden mit einer solchen Familientradition, die bis zu Nathamuni zurückreicht, fast normal, ein großer Gelehrter für Sanskrit zu werden und versiert zu sein in all der Literatur und Religion, die die Veden uns geben. Weil sein Lehrer ihm sagte: "Du mußt die Botschaft des Yoga verbreiten", entschloß er sich schließlich, Yogalehrer zu werden. Dafür schlug er viele Professurangebote aus: für Sanskrit, für die Disziplinen Logik, Vedanta und andere. Er tauchte tief in all das ein, was ihn gelehrt worden war, und so wurde er ein Guru. Das war keine einfache Sache, sicher auch ein innerer Kampf, aber er tat es.

Ein weiterer wichtiger Punkt in seinem Weg war, daß er durch sein Interesse an Religion, besonders an seiner eigenen, der der *Vaishnava*, auf die Lehren einiger großer Yogis des Südens stieß. Diese Leute werden *alvar* genannt. *Alvar* bedeutet: jemand, der zu uns gekommen ist, um zu "regieren". *Alvar* lenken gleichsam den Geist der anderen Menschen und werden für eine Inkarnation Gottes gehalten. Ihre Größe wurde ihnen schon in die Wiege gelegt, und manche von ihnen stammten nicht aus der Kaste der Brahmanen, sondern waren bisweilen sogar nichts weiter als einfache Jäger oder Dorfleute. Aber sie wurden als außergewöhnliche Menschen geboren. Shri Krishnamacharya studierte die Schriften dieser großen Meister, die in unserer Sprache, also Tamil, abgefaßt sind, und entdeckte so auch die Bedeutung von Yoga, wie sie hier im Süden verstanden wurde. Er konnte deshalb die großen Lehren aus dem Norden, die von seinem Lehrer in den Himalayas stammten, verbinden mit den großen Lehren des Südens, die von unseren tamilischen Meistern, den *alvar*, kommen.

FRAGE: War es damals für jemanden, der diesen Weg ging, eine Notwendigkeit, irgendwann einmal hinauf in die Himalayas zu gehen und dort mit einem Heiligen zu leben?
ANTWORT: Nein. Es war seine persönliche Entscheidung. Er traf die Entscheidung, alles über die vedischen *darshana* - die verschiedenen Systeme des indischen Denkens - lernen zu wollen, weil einige seiner Ansichten von seinen Lehrern nicht akzeptiert wurden. Als er in seinem Kollege in Mysore Vorlesungen über Sâmkhya und Mimamsa hörte, gelobte er sich, an die besten Plätzen in Indien zu pilgern und alles über diese Schulen wie Mimamsa, Sâmkhya usw. zu lernen, was es zu lernen gab. In diesen Tagen war der berühmteste Ort für ein solches Unterfangen Kâshi, jetzt bekannt als Varanasi oder Benares. So ging er nach Benares. Er hatte Glück, diese Gelegenheit geboten zu bekommen, weil es Leute gab, die seine Begabung erkannt hatten. Und es war in Kâshi, in Benares, wo er durch seinen Lehrer, Ganganath Jha, von einem großen Yoga-Meister im Norden erfuhr. Er erhielt von Ganganath Jha eine Empfehlung, und so kam es, daß er in den Norden ging. Es war kein Ritual, dem er folgte, es war eher so etwas wie Zufall.
FRAGE: Und der Heiler Krishnamacharya?
ANTWORT: Für die meisten Leute ist Yoga ja ausschließlich eine spirituelle Disziplin, aber aus der Biographie meines Vaters heraus wird verständlich, warum Yoga für ihn auch andere Aspekte umfaßte: In einer der Biographien über ihn wird erzählt, daß er schon als Student mit Kranken befaßt war. Einmal, mein Vater selbst hat mir davon erzählt, wurde er damals sogar vom englischen Gouverneur (zu jener Zeit wurde Indien noch von England regiert) zu Rate gezogen. Der Gouverneur litt unter Diabetes, und mein Vater konnte ihm wohl gut helfen, denn er förderte von da an seine Studien und unterstützte auch seine Reise in den Norden und zum Berg Kailash.
Die Möglichkeit, heilend zu wirken, muß also aus seinem eigenen Hintergrund heraus entstanden sein. Wahrscheinlich war es sein Vater, der ihm Hinweise gab, wie Diabetes und anderes behandelt werden kann, denn in der Yoga Rahasya des Nathamuni finden wir viele Bemerkungen über den Gebrauch von Yoga bei der Behandlung von Krankheiten.
Krankheit ist ein Hindernis auf dem Weg spiritueller Entwicklung; deshalb sollte etwas dagegen unternommen werden. Dafür gibt es viele Mittel: manchmal ist es ein *mantra*, manchmal die Ernährung, manchmal wird es *âsana*, manchmal *prânâyâma* sein. Wahrscheinlich hat er davon schon früh erfahren und wollte mehr darüber wissen. Es war ihm damals klar, daß er, wenn er mehr über das Heilen erfahren wollte, auch mehr über Ayurveda, die indische Heilkunst, lernen müßte.
Also ging er nach Bengalen zu einem bekannten Lehrer, Krishna Kumar. Bei ihm blieb er, um Ayurveda zu lernen.
So hatte er neben den Lehren des Nathamuni über Yoga für eine gute Gesundheit die Kenntnis der Ayurveda. Dazu kam, und das ist vielleicht das wichtigste, daß er wußte, wie man aus dem Tasten des Pulses Informationen über den Zustand eines Menschen bekommen konnte. Er muß dies von Meistern gelernt haben, und er studierte alte Texte, die von dieser Kunst handeln.

Er nahm immer den Puls der Menschen, die zu ihm kamen, und eines der ersten Dinge, die er mich lehrte, war, wie der Puls gelesen werden kann.
Die Beherrschung der Pulsdiagnostik, die Verwendung von Ayurveda und Nathamunis System von Gesundheit durch Yoga, das waren die Mittel, mit Hilfe derer er dann Ratschläge gab, die sich auf die körperliche, die geistige und die spirituelle Ebene von Heilung bezogen. So mag es auch nicht überraschen, daß er auf diesem Gebiet manchmal wahre Wunder vollbrachte.
Warum er dann nach Madras kam, hatte nur den Grund, daß ein bekannter Rechtsgelehrter, der an der indischen Verfassung mitarbeitete, krank geworden war, niemand ihm helfen konnte, und mein Vater gebeten wurde, ihn zu besuchen. Der Mann, der durch einen Schlaganfall gelähmt war, hatte von meinem Vater gehört, und so wurde veranlaßt, daß er von Mysore nach Madras kam, um ihn zu heilen. Es gelang ihm auch, und er blieb schließlich für die Rest seines Lebens, fast 35 Jahre, in Madras.
FRAGE: Was macht seinen Yoga so besonders?
ANTWORT: Das erste ist die Beachtung der Individualität, der Besonderheit eines jeden Menschen. Wenn wir den besonderen Menschen in seiner Eigenheit respektieren, dann heißt das auch: Wir beginnen von dort, wo dieser besondere Mensch ist. Nicht vom Bedürfnis des Lehrer aus, sondern vom dem des Schülers. Dies verlangt viele und unterschiedliche Mittel; es gibt nicht nur eine Lösung. Einer der großen Mängel an der Art, wie heute Yoga oft gelehrt wird, liegt darin, daß der Eindruck vermittelt wird, es gäbe e i n e Antwort, die für j e d e n Menschen paßt, und e i n e Behandlung für jede Erkrankung, gerade so, als könnten wir mit Yoga so umgehen wie mit Medikamenten: Chloroquin gegen Malaria, Insulin gegen Diabetes.
Yoga betrifft aber zuallererst unseren Geist, und der ist von Mensch zu Mensch sehr unterschiedlich. Auch die Umgebung, die Kultur, aus der jemand kommt, ist immer verschieden.
Mein Vater entschied sich jeweils für das, was ihm nötig und hilfreich erschien: Einmal waren es *âsana*, einmal war es ein Gebet, manchmal forderte er auch jemanden auf, mit einer bestimmten Yogapraxis aufzuhören: dann war das eben die Heilung. Es sind endlos viele Geschichten, die ich nur so aneinanderreihen könnte und die alle die Notwendigkeit eines i n d i v i d u e l l e n Weges zum Yoga verdeutlichen. Dabei heißt einen individuellen Weg zum Yoga herstellen, nicht einfach, im Einzelunterricht zu lehren. Wir müssen sehen, daß eine Person heute nicht die gleiche ist wie gestern und schon gar nicht die gleiche wie die, die mit vielleicht ähnlichen Fragen letzte Woche zu uns kam.
Diese Botschaft ist die wichtigste, die mein Vater vermittelte, und sie beinhaltet genau das Gegenteil von dem, was heutzutage die Regel ist: Ich meine den Versuch, jede und jeden mit dem gleichen abzuspeisen.
Die Essenz der Lehren meines Vaters ist: Nicht der Mensch muß sich dem Yoga anpassen, sondern der Yoga dem einzelnen Menschen.
Ich würde sogar sagen: genau darin unterscheidet sein Weg sich von den meisten anderen, die es sonst gibt: dort ist alles wohl organisiert, und man muß sich dieser Struktur anpassen. Hier bei ihm gibt es keine Organisation, das Individuum selbst gibt die Struktur des Weges vor.

Das bedeutet, daß das Fortschreiten auf dem Yogaweg für jeden Menschen ein besonderes ist. Wir dürfen dies nicht vorwegnehmen, indem wir willkürlich ein Ziel festlegen.
Yoga dient dem Individuum, und zwar im Sinne von Transformation, nicht im Sinne von Information. Das sind zwei verschiedene Dinge. Dieses Buch hier gibt so etwas wie eine Information über diverse Themen. Aber um eine wirkliche Transformation zu bewirken, würde ich dem einen Menschen das gleiche Thema ganz anders erklären wollen als dem anderen.
Die Anzahl der Möglichkeiten, die mein Vater uns genannt hat, sich im Yoga einem Menschen anzunähern, ist größer, als ich sie je irgendwo anders gefunden habe. Wer sollte wen lehren, wann und was, - das sind die wichtigen Ausgangsfragen bei ihm. Aber unter diesen Möglichkeiten, liegt die entscheidendste dort, wo er darauf besteht, daß von der Macht des A t e m s Gebrauch gemacht werden muß. Das ist etwas ganz Außergewöhnliches, nirgendwo anders wird dem Atem solche Bedeutung gegeben, und unsere Arbeit hat bestätigt, daß dies eine Art Wunderdroge ist, wenn ich mal diesen Ausdruck benutzen darf.
FRAGE: Im Zusammenhang mit der Arbeit am Atem benutzten Sie wie Ihr Vater sehr viel Töne, Klang und *mantra*. Nun gehören *mantra* zumindest doch in den Bereich der indischen Kultur. Können wir im Westen etwas mit diesem Aspekt des Yoga Krishnamacharyas anfangen?
ANTWORT: Sie müssen das Wort *mantra* richtig verstehen. Es ist kein Symbol für den Hinduismus, es ist vielmehr etwas Universelles: Es ist etwas, was den Geist einer Person auf eine höhere Ebene bringen kann. Klang hat diese Kraft in sich; die Stimme hat einen enormen Einfluß. Denken Sie nur daran, wie sehr ein Vortragender allein durch die Art und Weise wie er spricht die Zuhörer fesseln kann. In unserer indischen Tradition haben wir von diesen Eigenschaften des Klangs, des Tons, Gebrauch gemacht. Wir benutzen Sanskrit-Worte, aber auch in Ihrer Sprache gibt es doch Klang, gibt es Ton! In Indien benutzten wir *mantra*, weil sie den Menschen aufgrund ihrer religiösen Tradition etwas bedeuten, - ich würde ein *mantra* nicht immer und überall benutzen. Wir können im System der jeweils eigenen Tradition bleiben. Was aber wirklich stimmt, ist, daß Töne und Klänge einen ganz besonderen Einfluß haben können. Unsere Arbeit bestätigt uns das immer wieder. Aber auch hier gilt, wie mein Vater immer wieder betont, daß individuell gearbeitet werden muß. Das gleiche *mantra* zum Beispiel ist nicht für alle gleichermaßen sinnvoll.
FRAGE: Können Sie etwas zu dem Konzept des intelligenten Aufbaus einer Yogapraxis sagen, zum Konzept *vinyâsa krama*?
ANTWORT: Zunächst: Was ist mit “intelligent” gemeint? Sie kennen ja sicher das Argument, daß mit dem Kopfstand mehr Blut in den Kopf gerät. Jemand, der das Gefühl hat, sein oder ihr Kopf sei nicht genug duchblutet, kommt damit schnell auf den Gedanken, daß der Kopfstand das beste *âsana* dagegen wäre. Als erstes sollten wir diesen Gedanken mal weiterdenken: Heißt das also, daß wir alle an Durchblutungsstörungen des Kopfes leiden, weil wir nun mal auf unseren Füßen stehen und gehen? Nun gut, vorausgesetzt, diese Vorstellung spukt bei einem Menschen im Kopf herum und bewegt ihn, täglich Kopfstand zu machen, morgens womöglich,

vielleicht sogar als erstes oder einziges *âsana*. Unsere Erfahrung hier in der Arbeit mit allen möglichen Menschen lehrt uns, daß solche Leute enorme Probleme mit dem Nacken bekommen, was in einer starken Spannung und Steifigkeit des Nackens und einer Minderdurchblutung der gesamten Nackenmuskulatur resultiert - also gerade im Gegenteil von dem, was erreicht werden sollte.

Ein intelligentes Herangehen an die Yogapraxis beinhaltet, daß wir uns, bevor wir beginnen, klar darüber sind, was die verschiedenen Aspekte des *âsana* sind, das wir machen wollen, wie wir sie vorbereiten können, unerwünschte Wirkungen abschwächen oder beheben können. Im Bezug auf den Kopfstand heißt das beispielsweise: Ist mein Nacken vorbereitet, kann ich gut atmen im Kopfstand, ist mein Rücken kräftig genug, mit einem Mal das ganze Gewicht der Beine zu heben...? Intelligent vorgehen heißt also, sich über die Implikationen der Praxis, sei es nun *âsana* oder *prânâyâma* klar zu werden und sich entsprechend dazu zu verhalten. Es reicht nicht zu springen, wenn ich in den Himmel möchte. Intelligentes Vorgehen, ich sage es noch einmal, bedeutet, Schritt für Schritt zu machen hin auf das Ziel, das ich mir ausgesucht habe. Wenn ich zum Beispiel nach Deutschland reisen möchte, ist das erste, was ich brauche, ein Paß. Dann brauche ich ein Visum, jemanden, der für mich bürgt usw. Allein die Tatsache, daß ich hinfahren will, macht mir die Reise nicht möglich. Nebenbei gesagt, funktioniert alle Wissenschaft auf die gleiche Art und Weise.

FRAGE: Wie sah Krishnamacharya die Bedeutung der *âsana* in der Yogapraxis?

ANTWORT: Mein Vater hat Yoga niemals so gesehen, daß es darum ginge, sich mit dem Körper zu beschäftigen. Für ihn ging es im Yoga immer nur darum, das Höchste zu erreichen, und für ihn war das Höchste Gott. Für ihn bedeutete Yoga also, Schritte zu machen, die zu Gott führten, mit dem Ziel, sich ihm hinzugeben, eins zu werden mit Gott. Dieser Weg verlangt denen viel ab, die ihn gehen wollen: Willensstärke, Vertrauen, die Fähigkeit zum kontinuierlichen Bemühen. Krankheit ist dabei sicher kein guter Weggefährte, denn sie zieht unsere Aufmerksamkeit ab; anstatt sich Gott hinzugeben, muß man sich um die Magenschmerzen kümmern. Die Schritte im Yoga, die sich mit dem Körper befassen, sind Schritte, die uns helfen sollen, den ganzen Weg gehen zu können. Nicht umgekehrt. Im Yoga geht es weder darum, den Körper zum Zentrum aller Aktivitäten zu machen, noch darum, ihn abzulehnen. Yoga kann für einen Menschen bedeuten, sich mit Hilfe von *âsana* wieder gesund zu machen, für jemand anderes kann es bedeuten, daß sie oder er im Yoga Hilfen findet, sich auf den Tod vorzubereiten - sicher nicht mit der *âsana*-Praxis, sondern indem versucht wird, einen etwas ruhigeren Geisteszustand zu erreichen, wo keine Schuldgefühle existieren oder keine Schuldzuweisungen. Vielleicht hieße Yoga hier, jemanden beten lehren.

Für ein Kind ist es interessant und auch sinnvoll, viel körperliche Aktivitäten zu haben - was soll ich auf der anderen Seite eine Achtzigjährige Kopfstand lehren oder den Lotossitz?

Es geht im Yoga immer darum, jemanden klüger, verständnisvoller und verständnisfähiger zu machen, als sie oder er vorher war. Wenn *âsana* dazu beiträgt: wunderbar. Wenn nicht, so muß ich es weglassen, und etwas anderes muß an seine Stelle treten.

Das Ziel, um es noch einmal in den Worten meines Vaters auszudrücken, ist immer: sich der höchsten Intelligenz, Gott, nähern, ist *bhakti*.

FRAGE: Wenn Shri Krishnamacharya lehrte, waren seine Ausführungen immer sehr stark eingebunden in den Bezug auf alte Texte. Es gab kaum eine Erläuterung, die nicht durch den Hinweis auf eine entsprechende Textstelle eine Verbindung herstellte zu den Schriften der alten Weisen. Gab es einen Text, der für ihn im Mittelpunkt stand?

ANTWORT: Für meinen Vater war der wichtigste Text des Yoga immer das *Yoga Sutra* des Patanjali. Die anderen Texte fand er ebenfalls hilfreich, aber über die Relevanz des *Yoga Sutra* gab es für ihn keinen Zweifel. Ein weiterer Text, der für meinen Vater sehr wichtig war, war das *Yoga Rahasya* von Nathamuni: Es gibt Hilfen für das praktische Vorgehen; es beschäftigt sich intensiv mit der Frage: Wie kann Yoga dem Individuum angepaßt werden? Es gibt viele detaillierte Informationen über das Atmen in *âsana,* über einzelne *âsana,* beispielsweise Techniken des Kopfstands usw. Es gibt also eine Menge Informationen, die das *Yoga Sutra* nicht gibt. Darüber hinaus legt Nathamunis Text großen Wert auf *bhakti*, also den Aspekt der Hingabe an Gott.

Die *Bhagavad Gîtâ* ist ebenfalls ein großer Yogatext. Er betont, daß der Weg zum Höchsten hin nicht mit dem Vernachlässigen oder Ablehnen der Pflichten einhergehen darf, die wir im Leben haben. Darin besteht die Einzigartigkeit der *Bhagavad Gîtâ*. Sie sagt uns, daß unsere Suche keine Flucht sein darf vor dem Leben.

Für jemanden, dem der *Veda* wichtig ist, ist die *Bhagavad Gîtâ* ein sehr wichtiger Text. Sie erzählt uns vieles aus den *Upanishad* auf eine leicht verständliche Weise. Und überraschenderweise gibt es dort auch einige wichtige Hinweise, etwa im Bezug auf Atmen"techniken" oder Hinweise auf die Ernährung. In solchen Details ist die *Bhagavad Gîtâ* viel klarer und genauer als das *Yoga Sutra*.

Ein Text wie die *Hatha Yoga Pradîpikâ* hat eine Menge guter Informationen, aber der wesentlichste Text ist und bleibt das *Yoga Sutra* von Patanjali.

Das *Yoga Sutra* verstehen zu lernen, ist eine Art Lebensaufgabe. Jedesmal eröffnet sich mehr, etwas anderes. Ich selbst habe das *Yoga Sutra* achtmal mit meinem Vater studiert; ich glaube, mein Vater hat sein ganzes Leben lang das Yoga Sutra studiert; jedesmal, wenn er es mich neu gelehrt hat, wußte er etwas anderes dazu zu sagen. Sein letzter Kommentar zu diesem Text, aus den Jahren 1984/85/86 führt Gedanken aus, die er vorher noch nicht ausgesprochen hatte. Zum Beispiel der Vers über *nâbhicakra.*[1] 1961 habe ich diesen Vers mit ihm studiert, aber wieviele Informationen über den menschlichen Körper hat er mir in seinem späten Kommentar in diesem Zusammenhang gegeben! Das *Yoga Sutra* ist auf allen Ebenen, sei es auf der des Körpers, auf der des Atem oder auf der, die unseren Geist betrifft, ein solch inspirierender Text.

---

[1] *Yoga Sutra*, Kapitel III, Vers 29

So war dieser Text neben dem *Yoga Rahasya* von Nathamuni, der mehr ins Detail geht und gleichzeitig das Thema *bhakti* so sehr betont, für Krishnamacharya d e r Yogatext.

FRAGE: Shri Krishnamacharya war Familienvater und kein *sannyâsin*. Wie stand er zu der Frage von *sannyâsin*?

ANTWORT: *Sannyâsin* meint, sich völlig einer höheren Macht, Gott, zu ergeben. Ich glaube, mein Vater war ein großes Beispiel genau dafür. Sein Empfinden war immer - und ließ nie einen Zweifel daran -, daß n i c h t er derjenige sei, der handelt. Er selbst empfand sich ohne Macht, es war immer die Kraft seines Lehrers oder Gottes, die ihn antrieb. Er berief sich immer darauf, daß alles, was er sagte und tat, von seinem Lehrer oder von Gott käme. Er beanspruchte nie, selbst etwas entdeckt zu haben. Er sagte immer: "Es ist von meinem Lehrer, von meinem *guru*, von Gott, nichts ist von mir".

Ich denke, das ist *sannyâsa*. Ein *sannyâsin* zu sein und gleichzeitig zu sagen, ich hätte alles selbst entdeckt, paßt nicht zusammen. *Sannyâsin* zu sein, heißt, alles, was man tut, dem Lehrer oder Gott zu Füßen zu legen. Dafür war er ein Beispiel. Die, die ihn getroffen haben, konnten es oft beobachten: Er nahm die Sandalen seines *guru* und legte sie sich auf den Kopf als Zeichen dafür, daß er sich klein fühlte, kleiner als die Füße seines Lehrers.

Deshalb würde ich denken, mein Vater war ein *sannyâsin* par excellence, und gleichzeitig war er Familienvater, weil er nie das Leben in einer Familie im Widerspruch empfand zu dem, was *sannyâsa* wirklich bedeutet. *Sannyâsa* im Sinne von Tragen einer orangenen Robe, dem Gebot, niemals lange an einem Ort zu bleiben, sondern umherzuwandern und die Nahrung zu erbetteln, war für ihn etwas, das nicht mehr in unsere Zeit gehört. Manu, einer unserer großen Gelehrten, sagte, in diesem Zeitalter des *kâlîyuga*, in dem wir jetzt leben, sei *sannyâsa* in diesem Sinne unmöglich geworden.

Auch sein Lehrer sagte ihm, er müsse das Leben eines Familienvaters führen, und Nathamuni sagt, daß das Familienleben der wichtigste Zeitabschnitt des Lebens sei. Dabei meint Familienleben nicht im besonderen, Kinder zu haben, sondern vor allem: so zu leben, wie andere auch, Verantwortung zu tragen.

Auch die *Upanishad* bestehen keineswegs auf *sannyâsa* im formalen Sinn. Die *Bhagavad Gîtâ* legt keinen großen Wert auf *sannyâsa*, sondern Arjuna wird dort vielmehr dazu gebracht, sich ins Leben zu stürzen und vor seiner Aufgabe nicht davonzulaufen.

Vielleicht sollten solche, die alles, was an Aufgaben für sie zu bewältigen war, hinter sich gebracht haben, die genug haben von dieser Welt, vielleicht sollten sie diesen Weg wählen. Aber das sind nur sehr wenige.

Ansonsten ist das, was traditionell unter einem *sannyâsin* verstanden wird, heute ein Ding der Unmöglichkeit.

FRAGE: Sie haben mit Ihrem Vater über 25 Jahre studiert. Wie kam es dazu, daß der Vater zum Lehrer wurde?

ANTWORT: Zuerst einmal ist es nicht ganz richtig zu sagen, ich hätte 25 Jahre mit ihm studiert. Man stellt sich darunter leicht so etwas wie ein Studium an der Universität vor, wo der ganze Tag mit Studieren ausgefüllt ist. Nein, ich habe 25 Jahre mit ihm zusammen gelebt und dabei auch mit ihm studiert. Es ist so, wie wenn ich jetzt nach Deutschland käme und ganz langsam mit der Sprache, den Sitten und Gewohnheiten dieses Landes vertraut werden würde. So habe ich mit ihm gelernt.

Dabei ging ich zu ihm, und er lehrte mich Texte verstehen, Texte, wie die *Upanishad* und andere. Ich lernte das Rezitieren dieser Texte und ihre Bedeutung. Er sagte, was ich zu lernen hatte, und ich tat es. Er bestimmte, was ich studierte, er bestimmte, was ich zu unterrichten hatte. Er sagte: "Geh zu dem Yogakongreß nach Zinal in der Schweiz", also ging ich. Er sagte: "Unterrichte Krishnamurti", also unterrichtete ich ihn, und mein Vater sagte mir, wie ich es tun sollte.

Alles, was ich sagen kann, ist, daß dieses Leben mit ihm, dieses Zusammensein mit ihm, ihn zu sehen, mit ihm zu essen, der wichtigste Teil meines Lernens war.

Dann gab es natürlich noch das Studieren mit ihm, weshalb ich jetzt dieses oder jenes aus dem *Yoga Sutra* erklären kann. Aber in meinen Erklärungen ist mehr von meiner Erfahrung mit ihm, von meinem Zusammenleben mit ihm als von seinen Erläuterungen dazu. All das ist ein großes Geschenk für mich gewesen. Alles spielte sich in unserem Haus ab: seine Behandlungen, sein Unterricht, das Familienleben, einfach alles. Das war der wesentliche Teil meines "Studiums" bei ihm.

FRAGE: Wie sah sein Unterricht eigentlich aus, wie wurde damals gelehrt und gelernt?

ANTWORT: Was die *âsana* angeht, so dauerte das nicht viel mehr als ein halbes Jahr. Ich war damals 25 und sehr flexibel. Er nahm mich oft mit zu Vorträgen, die er hielt, und ich mußte die entsprechenden *âsana* vor dem Publikum demonstrieren, während er dazu etwas erklärte. Er sagte, wie ich es zu machen hatte, und so ging es dann auch.

Die *âsana* fielen mir also nicht schwer, und meine eigene *âsana*-Praxis spielte in seinem Unterricht auch keine große Rolle mehr.

Viel mehr Raum nahm das Studium der Texte ein, der Unterricht in der Kunst, den Puls zu lesen, mit kranken Menschen zu arbeiten, darüber, was die Prinzipien sind, wenn Menschen, auch Kranke, Yogaunterricht erhalten. Das geschah dann so, daß ich sie unterrichten mußte und danach Fragen stellte. Ich wußte zum Beispiel nicht, wie man Schwangere unterrichtet - also fragte ich ihn, und er gab mir einen Rat. Er schaute sich meine Schüler genau an, er schaute sich meinen Unterricht mit ihnen genau an. Selbst 1989 noch, in dem Jahr, in dem er starb, zögerte ich nie, ihn um Rat zu fragen, und immer erhielt ich eine Antwort.

Als ich mit dem Unterrichten begann, kam er manchmal dazu und sagte: "Das, was du da gerade unterrichtest, ist falsch". Er sagte dies vor dem Schüler, doch für mich war es keine Schande, im Gegenteil: Ich war froh, daß dadurch Fehler vermieden wurden, und keiner meiner Schüler fand dieses Vorgehen auch nur im mindesten befremdlich. Es wurde als ein Glück verstanden, einen Rat vom Lehrer zu bekommen. Das Wohl der Schüler stand im Mittelpunkt, und es war gar kein Problem, ihnen zu sagen, daß ich meinen Vater um Rat fragen müßte, weil ich nicht weiter wußte. Und mein Vater war immer sehr liebenswürdig und erklärte mir, was zu tun war.

Diese Art des Unterrichtens verlangt vom Lehrer Güte, vom Schüler allerdings das Üben von Demut und Bescheidenheit.
Ich kann wirklich sagen, daß mein Zusammenleben mit ihm, wo ich ihn bei seiner Arbeit beobachten konnte, erleben durfte, wie er mit sich selbst umging, wenn er krank war, wie er Essen zubereitete, wie er ein Ritual abhielt, daß all das der eigentliche Unterricht war, der Yoga, wie ich ihn von ihm erhalten habe.
Natürlich gab es auch das Textstudium, das einen viel größeren Raum einnahm als die *âsana*-Technik, die, einmal verstanden, nicht weiter schwierig ist. Diese Texte geben unserer Praxis Gehalt und machen verständlich, w a s wir eigentlich tun. Das Studium dieser Texte war damals genau festgelegt, und auch dabei stand die Beziehung zwischen Lehrer und Schüler außer Frage. Zuerst lernte ich den Text, den er auswählte, auswendig. Diese Texte werden auf eine bestimmte Weise rezitiert, es gibt da genaue Regeln, und es ist ein Spiel von genauem Zuhören und Wiedergeben, in dem diese Vermittlung der alten Schriften stattfindet.
Erst danach wird der Text erläutert, und zwar so, wie es dem Lehrer für den besonderen Schüler angemessen erscheint. Ein solcher Unterricht ist nur möglich, wenn man mit dem Lehrer zusammenlebt. In alten Zeiten war das ja auch die einzige Art, wie die Lehren der alten Texte weitergegeben wurde.
FRAGE: Heute ist diese Möglichkeit, so eng mit einem Lehrer zusammenzuleben ja nicht mehr gegeben. Was also können wir tun?
ANTWORT: Ich sehe sogar schon einen großen Unterschied zwischen dem Kampf, den mein Vater für seinen Weg geführt hat und meinem eigenen Komfort, mit dem ich Yoga gelernt habe.
Er verließ damals sein Haus, ging in den Norden, nach Tibet, weit entfernt von seiner Heimat, seiner Kultur, und blieb dort acht Jahre.
Ich mußte kaum ein paar Schritte gehen, um meinen Unterricht zu erhalten. Wir lebten im selben Haus. Ich teilte anfangs meine Zeit auf zwischen dem Lernen und meiner Arbeit. Vielleicht fehlt mir dadurch etwas, obwohl mein Vater selbst es so wollte. Ich glaube, wir müssen heutzutage nicht mehr so mit dem Lehrer zusammen leben, wie es früher üblich war. Wir sollten in unserer jeweils eigenen Umgebung arbeiten und dann, gleichsam um einen Bezugspunkt zu haben, von Zeit zu Zeit unseren Lehrer wieder treffen.
Einen Bezugspunkt zu haben, ist allerdings notwendig. Wir brauchen jemanden, der uns immer wieder einmal einen Spiegel vorhalten kann. Zu schnell bilden wir uns sonst ein, wir wären perfekt und wüßten alles. Das kann durch kein Buch, kein Video ersetzt werden. Das muß eine Beziehung sein, eine wirkliche Beziehung, die auf Vertrauen gegründet ist.
FRAGE: 1976 wurde in Madras der Krishnamacharya Yoga Mandiram eingerichtet. Welche Arbeit wird hier gemacht?
ANTWORT: Im wesentlichen machen wir drei Dinge.
Zuerst stehen wir allen zur Verfügung, die Hilfe suchen. Dazu gehört auch, daß Leute zu uns kommen, die Probleme haben, krank sind. Das ist ganz in der Tradition meines Vaters, der während seines ganzen Lebens als Lehrer immer wieder von Menschen, die unter Krankheit litten, zu Rate gezogen wurde.

Es war nicht unsere Absicht, daß dieser Bereich eine so große Rolle spielt, aber es hat sich so ergeben, und nun sind wir vom Gesundheitsministerium von Tamil Nadu als eine Institution anerkannt.
Dann bieten wir allen, die danach fragen, Unterricht an. Wenn jemand etwas lernen will über Yoga, kann sie oder er es hier tun. Und Unterricht heißt nicht einfach nur Unterricht von *âsana*. Es umfaßt das ganze geistige und kulturelle Erbe, das wir hier in Indien haben. So geben wir Klassen zur Rezitation vedischer Texte, Klassen über die verschiedenen wichtigen alten Texte, wie die *Upanishad, Yoga Sutra, Yoga Rahasya* und andere.
Und schließlich gibt es noch einen Bereich, in dem wir Forschungs- und Studienprojekte betreiben. Mehr durch Zufall sind wir dazu gekommen, uns zu fragen, wie die verschiedenen Aspekte von Yoga genauer untersucht werden können. Das, um unsere Arbeit in irgendeiner Form vergleichbar, durchschaubar zu machen. So haben wir Untersuchungen über die Behandlung von Rückenschmerzen, über unsere Arbeit mit geistig Behinderten, aber auch über das *Yoga Sutra* oder das Rezitieren der Veden gemacht oder sind dabei, dies zu tun.
Es gibt auch ein Projekt, das die Lehren meines Vaters daraufhin untersucht, was das Besondere darin ist und wie wir dies der Öffentlichkeit präsentieren können.
Dazu gehören auch Publikationen, die wir schon gemacht haben oder noch planen, wie zum Beispiel die Kommentare zum *Yoga Sutra* oder die Herausgabe des *Yoga Rahasya*-Textes von Nathamuni. Und in diesem Jahr haben wir damit begonnen, eine vierteljährlich erscheinende Zeitschrift, *darshanam*, herauszugeben. Ihre Absicht ist, den Yoga in Indien wieder bekannter zu machen und sowohl die traditionelle indische Heilkunst als auch verschiedene Aspekte indischer Tradition und Kultur stärker ins Bewußtsein einer interessierten Öffentlichkeit zu rufen. Wir tun dies als Ausdruck unserer Verehrung und unseres Dankes gegenüber unserem Lehrer Shri Krishnamacharya.

19

In diesem Buch erwähnte Texte:

Yoga Sutra

Diese von allen Texten wohl grundlegendste Schrift über Yoga entstand in der Zeit zwischen dem zweiten Jahrhundert vor und dem vierten Jahrhundert nach unserer Zeitrechnung.
Die 195 Verse *(shloka)* des Textes sind kurze Aphorismen und in vier Kapitel untergliedert. Das erste Kapitel heißt *Samâdhipâda*, das *samâdhi*- Kapitel. Es gibt uns die berühmte Definition von Yoga *(yoga citta vrtti nirodhah)* und beschreibt den Zustand unseres Geistes im Yoga und im Nicht-Yoga. Im zweiten Kapitel *(Sâdhanapâda)* wird der Yoga als Übungsweg dargelegt. Das dritte Kapitel *(vibhutipâda)* spricht im wesentlichen über Ergebnisse, die die Yogaübenden durch die Praxis erreichen können, und darüber, welche Gefahren von diesen Ergebnissen für die Übenden ausgehen. *Kaivalyapâda* ist der Titel des vierten Kapitels. Es ist das Kapitel über die Freiheit *(kaivalya)*, in die der Yogaweg die führen kann, die ihn beschreiten.
Das *Yoga Sutra* ist schon sehr früh Gegenstand ausführlicher Kommentierungen durch andere Gelehrte gewesen. Drei Kommentare sind sehr bedeutend.
Der erste, der schon im siebten Jahrhundert entstand, ist der *Bhâshya* von Vyâsa. Zu diesem Kommentar sind seinerseits wiederum sehr viele Kommentierungen vorgenommen worden. Es gibt ihn in unzähligen englischen Ausgaben.
Der zweite wurde im neunten Jahrhundert niedergelegt. Sein Autor ist Vâcaspati Mishra, der in seinem Text *Tattvavaishâradî* seinerseits gleichzeitig den Vyâsa-Kommentar kommentierte.

Den dritten berühmten Kommentar, ebenfalls einschließlich einer Kommentierung des *Bhâshya* von Vyâsa, nahm Vijñânabikshu im sechzehnten Jahrhundert vor. Er ist unter dem Namen *Yogavârttika* bekannt.

Yoga Yâjñavalkya Samhitâ

Der Text wird datiert auf die Zeit zwischen dem zweiten Jahrhundert vor und dem vierten nach unserer Zeitrechnung und ist damit einer der ältesten Texte, die uns über die Konzepte von *prânâyâma, âsana* und besonders auch *kundalinî* berichten. Die darin vorgeschlagenen Praktiken sind nicht - wie in manchen anderen Texten - auf einen bestimmten Personenkreis, etwa eine besondere Kaste oder nur auf männliche Adepten beschränkt. Im Gegenteil: Yâjñavalkya erklärt die Praxis des Yoga seiner Frau Gârgî und einigen anderen Weisen, die sich um ihn geschart haben. Das zwölfte und letzte Kapitel, in dem der Weise über die Rolle der *kundalinî* im Reinigungsprozeß des Yoga spricht, ist ausschließlich seiner Frau vorbehalten. Yâjñavalkya führt sie ein in die "Geheimnisse" des Yoga, so der Titel dieses Kapitels *(Rahasya)*. Yoga wird von Yâjñavalkya definiert als die Verbindung *(samyoga)* des individuellen Kerns *(jivâtmâ)* mit dem Höchsten *(parâtmân)*.
Wie das *Yoga Sutra* kennt der Text acht Glieder *(anga)* des Yoga und beschreibt den Übungsweg des Yoga, indem er diesen acht Schritten folgt. Einige der einzelnen *anga* werden allerdings etwas anders verstanden, als Patañjali sie im *Yoga Sutra* beschreibt.
Im Unterschied zu späteren Werken über Hatha Yoga aus der Tradition der *Nâth yogi* gibt er keinerlei Hinweis auf die *shatkarma*, die speziellen Reinigungsübungen des Yoga.[1]

Yoga Rahasya

Ein Text, der uns noch nie in geschriebener Form vorgelegen hat, von dessen Existenz jedoch Hinweise in anderen Yogaschriften zeugen, ist das *Yoga Rahasya* (Geheimnisse des Yoga) von Nathamuni. Nathamuni war ein südindischer Weiser des neunten Jahrhunderts, der wie so viele indische Lehrer nicht der mönchischen Tradition angehörte, sondern als Familienvater mitten im Leben stand. Sein Werk, das ursprünglich aus zwölf Kapiteln bestanden haben soll, wurde ausschließlich mündlich weitergegeben. Vier dieser Kapitel sind uns durch Shri Krishnamacharya bekannt, der sie auf Sanskrit seinem Sohn und Schüler T.K.V. Desikachar zur Niederschrift diktiert hat.
Für Nathamuni ist Sinn und Ziel des Yoga allein die Hingabe an Gott, an eine höhere Kraft, ist *bhakti*. Aber zu *bhakti* führt ein Übungsweg. Nathamuni entfaltet in sei-

---

[1] Es gibt eine kritische Herausgabe des Textes: *Yoga Yâjñavalkya*. Übersetzung von Shri Prabhad C. Divanji. Journal of the Bombay Branch of the Royal Asiatic Society. Reprint, Monograph No. 3, 1954.

nem Text sehr genaue Angaben zum *ashtanga yoga*, der sich zum Teil mit dem des Patañjali deckt, und betont darüber hinaus in einem gesonderten Kapitel die Notwendigkeit der Anpassung des Yoga an die besonderen Gegebenheiten der Yogaübenden *(viniyoga)*. Letzteres impliziert auch die eindeutige Aussage über die Notwendigkeit des Lehrers auf diesem Weg, die immer und immer wiederholt wird. Eine große Auswahl von *âsana* und *prânâyâma* werden bei Nathamuni genau erklärt.
Einen weiteren Schwerpunkt legt Nathamuni auf den Umgang mit Krankheit im Yoga *(cikitsa krama)*.
Nathamuni widmet viele Verse der Bedeutung und der Praxis des Yoga für Schwangere. Ähnlich wie der *Yoga Yâjñavalkya* - Text besteht er darauf, daß Yoga für Frauen sinnvoll und anzustreben ist und setzt sich damit in Opposition zu brahmanischen Lehren, die Frauen grundsätzlich von jeder spirituellen Übung ausgeschlossen sehen wollten.

Bhagavad Gîtâ

Die *Bhagavad Gîtâ* ("Der Gesang des Herrn") ist die Heilige Schrift Indiens. Sie ist das sechste Kapitel eines großen Epos, des *Mahâbhârata*, ein langes episches Gedicht und gleichzeitig eine Abhandlung über Yoga.
Das Gespräch zwischen dem Gott Krishna, der als Wagenlenker des Helden Arjuna in einer großen Schlacht zweier Geschlechter in Erscheinung tritt, behandelt die großen Prinzipien des Yoga: die Philosophie des Handelns *(karma)*, die Schau der Unterscheidung, das Wissen und die Hingabe an Gott *(bhakti)*.

Hatha Yoga Pradîpikâ

Aus dem fünfzehnten Jahrhundert unserer Zeitrechnung stammt dieser Yogatext von Yogi Svâtmârâma. Er ist einer der wichtigsten und vollständigsten, wenn auch bisweilen in sich widersprüchlichen Texte des Hatha Yoga, und stellt in einer Abfolge von vier Kapiteln die Hatha Yoga-Techniken dar. Es sind dies: *âsana , prânâyâma, mudrâ und nâda* (äußerer und innerer Klang).

Neben diesem Text werden in dem vorliegenden Buch noch zwei weitere erwähnt, die
Gheranda Samhitâ aus dem siebzehnten Jahrhundert und die
Shiva Samhitâ, eine noch jüngere Abhandlung über Hatha Yoga.
Beide Texte befassen sich - ähnlich wie die *Hatha Yoga Pradîpikâ* - mit Techniken des Yoga.

Weitere Titel aus dem Verlag Via Nova:

Über Freiheit und Meditation

Das Yoga Sûtra des Patañjali

T.K.V. Desikachar

9. Auflage mit neuer Ausstattung

Klappenbroschur, 192 Seiten, ISBN 978-3-86616-534-2

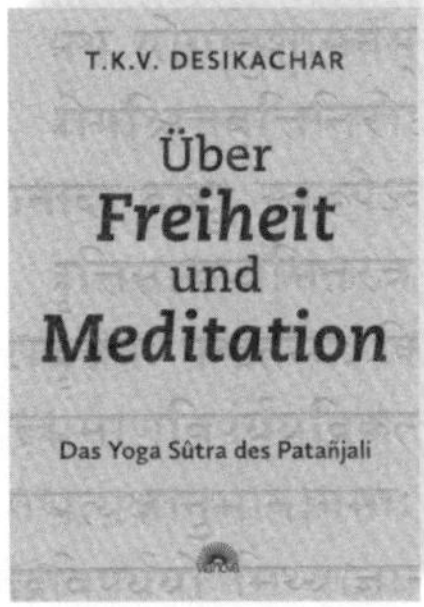

Wie funktioniert unser Geist? Warum geraten wir immer wieder in Schwierigkeiten? Wie können wir lernen, freier zu sein? Was ist Meditation? Diese und noch viele weitere Fragen beantwortet das *Yoga Sûtra* von Patañjali. Es ist das grundlegendste, umfassendste und wichtigste Werk über Yoga. Frei von jedem religiösen Dogma haben seine Verse in ihrer großen Offenheit und einfachen Klarheit, in der großen Kraft ihrer Gedanken und ihrer tiefen Spiritualität viele Weisheitslehren auf der ganzen Welt inspiriert. Dieser Text ist fast zweitausend Jahre alt. Er fasziniert durch die unerwartet moderne, für unsere Zeit in jeder Hinsicht brauchbare und praktische Weise, in der er der Frage nachgeht, wie die in jedem von uns vorhandenen Ressourcen positiv genutzt werden können. T.K.V. Desikachar versteht es, mit seiner als Einführung konzipierten Übertragung und Erläuterung in einer für uns alle verständlichen Weise einen tiefen Einblick in die praktische, geistige und spirituelle Dimension des *Yoga Sûtra* zu vermitteln.

Das große YOGA-Therapiebuch

Yogapraxis für Gesundheit und einen klaren Geist

Remo Rittiner / Christoph Kraft

7., vollständig überarbeitete Neuauflage

Klappenbroschur, 224 Seiten, 400 farbige Fotos, ISBN 978-3-86616-518-2

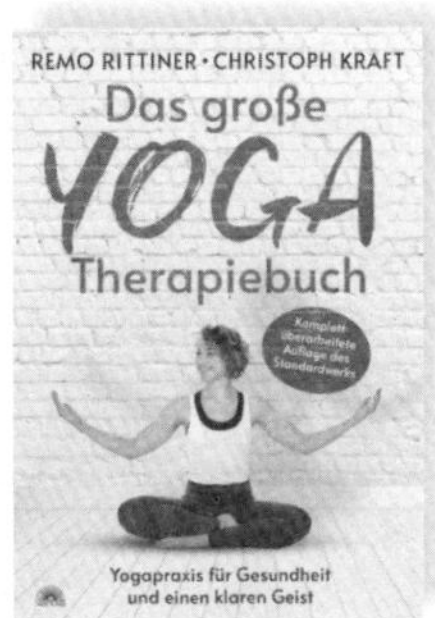

Dieses Buch fußt auf den Grundprinzipien der Yogatradition des Yogameisters T. Krishnamacharya und seines Schülers A. G. Mohan sowie auf den neuesten Erkenntnissen der westlichen Anatomielehre. Es ist klar und verständlich geschrieben und eignet sich sowohl für Anfängerinnen und Anfänger als auch für fortgeschrittene Yogaübende, die sich für das große Heilungspotenzial der Yogatherapie interessieren. Remo Rittiner hat seine langjährige Erfahrung mit zahlreichen Menschen, die regelmäßig unter seiner Anleitung Yoga praktizieren, in dieses Buch einfließen lassen. Das Buch bietet zahlreiche Yogatherapieprogramme für gesunde Füße, stabile Knie, bewegliche Hüften, einen starken Rücken, entspannte Schultern und einen entspannten Nacken. Es bietet aber auch Yogatherapieprogramme, die sich bei hohem Blutdruck, Asthma, Übergewicht und Schlafstörungen bewährt haben. Alle Übungen werden in klarer und verständlicher Form erklärt und sind dank zahlreicher Fotos für jeden Leser leicht zugänglich.

Yoga Philosophie Karten

Ein Grundkurs zur Philosophie des Yoga

Eckard Wolz-Gottwald

84 farbige Karten mit Begleitbuch, 120 Seiten, ISBN 978-3-86616-460-4

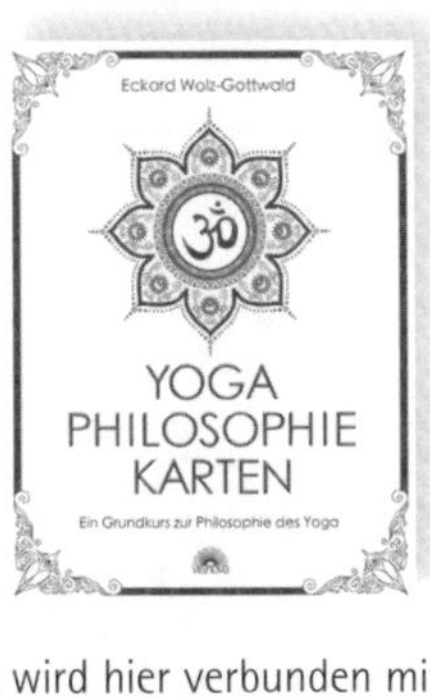

Die Yoga Philosophie Karten sind ein praxisbezogener Grundkurs zur Erfahrung der Philosophie des Yoga. Zusammengestellt aus allen wichtigen Texten der fast dreitausendjährigen Tradition des Yoga sind 84 Kerngedanken der Yoga-Philosophie mit 84 Karten auf den Punkt gebracht. Die Karten ermöglichen es, über die zentralen Gedanken der Philosophie des Yoga zu meditieren, um dann mithilfe der Erklärungen im Begleitbuch ein umfassendes Verständnis der Zusammenhänge zu gewinnen. Die traditionelle Methode der Vermittlung von Yoga-Philosophie in kurzen Merksätzen wird hier verbunden mit den Prinzipien modernen Lernens. Yogaübende können sich mit den Karten auf den Weg begeben, ihre eigene Praxis zu vertiefen. Der Kurs ist zum Selbststudium für Anfänger wie auch für Fortgeschrittene geeignet und bietet gleichzeitig ausgezeichnetes Material zur Verwendung im Yogaunterricht.

Chakras und die magische Kraft der Stimme

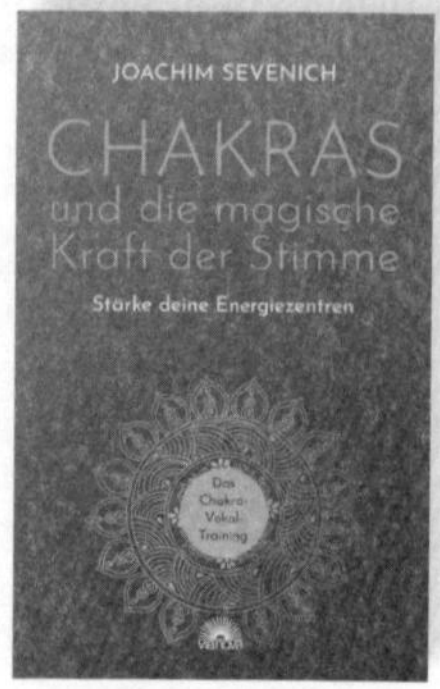

Stärke deine Energiezentren
Das Chakra-Vokal-Training
Joachim Sevenich

3. Auflage mit neuer Ausstattung

Klappenbroschur, 176 Seiten, 23 Grafiken und Tabellen, ISBN 978-3-86616-540-3

Joachim Sevenich hat ein richtungsweisendes Werk geschrieben, in dem er anschaulich darstellt, wie aus den Vokalen der Stimme in Verbindung mit den Hauptenergiezentren, den Chakras, schöpferisches Wirken entsteht. Ganz gleich ob Sie sich meditativ versenken, Ihre Selbstheilung anregen oder Wünsche realisieren möchten: Der praktischen Anwendung des Chakra-Vokal-Trainings im Alltag sind keine Grenzen gesetzt. Selbst bei der Partnersuche, Prüfungsvorbereitung oder Erkenntnisgewinnung kann die zauberhafte Kraft der eigenen Stimme kreativ angewendet werden. Durch Anleitungen, speziell zur Kommunikation mit Herz und Seele, wird zudem der Kontakt zu Ebenen ermöglicht, die im Alltag allzu leicht verschüttet sind und die doch eine absolute, persönlich erfahrbare Wahrheit beinhalten. Damit Sie selbst die ganz neuen Seiten Ihrer eigenen Stimme erfahren können, laden viele Übungen dazu ein, die faszinierenden Möglichkeiten des Chakra-Vokal-Trainings leicht und mit Freude zu erproben.

VERÄNDERUNGEN im Leben meistern

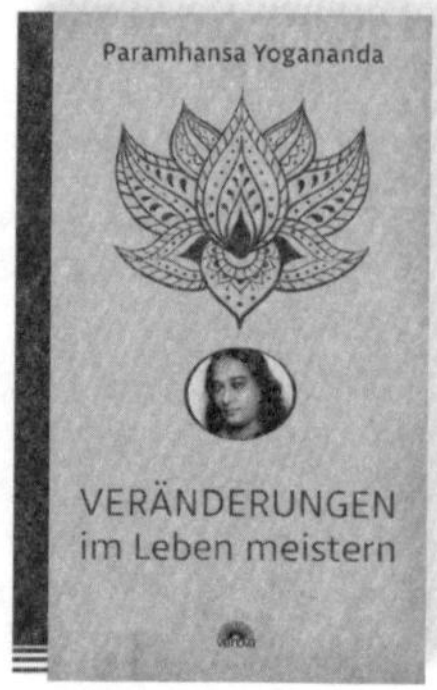

Paramhansa Yogananda

Taschenbuch, 128 Seiten, ISBN 978-3-86616-531-1

In den Zeiten großer Ungewissheit, die wir gerade erleben, zeigt uns Paramhansa Yogananda, wie wir in ständigem Wandel ein glückliches Leben führen können. Wir alle müssen uns großen Veränderungen und neuen, unerwarteten oder unerwünschten Umständen in unserem Leben stellen. Wie können wir mit finanziellen Rückschlägen in einer wirtschaftlichen Krise umgehen? Was können wir tun, wenn sich unser Körper aufgrund von Alter oder Krankheit verändert? Wie können wir mit Veränderungen in unseren Beziehungen umgehen, wenn ein Verlust oder eine Trennung eintritt? Wie gehen wir mit der endgültigen Veränderung, dem Tod, um? Und wie können wir unseren Widerstand gegen Veränderung überwinden, indem wir die alten Gewohnheiten loslassen, die uns fesseln? Veränderungen sind unausweichlich, flößen uns oftmals aber große Angst ein. Dabei ist ständiger Wandel ein grundlegender Bestandteil des göttlichen Plans. Er soll uns nicht schaden, sondern uns darin unterstützen, unsere inneren Qualitäten zu entwickeln und bleibende Freude, Weisheit und Kraft zu finden.

Samyama Integrale Yogameditation

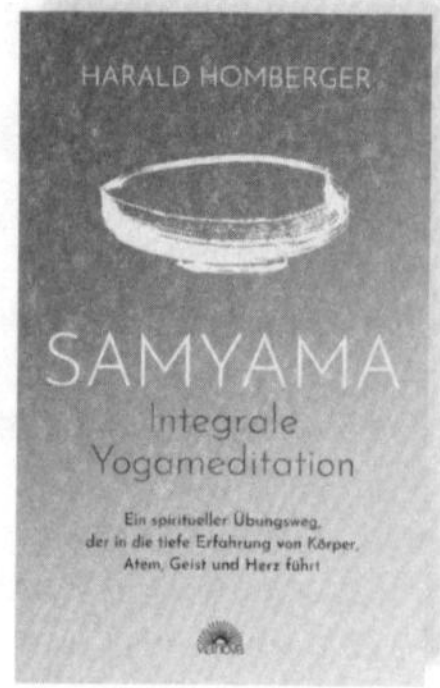

Ein spiritueller Übungsweg, der in die tiefe Erfahrung von Körper, Atem, Geist und Herz führt
Harald Homberger

Klappenbroschur, 144 Seiten mit Lesezeichen, ISBN 978-3-86616-520-5

Samyama Integrale Yogameditation vermittelt ein grundlegendes Verständnis von Yoga und Meditation und lässt uns das Herz des Yoga spüren: Yoga ist Meditation, der Weg des Erwachens zu unserer wahren Natur. Samyama Integrale Yogameditation steht für einen spirituellen Übungsweg und für eine Yogatradition, die Körper, Atem, Geist und Herz integriert und darüber hinaus praktische Handlungsanweisungen für ein spirituelles Leben im Alltag aufzeigt. Zeile für Zeile nimmt Harald Homberger seine Leserinnen und Leser in diesem Buch mit hinein in die Tiefe des Yoga – in das Gewahrsein reiner Gegenwärtigkeit.

Die BHAGAVADGITA im Alltag leben

Die vier großen Übungswege des Yoga

Eckard Wolz-Gottwald

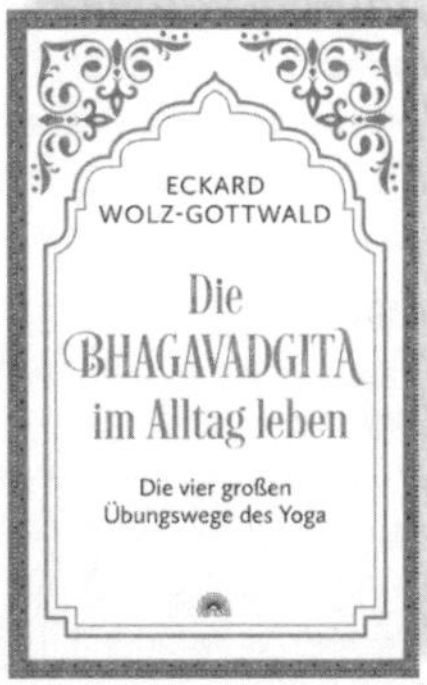

Taschenbuch, 192 Seiten, ISBN 978-3-86616-519-9

Die Bhagavadgita zählt zu den wichtigsten heiligen Texten der hinduistischen Kultur. Gleichzeitig werden im Dialog zwischen Meister und Schüler jedoch auch einige der bedeutendsten Lehren der fast dreitausendjährigen Geschichte des Yoga dargelegt. Eckard Wolz-Gottwald zeigt in diesem Buch nicht nur das geschichtliche und philosophische Fundament des Yoga der Bhagavadgita auf, sondern geht vor allem auf die Darlegung der vier großen Übungswege ein: Karma-Yoga, Jnana-Yoga, Bhakti-Yoga und Dhyana-Yoga. Die einzelnen Kapitel enthalten zahlreiche Übungen, die zeigen, wie der Yoga der Bhagavadgita heute konkret geübt und gelebt werden kann. Mit ihrer Hilfe kann es gelingen, die heutige Yogapraxis nicht nur zu erweitern, sondern in entscheidender Weise zu vertiefen. Ein wunderbares Lehrbuch für alle, die Yoga nicht nur auf der Matte, sondern als Lebensweg auch mitten im Alltag leben wollen.

Die Revolution des Bewusstseins

Entfalte dein wahres Potenzial jenseits der Matrix

Daniel Hess

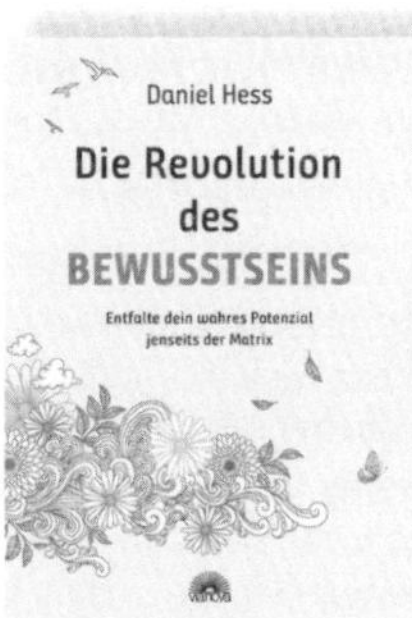

Klappenbroschur, 320 Seiten, ISBN 978-3-86616-536-6

Unsere tiefste menschliche Bestimmung ist es, über alle trennenden Muster, Programme, Gewohnheiten und Konzepte hinauszugehen an den Ort in uns, an dem nur noch Verbundenheit und Erfüllung bleiben. Es sind die sieben Kräfte des Bewusstseins, die diesen revolutionären Schritt in unser wahres Selbst möglich machen. Einen Schritt, der zudem das Potenzial für einen grundlegenden individuellen und gesellschaftlichen Wandel in sich birgt. Dieses Buch zeigt konkret auf, wie uns diese tief befreiende Revolution des Bewusstseins weit über die Matrix des scheinbar normalen Lebens hinausführen kann hin zu einem Dasein voller Lebensfreude, Liebe und innerer Weite. Es eröffnet beim Lesen immer wieder praktische Heilräume für einen befreiten Umgang mit herausfordernden Lebenssituationen, Gedanken und Emotionen. Bist du bereit für den großen Wandel? Ergänzend zu diesem Buch hat Linn Hess-Kraft, die Ehefrau des Autors, ein Kinderbuch mit dem Titel *Das Gefühlsschloss* geschrieben und illustriert, das einen wesentlichen Aspekt aus dem Erwachsenenbuch sehr anschaulich für Kinder aufbereitet und das ebenfalls im Verlag Via Nova erschienen ist.

Yoga des Yogananda

Klassische Texte und Übungen für heute

Jayadev Jaerschky

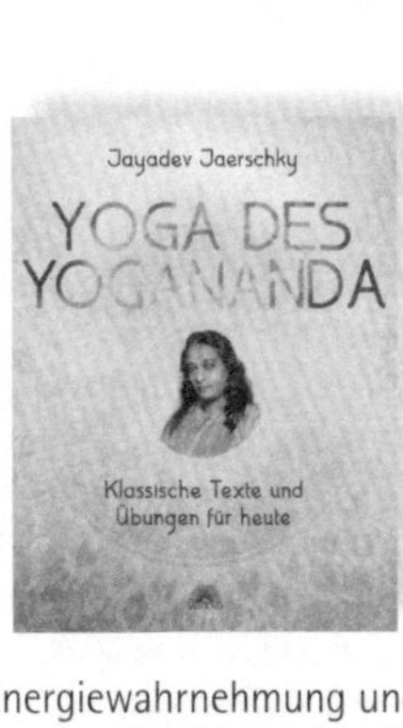

Broschur, 352 Seiten, 93 farbige Fotos, ISBN 978-3-86616-442-0

Yogananda gilt als eine der herausragendsten spirituellen Persönlichkeiten des 20. Jahrhunderts. Mit seinem Bestseller *Autobiographie eines Yogi* hat er Menschen weltweit eine ganz neue geistige Dimension des Yoga eröffnet. Dass hier nun erstmals ein vollständiges Handbuch seiner einmaligen Praxis zur Verfügung steht, ist ein großes Geschenk für alle, die den Yogaweg gehen, denn es verbindet uns mit der Quelle der Weisheit eines erwachten Meisters, dem Yoga immer ein Weg der inneren Befreiung und des tiefen Mitgefühls war. Nichtsdestotrotz sind die Übungen und Meditationen der Energiewahrnehmung und -lenkung, die Affirmationen und Haltungen sowie die vielen praktischen Hinweise absolut einzigartig und führen uns, ob Anfänger oder Fortgeschrittene, stets zur unmittelbaren Essenz des Seins.

Spiraldynamik® – Achtsame Körperhaltung

Die besten Übungen für ein neues Körperbewusstsein

Renate Lauper / Dr. med. Christian Larsen

3. Auflage mit neuer Ausstattung

Klappenbroschur, 176 Seiten, 120 farbige Abbildungen,
ISBN 978-3-86616-533-5

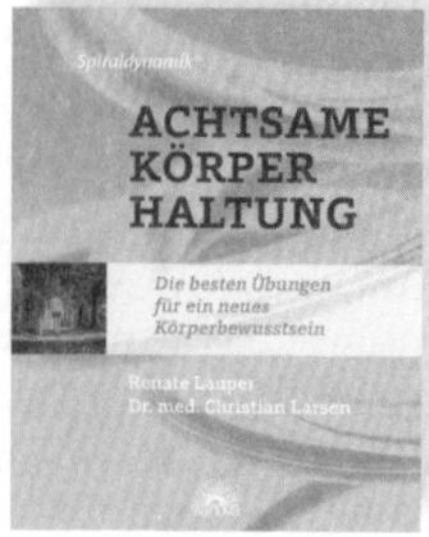

Entdecken Sie in diesem Buch die preisgekrönte und tausendfach bewährte Erfolgsmethode der Spiraldynamik, die auf einer gänzlich neuen Betrachtung des evolutionären menschlichen Bauplans basiert. Es zeigt einen konkreten und anatomisch sinnvollen Weg, wie Sie sich körperlich verändern und aufrichten können. Erfahren Sie, wie durch die Bewusstheit der körperlichen Bewegung und Haltung ein vollkommen neues Lebensgefühl geweckt werden kann – frei von Beschwerden, zentriert, präsent, selbstbewusst, in Würde, kraftvoller Lebendigkeit und Ausstrahlung. Bahnbrechende Einsichten über die menschliche Anatomie und ihre Bewegungen werden hier ganz praktisch und konkret in einem perfekt aufeinander abgestimmten Übungsprogramm vermittelt, das behutsam und nachhaltig in die Aufrichtung führt. Achtsamkeit bedeutet, Körperbewusstsein im Alltag zu kultivieren.

Mantra Medizin

Die heilsame Kraft der Mantras zur Stärkung der inneren Ausrichtung

Dr. med. Ingfried Hobert

Klappenbroschur, 224 Seiten, 13 Grafiken, 1 Foto, ISBN 978-3-86616-517-5

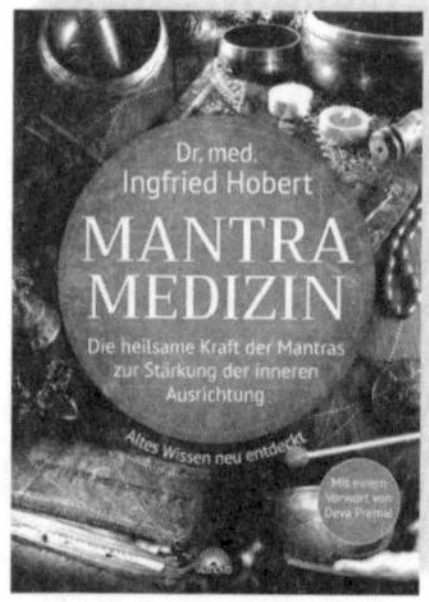

Seit Anbeginn der Menschheit begleiten uns Mantras als Wegbereiter, Türöffner, Geburtshelfer neuer Gedanken und Felder sowie als Transformationshelfer hin zu strahlender Gesundheit. Sie verbinden uns mit etwas Größerem, das uns Wachstum und Erkenntnis bringt. Sie können Botschafter der Liebe sein und uns wie ein liebevoller Freund unterstützen und nähren. Sie bringen unser Herz ins Schwingen, können unser Leben tragen, schaffen ein Gefühl von Verbundenheit und geben Halt. So sind sie ein äußerst wichtiger Teil jedes Heilungsprozesses. Mantramedizin bedeutet, auf psychoemotionaler Ebene die Rahmenbedingungen zu schaffen, unter denen Selbstheilung besser und sicherer gelingen kann. Innehalten und Gewahrsein entwickeln sind die Schlüssel einer Medizin der Zukunft.

YOGA – Ein ganzheitlicher Heilungsweg

Anna E. Röcker

48 farbige Karten mit Begleitbuch, 96 Seiten, ISBN 978-3-86616-476-5

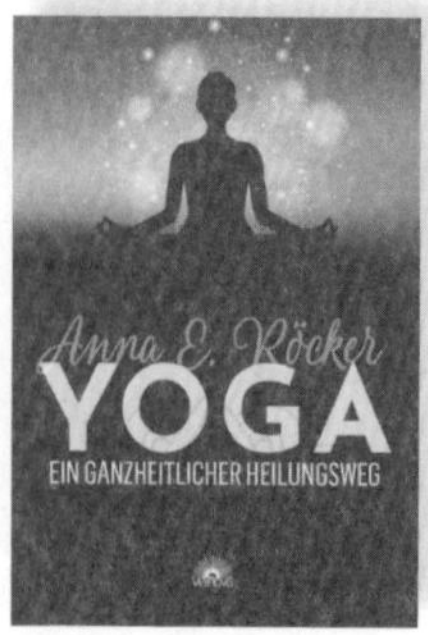

Dieses Kartenset ist ein kleiner Schatz wertvollen Yogawissens! Es vermittelt die Anwendung und die heilsamen Wirkungen ausgesuchter praktischer Übungen (Asanas) für Körper und Psyche und verbindet dies mit liebevoll ausgesuchten Zitaten aus dem klassischen Yogatext des Patanjali. Ein gelungenes Zusammenspiel aus philosophischen Einstimmungen und Affirmationen und heilsamen Körperübungen – 48 praktische Yoga-Inspirationen als Wegbegleiter durch den Alltag, die nochmals farblich unterteilt sind, entsprechend ihrer Wirkung auf Körper, Seele und Geist. Im Begleitbuch finden Sie viel Wissenswertes über die Yogatexte des Patanjali sowie allgemeine Informationen zu den Asanas und ihrer ganzheitlichen Heilwirkung.